FLENSBURGER HEFTE

Umgang mit dem Sterben

Aus dem Inhalt

Zu den Steiner-Zitatangaben in den FLENSBURGER HEFTEN: Die GA-Nummern beziehen sich auf die jeweilige Bibliographie-Nummer der Rudolf Steiner Gesamtausgabe im Rudolf Steiner Verlag, Dornach/Schweiz. Danach sind in der Regel das Erscheinungsjahr der benutzten Ausgabe, das Vortragsdatum bzw. Kapitel und die Seitenzahl angegeben, von der Autor-, Titel- und Ortsnennung wird abgesehen. Nach Bibliographie-Nummern geordnet ist die Rudolf Steiner Gesamtausgabe im Katalog des Rudolf Steiner Verlags aufgeführt. Der Katalog ist durch den Buchhandel erhältlich.

Liebe Leserinnen und Leser!

Wer schon einmal den Verlust eines geliebten Menschen durch den Tod durchlitten hat, der weiß, was Schmerz und Trauer sind. Er kennt Hoffnungslosigkeit, Ohnmacht, Mutlosigkeit, Verzweiflung, Verdüsterung und Ausweglosigkeit, die einen dann überfallen können. Aber wer diese starken Gefühle zuläßt, bewußt durchlebt und sie schließlich verwandelt, wird als neuer Mensch aus diesem vielleicht größten Tief in seinem Leben hervorgehen. Er kann versuchen, den Sinn des Lebens und des Todes zu erfassen, und sich bemühen, auch den Sinn dieses individuellen Todes zu verstehen. Und wenn man den Sinn des Todes erfaßt, der Beziehung zum Verstorbenen und seinem Wesen nachspürt, wird man auch die Realität der Toten begreifen können und Wege finden, ihnen ganz konkret zu helfen. Man wird zum Brückenbauer zwischen der Welt der Lebenden und der Toten.

In diesem Buch finden Sie Beiträge über den alternden Menschen, Alterskrankheiten, die Pflege und Begleitung Sterbender und über den Todesaugenblick. Wir sprachen mit einem Aids-Kranken kurz vor seinem Tod. Sie finden Erfahrungsberichte über den konkreten Verlust eines Menschen, Beiträge über die Hospizbewegung, Trauerarbeit, über Träume und Gespräche mit Verstorbenen, praktische Ratschläge zum Umgang mit Sterbenden und Trauernden und einen Artikel über die Möglichkeiten, mit Verstorbenen Kontakt aufzunehmen und ihnen zu helfen.

Es grüßt Sie
Ihre FLENSBURGER HEFTE-Redaktion

Leseraufruf!
Wir planen ein FLENSBURGER HEFT, das Sie selbst gestalten können. Es soll kleine Beiträge, vor allem persönliche Erlebnisse und Erfahrungen zu folgenden Themen enthalten: die Pflege und Begleitung Sterbender, Erlebnisse mit Sterbenden, die Verarbeitung des Verlustes eines Menschen, Nah-Todeserfahrungen, Träume von Verstorbenen und Berichte über den Kontakt zu Verstorbenen, z.B. durch das Vorlesen. Wenn Sie hierzu einen Beitrag schreiben möchten, benachrichtigen Sie uns bitte bis zum 01.09.1998 von Ihrer Absicht. Wenn genug Material zusammenkommt, werden wir uns dann mit Ihnen in Verbindung setzen, und Sie können Ihren Bericht schreiben.

Der Tod als Höhepunkt des Lebens

Interview mit Volker Fintelmann

von Wolfgang Weirauch

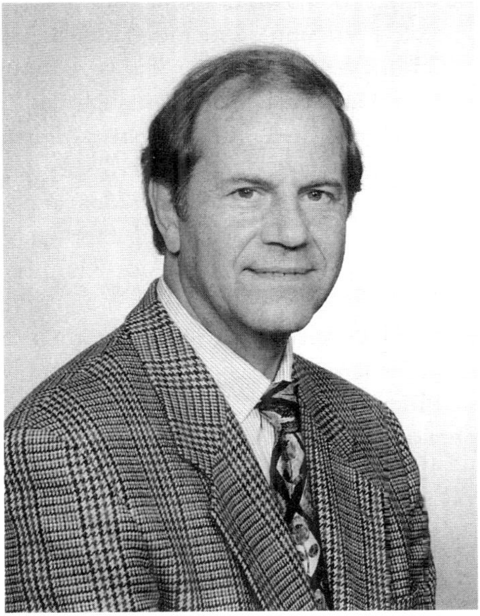

© Foto: Kienast

Prof. Dr. med. Volker Fintelmann, *geb. 1935. Arzt für Innere Medizin und Gastroenterologe, Leitender Arzt der Medizinischen Abteilung B sowie Ärztlicher Direktor und Geschäftsführer im Krankenhaus Hamburg-Rissen bis Dezember 1996, seither in freier Praxis am Krankenhaus tätig. Praktische und wissenschaftliche Ausarbeitung einer anthroposophisch ergänzten Medizin in der Medizinischen Abteilung B, Darstellung in zahlreichen Publikationen und Vorträgen sowie dem Buch „Intuitive Medizin. Einführung in eine anthroposophisch ergänzte Medizin“ (Stuttgart 1995). Wissenschaftliche Arbeiten in der Hepatologie, im besonderen zu toxischen Leberschäden und chronisch-aktiven Hepatitiden; praktische und methodische Ausarbeitung einer moder-*

nen Phytotherapie. Mitautor des in 8. Auflage erscheinenden „Lehrbuch der Phytotherapie". Mitglied der Zulassungs- und Aufbereitungskommission für Phytotherapie beim ehemaligen Bundesgesundheitsamt Berlin (Kommission E) von 1978–1989, deren Vorsitzender seit 1983. Zahlreiche Publikationen, Vorträge und Seminare zu den genannten Wissenschaftsgebieten.

Buchveröffentlichungen zum Thema: „Alterssprechstunde. Ein Ratgeber zum Umgang mit dem Alter" (Stuttgart 1991); „Alter und Alterskrankheiten" (Stuttgart 1988); „Von der Kunst, alt zu werden" (Eßlingen 1995).

Der Tod ist ein Gebiet, mit dem sich die Menschen heute nur sehr widerwillig auseinandersetzen, das sie mitunter sogar gänzlich ignorieren. Die Geburt der Kinder, die Jugend, das alltägliche Leben stehen im Mittelpunkt; der alte und schwache Mensch oder gar der eigene Tod sind da eher lästig. Dabei kommt der Tod unerbittlich, jeder weiß es ganz genau, aber verdrängt es aus Angst oder Bequemlichkeit trotzdem. Der Tod ist sogar das Ziel des Lebens, und mit dem Leben nach dem Tod beginnt eine neue Zukunft des Menschen.

Allerdings darf man den Tod nicht nur als den Endpunkt des Lebens mißverstehen, denn er ist als Prozeß in das Leben integriert. Fortwährend – auch schon in jungen Jahren – durchlebt der Mensch körperliche, seelische und geistige Sterbeprozesse. Wer sich dessen bewußt wird, hat die Chance, sich frühzeitig mit dem eigenen und dem Tod anderer Menschen auseinanderzusetzen.

In dem folgenden Interview berichtet Volker Fintelmann aus seiner reichen Lebenserfahrung über den alternden Menschen, die verschiedenen Alterskrankheiten und ihre Ursachen sowie über den sterbenden Menschen, den Augenblick des Todes und die Beziehung zu den Verstorbenen.

Wolfgang Weirauch: Was ist Altern eigentlich für ein Prozeß?

Volker Fintelmann: Es war eine meiner frühen Erfahrungen, daß die Menschen das Alter viel zu spät ansetzen, denn für die meisten beginnt das Alter erst mit 60 oder 70 Jahren, für manche erst mit 80, und einige akzeptieren diesen Begriff überhaupt nicht. Wenn man aber die Menschenkunde der Anthroposophie zugrunde legt, beginnt der Altersprozeß ganz eindeutig um das 40. Lebensjahr herum, natürlich nur auf den physischen Leib bezogen. Der Geist dagegen kennt überhaupt kein Alter, und die Seele wird während des Lebens durch jede Erfahrung immer jünger. Aber spätestens mit dem 42. Lebensjahr beginnt der physische Leib unerbittlich zu altern, und der Mensch tritt in eine Lebensphase ein, während der sein Geist immer unabhängiger von seinem Leib werden und seine eigene Reifung vollziehen sollte. Alter bedeutet also, aus dem Ich heraus Reife zu entwickeln. Sie kann in das münden, was man zu allen Zeiten die Frucht der Weisheit genannt hat, aber das ist keineswegs selbstverständlich.

Der Traum der ewigen Jugend

W.W.: Warum sind der alte Mensch bzw. das Alter in der heutigen Gesellschaft so negativ angesehen?

V. Fintelmann: Das ist ein Mißverständnis der ausschließlich leiblichen Orientierung. Wenn man den Menschen nur leiblich denkt, ist ein Alterungsvorgang natürlich etwas Negatives. Man vergleicht dann den alternden Leib mit einem altgewordenen Auto oder mit einem alten Kühlschrank, den man nicht mehr braucht. Dabei blendet man aber die eigentliche Seite des Alterns – die geistige Reife und die immer kreativer werdende Seele – aus. Diese Ansicht wird ganz stark durch die USA geprägt, wo der Traum der ewigen Jugend immer stärkere Exzesse treibt. Man braucht nur an die Idealisierung der Jugend und die kosmetische Chirurgie zu denken. Das wird uns derzeit so stark suggeriert, daß man mit der Vorstellung aufwächst, Alter sei etwas ganz Entsetzliches. Deswegen entsteht die paradoxe Situation: Jeder möchte heute sehr alt werden, aber keiner möchte alt sein. Diese Verzerrung kann man nur aus der totalen Verleugnung des Geistigen verstehen. Wenn man dagegen auf den Geist schauen würde, könnte man vielleicht wieder die Empfindung entwickeln, die man noch vor Jahrhunderten vor dem ehrwürdigen Greis hatte.

Besonders beim Leistungssport bemerkt man, daß der Leib altert. Man verliert an Spritzigkeit, Elastizität und Schwung. Alles, was man bis dahin als Selbstverständlichkeit betrachtete, verebbt. In jüngeren Jahren konnte man noch beim Skilaufen fallen und tat sich nichts, man konnte beim Hockey verletzt werden, aber es war nicht schlimm, aber mit einem Male wird es auf diesem Felde problematisch und die Anfälligkeit für gravierende Verletzungen steigt.

Ein wichtiger Aspekt dafür, das Alter früher beginnen zu lassen, als man gewöhnlich annimmt, ist der Begriff Senior, der von dem lateinischen Wort Senex (der Greis) abgeleitet worden ist. Im alten römischen Staat konnte man nur Senator werden, wenn man das 42. Lebensjahr vollendet hatte. Damals hatte man die klare Vorstellung, daß derjenige Mensch, der

Verantwortung im gesellschaftlichen Sinn übernahm, mindestens die Reife des 42. Lebensjahres haben mußte, um ein solches Amt bekleiden zu können. Wenn man im Sport schon mit dem 32. Lebensjahr zum Senior reift, deutet das im Grunde schon ein bißchen auf dieses Greisentum hin.

Vom Leib her bedeutet Altern beginnende und zunehmende Degeneration, vom Geist her bedeutet es Reife. Auch in der Natur ist es gleichermaßen: Jede Pflanze ist darauf orientiert, Frucht zu tragen, aber beim Menschen will man gerade das, was Frucht tragen kann – das Alter –, ignorieren. Deswegen ist es z.B. tragisch, daß Curd Jürgens seine Biographie „60 Jahre und kein bißchen weise" genannt hat. Eigentlich ist das eine Bloßstellung, wie es schlimmer gar nicht geht.

W.W.: Wenn das Altern bereits mit dem 40. Lebensjahr beginnt, sollte man sich auch schon frühzeitig mit diesem Prozeß auseinandersetzen. Wie kann man sich auf das Alter und schließlich auch auf den Tod vorbereiten?

V. Fintelmann: Dafür gibt es sehr viele Möglichkeiten. Eine Grundvoraussetzung wäre, den jungen Menschen so zu erziehen, daß er dem alten Menschen die notwendige Ehrfurcht entgegenbringt. Im Grunde sollte der junge Mensch Respekt vor dem Alter haben. Das setzt allerdings voraus, daß er einem alten Menschen begegnet, dem auch Ehrfurcht und Respekt gebührt. Alt und jung leben heute getrennt, und es wäre sicherlich ein Ideal, daß man Lebensverhältnisse schafft, in denen sie wieder mit mehr Kontakt untereinander zusammenleben könnten.

Rudolf Steiner hat einen wunderschönen Satz ausgesprochen: „Wer in der Kindheit nicht beten lernt, kann im Alter nicht segnen." Es gibt also bereits in der Kindheit Grundelemente, die man lernen muß, um richtig alt werden zu können. Dazu gehören z.B. das Staunen und die schon genannte Ehrfurcht vor dem Erfahrenen. Um richtig alt werden zu können, muß man zeitlebens ein Lernender sein. Denn im negativen Sinn ist ein Mensch in dem Moment alt, in dem er nicht mehr lernwillig ist. Hierzu fällt mir noch ein spanisches Sprichwort ein, das ich sehr liebe, weil es so paradox, aber gleichzeitig geistreich ist: „Wenn du richtig alt werden willst, dann mußt du früh anfangen." Dann verliert man jegliche Furcht vor dem Alter und dem Tod.

Vier organische Krankheitstendenzen

W.W.: Was ist die Grundursache jeglicher Krankheit; kommt Krankheit mehr aus den inneren Bedingungen des Organismus oder von außen?

V. Fintelmann: Nach der heutigen allgemeinen Denkart kommt die Krankheit von außen. Vor allem gehören dazu die Erregertheorie der Infektionskrankheiten, die Theorie der krebserzeugenden Stoffe und die Unfalltheorie. Demgegenüber steht Rudolf Steiners ganz klare Aussage, daß der Großteil aller Erkrankungen aus inneren Bedingungen stammt. Diese inneren Bedingungen sind an sich gesunde, aber nun verlagerte Prozesse.

Wir können ein Beispiel herausgreifen, das speziell für die Alterskrankheiten sehr wichtig ist: die *Sklerose,* also die Tendenz zur Verhärtung, zum Elastizitätsverlust. In der Kindheit setzt die Knochenbildung ein gesundes Maß an Sklerosierung voraus, und zwar mit unterschiedlicher Intensität bei den einzelnen Organen, den Häuten und den Knochen. Ein Knochen muß deutlich härter werden als die Leber, das Blut muß seine Flüssigkeit behalten usw. Sklerose ist an sich eine Fähigkeit des Organismus, sich in der jeweils notwendigen Form zu halten. Mangelt es in der Kindheit an Sklerosetendenz, tritt beispielsweise Rachitis auf. Das ist eine Knochenerweichungskrankheit.

Das gleiche gilt für die *Geschwulstbildung,* die dem Prinzip nach nichts anderes bedeutet, als die Differenzierung der Gewebe aus dem einheitlichen Grundgewebe. Wir alle stammen aus einem einheitlichen Grundgewebe, das wir Eizelle nennen, und das in die unendliche Vielfalt der körperlichen Gewebe differenziert. Diese Differenzierungsfähigkeit wird pathologisch zur Geschwulstbildung, bei der sich die Differenzierungsfähigkeit vereinzelt, also nicht mehr im Dienst des gesamten Organismus steht. Sie ist also eine primäre Fähigkeit der Jugend, die im Alter tendenziell zur Krankheit wird.

Auf der anderen Seite stehen *Allergie* und *Entzündung.* Entzündung richtig verstanden bedeutet, daß der Organismus zu stark geistig, Allergie richtig verstanden bedeutet, daß der Organismus zu stark seelisch wird. Jede Allergiekrankheit ist immer auch psychosomatisch. Wir erleben immer starke seelische Anteile in einem Heuschnupfen, in einer asthmatischen Erkrankung oder anderen Allergien. Schaut man genauer hin, wird man bemerken, daß Entzündungen und Allergien typische Fähigkeiten des älteren Menschen repräsentieren, leiblich-seelischer bzw. leiblich-geistiger zu werden. Beide sind aber typische Krankheitstendenzen des Kindes. Das Kind beginnt mit den Entzündungskrankheiten, also den Kinderkrankheiten, der Jugendliche beginnt mit den Allergien, um sich gegenüber der Welt bis ins Leibliche hinein einen eigenen Standpunkt zu erobern.

Eine Grundidee der Anthroposophie ist, daß jeder Organismus grundinteger ist, er ist einzigartig und grenzt sich in allem gegenüber der Welt ab. Etwas Ähnliches formuliert auch die moderne Medizin im Bereich der Immunologie als Grundgesetz: „Das Selbst erkennt alles Nichtselbst." Wir wissen also ganz genau, was wir leiblich selbst sind, und wir wissen deshalb auch ganz genau, was wir nicht sind. Wenn diese Fähigkeit verlorengeht, beginnen die Allergiekrankheiten.

Durch Verlagerung gesunder Prozesse im zeitlichen oder örtlichen Sinn entstehen also Krankheiten. Zeitlich verlagert, wenn etwas, was z.B. in die Jugend gehört, im Alter auftritt, örtlich verlagert, wenn etwas, was z.B. in der Leber richtig ist, in der Lunge auftritt. Eine zu stark wirkende Leber entfacht z.B. in der Lunge die Lungenentzündung. Die naturwissenschaftliche Medizin nennt die Veränderung in der Lunge bei einer Lungenentzündung Hepatisation, Verleberung. Rudolf Steiner hat darauf hingewiesen, daß die spirituelle Anschauung bei genauem Hinschauen immer mit den naturwissenschaftlichen Fakten übereinstimmt, allerdings nicht immer mit deren Interpretationen. Um es zusammenzufassen: Krankheitsursachen liegen überwiegend im Menschen selbst und beruhen darauf, daß gesunde Vorgänge sich in der Zeit oder vom Ort her verlagern.

Geschwulstbildung

W.W.: In welcher Weise verstärkt sich die Geschwulstbildung im Alter?

V. Fintelmann: Die Geschwulstbildung beginnt mit dem 40., 50. Lebensjahr, wobei Geschwulst nicht Karzinom bedeutet. Gemeint sind die gutartigen Geschwülste, also wenn sich bestimmte gewebliche Partien im Organismus verselbständigen, weil sie vom Geistig-Seelischen nicht mehr ausreichend gehalten werden. Nach Rudolf Steiner sitzt in jeder Zelle ein Revolutionär gegenüber dem Geistig-Seelischen. Die Zelle möchte ein Eigendasein führen und muß deswegen jederzeit vom Geistig-Seelischen überzeugt werden, sich in den Dienst des Organismus zu stellen. Wenn sich aber Seele und Geist im Alter ein Stück vom Leiblichen distanzieren – im gesunden Sinn –, taucht das Phänomen der gutartigen Geschwulstbildung auf. Beispielhaft dafür stehen z.B. die Myome der Gebärmutter und die gutartigen Geschwülste der Vorsteherdrüse, das Prostataadenom. Auch Hautveränderungen, die sogenannten Altersflecken, gehören dazu, ebenfalls Grützbeutel, Fettgewebsgeschwülste und Bindegewebsgeschwülste. Im Grunde haben alle einen gutartigen Charakter. Ihre Bösartigkeit bekommen sie erst dann, wenn sie an einem Ort auftreten, an dem sie den Organismus behindern, z.B. wenn der Galleabfluß in den Darm verhindert wird, weil sich an dieser Stelle eine Drüsengeschwulst bildet. Am deutlichsten wird das, wenn sich eine Geschwulst im Gehirn bildet und Teile des Gehirns verdrängt.

Geschwulst bedeutet also, daß der Leib an bestimmten Orten nicht mehr intensiv vom Geistigen und Seelischen beherrscht wird wie in der Jugend. Geschwulst gehört zur Physiologie des Alters und ist im Grunde genommen nicht behandlungsbedürftig, wenn der Organismus nicht behindert wird.

Sklerose

W.W.: Welche Sklerosierungstendenzen gibt es im menschlichen Körper?

V. Fintelmann: Am bekanntesten ist die Gefäßsklerose, die Arteriosklerose. Ein gewisses Maß des Härterwerdens der Gefäße im Alter ist vollkommen normal. Auch die Arthrose, der Verschleiß der Gelenke, ist eine Veränderung, die man in der Altersphysiologie findet. Wenn aber heute bereits eine beträchtliche Anzahl von 20- bis 25jährigen eine beginnende Arteriosklerose haben, dann ist das pathologisch. Das ist eine Verlagerung in der Zeit. Der Hintergrund der normalen Sklerose im Alter ist, daß sich die Kräfte, die in der Jugend den Aufbau vorantreiben, also die Ich-Kräfte, im Alter mehr und mehr emanzipieren, während die abbauenden Kräfte, die aus den niederen Schichten des Organismus stammen, nicht mehr so stark von den aufbauenden Kräften zurückgedrängt werden. Die so sehr gefürchtete Osteoporose, die Knochenerweichung des erwachsenen Menschen, ist ein Verlust an Eiweiß und Stützsubstanz des Knochens und ist in der Physiologie eine Alterskrankheit. Sie kann aber auch früher auftreten, als präsenile Osteoporose, und dann ist sie eine wirkliche Krankheit, die auch sehr ernstgenommen werden muß.

W.W.: Was bedeutet es für Seele und Geist, wenn der Körper im Alter sklerosiert?

V. Fintelmann: Im allerbesten Sinn gar nichts. Wenn der Körper sklerosiert, hat es für Seele und Geist den leisen Vorteil, sich gegenüber diesem Leib freier entfalten zu können und sich auch freier zu fühlen. Hier liegt die Schlüsselproblematik des modernen Menschen: Wenn er richtig alt wird, wird er sich ab dem 40. Lebensjahr, vom Geist intendiert, vom Leib lösen. Wir lockern uns also gegenüber dem physischen Leib, am besten wahrnehmbar an der physiologisch eintretenden Weitsichtigkeit. Sie bedeutet immer eine gewisse Lockerung des Seelischen gegenüber dem Organ Auge. Wenn eine solche Lockerung nicht eintritt, degenerieren Seele und Geist mit dem Leib. Dann tritt z.B. die Demenz ein, der geistige Abbau eines Menschen. Diese Krankheit entsteht nicht dadurch, daß der Körper abbaut, sondern dadurch, daß der Geist diesen Abbau mitmacht.

Übungen gegen die Hartherzigkeit

W.W.: Was kann man dagegen unternehmen?

V. Fintelmann: Man muß frühzeitig geistig und seelisch zu üben beginnen, z.B. so, wie es Rudolf Steiner in „Wie erlangt man Erkenntnisse der höheren Welten?" ausgeführt hat. Oder man bildet das leibfreie Denken nach seiner „Philosophie der Freiheit" aus. Man kann auch die sechs sogenannten Nebenübungen, die eigentlich Grundübungen sind, durchführen. Wer diese sechs Übungen wirklich praktiziert und die entsprechenden Fähigkeiten erwirbt, wird im Alter überhaupt kein Problem bekommen. Er wird auch kein Problem mit dem Zentralorgan bekommen, das beim alten Menschen betroffen ist, dem Herzen.

Die Arteriosklerose ist letztendlich eine Krankheit, die das gesamte Herzsystem betrifft, denn die Arterien sind nichts anderes als das im Organismus ausgebreitete Herz. Ich nenne sie immer die Fühlfäden des Herzens, denn das Herz ist das Wahrnehmungsorgan für alles, was im Organismus geschieht. Es gibt keine Stelle im Organismus, von der das Herz nicht ganz genau weiß, was dort abläuft. Und wenn nun dieses Organ miterlebt, wie das Seelische und das Geistige immer stärker mit dem Leib zusammen degenerieren, ist es für das Herz der tiefste denkbare Kummer, den man sich überhaupt nur vorstellen kann. Sozial gesprochen kommt es auf diesem Weg auch zu einer Verhärtung des Herzens, zu einer Herzsklerose, die wir mit einem alten Begriff Hartherzigkeit benennen können. Dadurch werden die Menschen auch sozial völlig blind. Die Hartherzigkeit als Folge der geistigen und seelischen Degeneration ist Ursache dafür, daß die Menschen heute nicht mehr mit dem Herzen sehen können.

W.W.: Sie erwähnten, daß die sechs Nebenübungen gesundend auf das Herz wirken und Herzerkrankungen vorbeugen. Können Sie diesen Zusammenhang noch einmal etwas konkreter darstellen?

V. Fintelmann: Wir haben in unserem Krankenhaus gute Erfahrungen gemacht, wenn wir Menschen, die zu sklerotischen Herzkrankheiten tendierten, den Weg der Nebenübungen gezeigt haben. Natürlich kann man ihnen diesen Weg nicht rezeptieren oder oktroyieren, sondern nur nahelegen. Aber ich kann von den Menschen, die diesen Weg wirklich beschritten haben, sagen, daß sich ihre Herzen wieder wunderbarerweise aus diesem Sklerosevorgang befreit haben. Das geht aber nur dann, wenn der Sklerosevorgang noch nicht so weit vorgeschritten ist, daß durch massive Kalkablagerungen enorme Gefäßverengungen vorliegen. Denn diese können nicht mehr von dem Geistigen aufgelöst werden.

Aber als Prävention einer solchen sich anbahnenden Zeitkrankheit eignen sich die sechs Grundübungen unbedingt. Die ersten fünf sind die Kontrolle der Gedanken, die Kontrolle der Handlungen, das Erüben von Positivität, von Vorurteilslosigkeit und von Gleichmut. Der Mut als Seelenkraft ist übrigens der Bereich, wo der Geist in der Seele aufleuchtet. Dort lebt das Ich als Seelenkern. Und wenn man es noch genauer anthroposophisch ausdrücken will: Dort, wo Geistselbst erlebt wird, entsteht der Mut. Der Mut des modernen Menschen muß im seelisch-geistigen Gleichgewicht sein, denn ihm steht immer der Zweifel gegenüber. Das ist eine Notwendigkeit, denn wenn man nicht zweifelt, kann man nicht zu sich selbst finden und wird immer in der Welt zerfließen.

Diese fünf Übungen müssen nacheinander und später als sechste miteinander zur Erlangung des inneren Gleichgewichts geübt werden. Im Bereich des Herzens wird dadurch eine der ganz zentralen Lotusblumen – Wahrnehmungsorgane für das Übersinnliche – des Menschen entwickelt. Dieses Organ nimmt Seelisches wahr, und ich kann heute für mich mit absoluter Sicherheit sagen, daß dies das Organ der sozialen Wahrnehmungsfähigkeit ist. Wirkliche Mitmenschlichkeit kann ich nur aus diesem Organ heraus entwickeln. Deswegen konnte Exupéry auch sagen, daß man nur mit dem Herzen gut sehen könne und daß das Wesentliche des anderen Menschen den Augen verborgen sei.

W.W.: Warum ist der Herzinfarkt in der heutigen Zeit die häufigste Todesursache?

V. Fintelmann: Das ist ein sehr interessantes Phänomen. Herzinfarkt ist die Todesursache Nr.1, und wenn man das arterielle System noch mit hinzurechnet, dann gehört auch der Schlaganfall dazu. Was ich jetzt sage, ist sicherlich sehr kühn, aber gleichzeitig tiefste intuitive ärztliche Erfahrung: Der Herzinfarkt ist nichts anderes als Befreiung. Er ist die Befreiung des geistigen Menschen aus der ihn bedrängenden Situation der zunehmenden Hartherzigkeit. Damit ist aber jeder Herzinfarkt auch immer eine

Chance für einen Neubeginn. Und es gehört zur Tragik der modernen Medizin, daß sie an dieser Stelle nichts anderes denken kann, als an eine möglichst rasche Rehabilitation, damit der Mensch möglichst umgehend wieder derjenige ist, der er vorher war.

Dazu gibt es ein spirituelles Pendant. Um das 56. Lebensjahr herum – so sagt es Steiner – beginnt eine Zeit, die eigentlich das „Stirb und Werde" zum Inhalt haben sollte. Im Grunde sollte sich jeder Mensch zu diesem Zeitpunkt noch einmal ganz grundsätzlich fragen, ob seine Lebensziele auch wirklich so erfüllt sind, daß er mit einem gewissen Maß an Gleichmut sein Alter abrunden kann, oder ob nicht doch Dinge offengeblieben sind, für die sich nun die letzte Chance der Verwirklichung bietet. Die Mortalitätskurve für den Herzinfarkt zeigt vom 45. Lebensjahr an einen kontinuierlichen Anstieg, bekommt mit dem 56. Lebensjahr eine akute Spitze und fällt dann wieder ab.

Es ist hochinteressant, daß diese naturwissenschaftliche Tatsache mit der spirituellen Aussage Rudolf Steiners zusammenpaßt. Ich bin fest davon überzeugt, daß der Herzinfarkt die dringende Anfrage an den Menschen beinhaltet, sich zu prüfen, ganz bestimmte Dinge in diesem Leben zu ändern. Dazu muß ihm natürlich der Arzt durch Gespräche entscheidend helfen. Wir haben hier viele Beispiele erlebt, wie Menschen diese Änderung positiv ergriffen und dadurch ihrer Biographie eine neue Richtung gegeben haben. Wer damit aber nicht zurechtkommt, landet wieder im alten Fahrwasser, in dem er sich vorher befunden und das ihn zum Herzinfarkt geführt hat.

Beim Herzinfarkt verwendet man heute in der Therapie gewöhnlich Betablocker, ein Mittel, das die seelische Wirkung auf das Organ blockiert. Es wird also ein Organ gegenüber dem seelischen Zugriff völlig verschlossen. Das ist genau das Gegenteil dessen, was therapeutisch passieren müßte. Aber dieses Mittel wird aus der rein somatischen Betrachtungsweise gegeben, weil man zeigen konnte, daß die Menschen dann seltener einen zweiten Herzinfarkt bekamen. Aber wenn der Herzinfarkt ein Befreiungsversuch ist, ist eine solche Therapie natürlich vollkommen falsch.

Die Schluckspechte

W.W.: Welche Ursachen hat der Altersdiabetes, und wie kann man ihn abschwächen?

V. Fintelmann: Altersdiabetes ist heute eine sehr häufige Krankheit und tritt oft auch schon bei 30jährigen auf. Er ist der Ausdruck eines Menschen, der vor Bequemlichkeit in seiner Ernährung so erstarrt ist, daß er das Eigentliche, was Ernährung will – ein hochaktiver Vorgang der Verdauung, um die Natur zu überwinden und daraus eine völlig eigene Menschennatur aufzubauen –, schon längst nicht mehr leistet. Diese Bequemlichkeit findet heute ihren extremsten Ausdruck in der Fast-Food-Ernährung. Wenn ein Arzt solche Menschen anschaut, bemerkt er, daß viele schon gar nicht mehr ausreichend kauen können. Sie schlucken nur noch. Die Willens- und Ich-Schwäche gegenüber der Nahrung ist die eigentliche Ursache der Altersdiabetes. Deshalb nützt eine medikamentöse Therapie allein überhaupt nichts, da primär eine Willenstherapie geleistet werden muß. Der erste Schritt dieser Willenstherapie ist die Diät, die Gewichtsreduktion auf ein normales Gewicht, die ganz neu ergriffene grundsätzliche Bewegung – kein stures Joggen, sondern eine freudvolle Bewegung –, und dann können unterstützend auch Medikamente eingesetzt werden. Primär aber steht die Willensschulung gegenüber der Ernährung, die sich an Qualität orientiert.

W.W.: Ist es wirklich so drastisch, daß die Fast-Food-Esser kaum noch kauen können?

V. Fintelmann: Ja, man braucht sie nur in den McDonald's-Restaurants zu beobachten, dann sieht man diese Schluckspechte, die ihre Burger mehr hinunterwürgen, als daß sie wirklich kauen. Es ist zwar nicht ausgesprochene Ideologie dieser Ernährungsart, daß man vorgekaute Nahrung auf den Tisch bekommt, aber im Kern trifft es zu. Das eigentliche Kauen wird einem durch diese spezielle Fast-Food-Ernährung abgenommen, und man muß sie eigentlich nur noch schlucken. Besonders für Kinder ist diese Ernährung verheerend. Andererseits – und das ist das Verführerische – mögen die Kinder diese Ernährung.

Die Ideologie der Coolheit

W.W.: Rudolf Steiner schreibt in seinem mit Ita Wegman verfaßten Buch „Grundlegendes zu einer Erweiterung der Heilkunst nach geisteswissenschaftlichen Gesichtspunkten" (GA 27), daß die Ursache des Rheumatismus der nicht durch das Ich vollzogene Stoffwechsel sei. Wie ist das zu verstehen?

V. Fintelmann: Der Rheumatismus ist im Grunde eine Folgekrankheit dessen, was wir eben angeschaut haben: eine nicht genügend vom Ich ergriffene Ernährung. Ihre Folgen treten aber in diesem Fall nicht auf der Verdauungs-, sondern auf der Aufbauseite auf. Die Stoffe der Ernährung werden vollkommen abgebaut, bis hin zu den Grundelementen, und dann wird eine körpereigene Substanz aufgebaut. Beim Aufbauprozeß versagt der Rheumatiker, weil er diese körpereigenen Stoffe nur bis zu einer bestimmten Grenze, aber nicht bis zur Vollkommenheit aufbauen kann, so daß sie dann vom Organismus in Richtung einer Ablagerung gedrängt werden. Im Grunde genommen ist Rheumatismus eine klassische Ablagerungskrankheit von Stoffen, die nicht bis zur menschlichen Stufe, also zur Ich-Stufe, verwandelt worden sind. Anders als beim Diabetes spielt beim Rheumatismus der Bewegungsmensch eine große Rolle, denn Rheumatismus ist eine Bewegungskrankheit, bei der die Bewegung versagt. Deshalb sind auch die eigentlichen Orte der Bewegung, die Gelenke, Hauptorte der Erkrankung.

In den Gelenken sitzt nach Rudolf Steiner ein Sinn, der von der normalen Sinnesphysiologie nicht erkannt wird, und zwar der Eigenbewegungssinn. Er ermöglicht die Erfahrung der eigenen Bewegung gegenüber der Welt. Hier hat der moderne Mensch ebenfalls ein enormes Defizit, da er sich im Sinne von automobil nicht mehr bewegt, sondern sich bewegen läßt. Das fängt in der frühesten Kindheit an, setzt sich beim Schulweg, den man nicht mehr geht, sondern fährt, fort. Bei diesen Defiziten ist es überhaupt kein Wunder, daß die rheumatischen Erkrankungen derart zunehmen. Man findet heute bereits bei 20- oder 30jährigen fortgeschrittene Degenerationen des Gelenksystems. Der Hintergrund ist die nicht genügende Bewegung, die man aber nicht nur nach außen denken darf, sondern die auch einen inneren Aspekt hat: Man kann sich nämlich auch aus Freude bewegen oder indem man sich für etwas begeistert. Dagegen steht die heutige Ideologie der Coolheit, z.B. der Camel- oder Marlboro-Mensch. Noch bösartiger formuliert ist dies der Man on the rocks. Man macht sich gar nicht klar, wie verheerend es im Grunde ist, wenn an die Stelle des Feuers der Begeisterung der coole Mensch tritt. Diese Coolness ist im Grunde inhuman. Ein Aspekt der rheumatischen Erkrankungen ist also auch der Verlust der inneren Bewegungsfähigkeit.

Eine Heiligenkrankheit

W.W.: Gibt es auch bei der Parkinsonschen Krankheit einen inneren Aspekt?

V. Fintelmann: Die Parkinsonsche Krankheit, die immer häufiger wird, ist eigentlich noch ein ziemliches Rätsel, über das ich auch lange nachgedacht habe. Als tiefere Ursache hat sich für mich ein Zusammenhang mit der Initiative aufgezeigt. Rudolf Steiner hat darauf hingewiesen, daß sich der Wille stauen kann, wenn er nicht in gesundem Maß gelebt wird. Solche Willensstauungen können dann in Orte hineinwirken, an denen der Wille eigentlich nicht wirken will. Das wirkt sich dann zum einen als Lähmung, zum anderen als übertriebene Motorik aus; deshalb wird diese Krankheit im Deutschen auch Schüttellähmung genannt. Sie befällt überwiegend Menschen, die in Berufen tätig sind, in denen man mehr administrativ, verwaltend tätig ist als originär praktisch handwerklich. Das darf man allerdings nicht absolut setzen, diese Richtung aber ist mir mittlerweile deutlich geworden. Da die Menschen zunehmend in bürokratische Berufe hineinwachsen, statt in kreative, dürfen wir uns nicht über die Zunahme der Parkinsonschen Krankheit wundern.

Jedes Organ des Menschen hat eine bestimmte Aufgabe für das Seelische, das Seelische differenziert sich in den Organen. Das Organ für die Initiative ist die Galle. Galle hängt sehr stark mit der Qualität des Eisens zusammen, der Marskraft. Nun findet man interessanterweise, daß die Orte im Gehirn, ganz bestimmte Hirnkerne, aus denen man sich rein somatisch, organisch den Parkinson erklärt, als einzige eisenhaltig sind. Dieses eingelagerte Eisen dient höchstwahrscheinlich dazu, den Menschen initiativ zu machen. Der Parkinson-Kranke kann die mit dem Galle-Absonderungsprozeß verbundene innere Eisentätigkeit nicht richtig ergreifen.

Über diesen Menschen liegt auch eine gewisse Tragik, die aber noch einen zukunftsorientierten Aspekt dieser Krankheit zeigt. Es gibt nämlich auch Menschen, die bestimmte aktive Willensbereiche in diesem Leben zurückhalten, um sie mit ins Nachtodliche zu nehmen und um ganz starke Willensentschlüsse für ein nächstes Leben zu fassen. Ich glaube, daß wir gegenüber einem jeden Parkinson-Kranken das Gefühl haben sollten, daß es sich ein Stückweit um eine Heiligenkrankheit handelt, denn wir haben es teilweise mit Menschen zu tun, die in diesem Leben bestimmte Dinge leidvoll zurückhalten, damit sie in einem zukünftigen Leben um so stärker vollzogen werden können.

In diesem Zusammenhang möchte ich darauf hinweisen, daß eine Krankheit nie moralisch bewertet werden darf. Jede Betrachtung ist vollkommen nüchtern und sachlich vorzunehmen. Wenn man dagegen den

Zeigefinger erhebt, weil ein Mensch an seiner Krankheit selbst schuld sei, dann ist man auf völlig falschem Weg, der gerade für Ärzte, Therapeuten und Pfleger absolut undenkbar ist. Leider wird das oft nicht eingehalten und führt dann zu einer Medizin, die ich eigentlich nur noch als ekelhaft bezeichnen kann.

Keine zweite Krankheit teilt einem so unerbittlich mit, daß man sterblich ist

W.W.: Die zweithäufigste Todesursache ist heute der Krebs. Was ist der Hintergrund dieser Krankheit?

V. Fintelmann: Krebs ist die zweite große Todesursache der Menschen. Etwa die Hälfte der Menschen stirbt durch Herz- und Gefäßkrankheiten, ein weiteres Drittel stirbt an Krebs, so daß etwas 85 % aller Todesursachen aus zwei Krankheiten resultieren. Es bleibt also nur noch ein relativ kleiner Rest, an dem der Mensch auch sonst noch sterben kann. Tendenziell war der Krebs eine Alterskrankheit, auch wenn er heute in dramatischer Weise bis in die frühe Jugend des Menschen hineinwirken kann. Der Krebs ist diejenige Krankheit, der dem alten Menschen am allerdeutlichsten mitteilt: Mensch, bedenke, daß du sterblich bist!

Das war für mich die primäre Entdeckung an dieser Krankheit, denn eigentlich war es mir nie so ganz klar, warum die Menschen ganz besonders vor dieser Krankheit eine so furchtbare Angst haben. Fast jeder, dem die Diagnose Krebs gestellt wird, fragt als erstes: „Herr Doktor, wie lange habe ich noch zu leben?" Es gibt keine zweite Krankheit, die dem Menschen so unerbittlich mitteilt, daß er sterblich ist.

Krebs ist insofern eine Zeitkrankheit, da der leibliche Tod heute weitgehend ignoriert wird. Wer aber völlig vergißt, daß er eines Tages sterben wird, ist ein Materialist. In einem spirituellen Menschen lebt mit Selbstverständlichkeit das Bewußtsein, daß man eines Tages sterben muß. Ein spiritueller Mensch weiß auch, daß man ständig stirbt, allein schon dadurch, daß man Bewußtsein entwickelt. Denn das ist nur auf Kosten von Sterbevorgängen möglich. Deswegen paßt der Spruch von Angelus Silesius für die heutige Zeit so gut: „Wer nicht stirbt, bevor er stirbt, der verdirbt, wenn er stirbt."

An dieser Stelle sollte man auch anfügen, daß Steiner in seiner Geistesforschung beobachtet hat, daß immer mehr Menschen nach dem Tod nicht wirklich begreifen, daß sie gestorben sind. Das liegt daran, daß sie während des Lebens nicht geübt haben zu wissen, was es heißt, sterben zu müssen. Diese Seelen verharren in schrecklicher Weise im Umkreis der Erde und der noch lebenden Menschen. Es gibt sogar Beobachtungen der Psychologie aus den USA, daß es Besetzungen lebender Menschen durch verstorbene Seelen gibt. Diese leben nach dem Tod in einer vollkommenen Desorientierung ohne Leib und suchen deshalb als Ziel- und Stützpunkt einen neuen Leib.

Das klingt zwar dramatisch, aber es ist notwendig, daß die heutigen Menschen diese Zusammenhänge verstehen, denn diese Ignoranz des Todes und der nachtodlichen Zeit ist eines der Schlüsselprobleme der Gegenwart. Und das hängt ganz stark mit dem Krebs zusammen, denn wenn wir dieser Krankheit begegnen wollen, so geht das nur dann, wenn wir während des Lebens das Sterben üben. Das bedeutet, daß man wieder zu beten lernt oder im modernen Sinne meditiert. Denn zu einem Ich-Bewußtsein zu kommen, zu einem Bewußtsein des Geistigen in mir selbst und dann auch in der Welt, setzt immer einen Sterbeprozeß voraus. Dafür gibt es ein wunderbares äußeres Bild, und zwar den Schmerz des Denkers, wie ihn beispielsweise Rodin in seiner Plastik „Der Denker" abgebildet hat. Wenn man diese Plastik anschaut, so ist dieses Gesicht ein einziger tiefer Schmerz. Wer wirklich denkt, kommt nicht ohne dieses Schmerzerlebnis weiter. Vielleicht ist das auch der Bereich gewesen, den man in der Mystik früher den mystischen Tod genannt hat. Man muß wirklich in einem Teil seines Wesens sterben, um etwas Höheres erkennen zu können. Das lernt man vor allem durch die Meditation.

Der Schlüssel zur Krebskrankheit ist die Religion

W.W.: Kann man von einem bestimmten Krebstypus sprechen, oder ist Krebs eine Krankheit, die wir als Zeitenschicksal tragen?

V. Fintelmann: Das Wesen dieser Krankheit kann in verschiedenen Typen auftreten. Der eine Typus ist der sich ganz in der Diesseitigkeit verlierende Mensch. Dieser ganz im Materiellen lebende Mensch ist sicherlich ein Krebstypus. Er ist im Grunde ein Atheist, ein Gottesleugner, was er nur sein kann, weil er – so drückt es Steiner aus – im Grunde krank ist. Interessanterweise bekommen solche Menschen keineswegs immer eine sichtbar werdende Geschwulstbildung, sie bleiben im okkulten Stadium der Krebskrankheit stecken. Denn die leibverstärkende Geschwulstbildung ist schon ein begonnener Heilungsversuch.

Es gibt einen zweiten Typus, den Sie eben angesprochen haben, der das Weltenschicksal mitleidet. Die Menschheit hat zwar als Ganze die Schwelle zur geistigen Welt überschritten, sie ist an dem Punkt, wo sie wieder reale Geistigkeit erfahren kann, aber sie verschläft es. Dieses damit verbundene Leid läßt solche Menschen krebskrank werden. Das ist dann weniger eine persönliche Krankheit als vielmehr eine Menschheitskrankheit.

Dann gibt es noch einen dritten ganz wichtigen Typus, der *bewußt*, in einem höheren Sinn, diese Krankheit ergreift. Das ist für ihn ein Schulungsweg, denn an keiner Stelle kann man dem Materialismus unserer Zeit und dem dahinter stehenden Geist, der diesen Materialismus lehrt, so hautnah begegnen, wie bei dieser Krankheit. – Schließlich gibt es noch einen weiteren Krebstypus, nämlich das krebskranke Kind, von dem ich noch nicht sagen kann, ob ich dafür schon alle Hintergründe erschlossen habe, weil mir bisher nicht so viele Beobachtungen wie bei Erwachsenen zur Verfügung gestanden haben. Aber ein ganz wichtiger Anteil ihrer Krankheit ist mit Sicherheit, daß diese Kinder an ihrer Umgebung krebskrank werden, daß sie bis ins Organische hinein die Krebskrankheit ihrer Umgebung nachahmen und hereinbilden. Das ist ein völlig unpersönlicher Krebs. Er hat mit diesem Kind nichts zu tun und ist ein entsetzliches Abbild der Umgebung dieses Kindes. Ein krebskrankes Kind erfordert also als Behandlung die Behandlung seiner Umgebung.

Die Krebskrankheit kann also in vier Typen auftreten, und ich bin sicher, daß es noch weitere Typen gibt. Der Hintergrund aber ist immer der gleiche, nämlich die Frage, die ich in meiner „Krebssprechstunde" (Stuttgart 1994) in bezug auf den Krebs auch die Gretchenfrage genannt habe: „Sag, Heinrich, wie hältst Du's mit der Religion?" Diese Stelle im „Faust" sollte man lesen, um zu sehen, welche herrlichen theoretischen Ausflüchte Faust vorbringt und wie das Mädchen aus ihrer gesunden Naivität heraus antwortet: „So ähnlich spricht's der Herr Pfarrer auch." Der Schlüssel zu dieser Krankheit ist die Religiosität des modernen Menschen. Damit meine ich nicht, ob ein Mensch in die Kirche geht oder nicht, sondern ob ihm das Geistige in ihm selbst, im anderen Menschen oder in der Welt begegnet.

Insofern ist Krebstherapie vom Grundsatz her auch immer die Frage an den Menschen, ob er bereit ist, der Spiritualität der Welt ernsthaft zu begegnen. Alles weitere ist nur zusätzliche Hilfe, vor allem auch die Misteltherapie, die heute oftmals in ihrer angeblich immunologischen Wirkung falsch verstanden wird. Denn sie ist vor allem ein Zuchtmeister des menschlichen Ich, die Spiritualität der Welt zu entdecken oder nicht. Daran entscheidet sich das Schicksal einer solchen Krankheit.

Es gibt natürlich auch den wirklichen Alterskrebs, der weitgehend harmlos ist. Trotzdem hat jeder Krebs die Bedeutung, daß man irgendwo in der Frage der Spiritualität ein Defizit hat. Insofern ist es auch nicht verwunderlich, daß Krebs heutzutage eine so immens häufige Krankheit ist.

Wenn die Sinne schwach werden

W.W.: Welche Aufgabe haben die Sinne für den Menschen, und wie verändern sie sich tendenziell beim alten Menschen?

V. Fintelmann: Das ist natürlich eine sehr umfassende Frage. Die Sinne sind eigentlich die Golfe im Menschen, durch die die sinnliche Welt in uns hineinwirken kann. Eine entscheidende Voraussetzung für die Sinneslehre ist, daß die Welt nur gesund in uns hineinwirken kann, wenn wir es wollen. Normalerweise müssen wir die Sinne schließen, wenn wir nicht wollen, daß die Welt auf uns wirkt. Die Augen kann ich zwar noch schließen, die Ohren aber nicht. Und deshalb bedarf es dazu einer Fähigkeit, die man z.B. auf dem Schulungsweg Rudolf Steiners erlernen kann: die Fähigkeit, sich absolut zur Ruhe zu bringen, so daß die Außenwelt überhaupt nicht mehr auf einen einwirken kann. Daraus kann schließlich die Fähigkeit zur Inspiration entstehen. Das ist eine Grundübung, über die Sinne nur noch intentional mit der Welt zu verkehren, und nicht träumend oder schlafend, wie es überwiegend der Fall ist. Wenn man diese Willensschulung nicht übt, also nur das aus der Welt in einen hineinkommen zu lassen, was man will, dann werden die Sinne schwach. In der Terminologie einer modernen Medizin sprechen wir dann auch vom Schwachsinn. Das klingt zwar bitter, ist aber tiefernst gemeint. Der moderne Mensch ist überwiegend schwachsinnig. Sonst würde heute vieles überhaupt nicht möglich sein. Beispielsweise existiert oder überlebt das gesamte Mediensystem nur aufgrund des Anteils der Schwachsinnigkeit der heutigen Menschen. Denn mit gesunden Sinnen könnte man dasjenige, was einem da geboten wird, überhaupt nicht aushalten.

Zum zweiten können die Sinne so ins Träumen geraten, daß sie illusionär werden. Das ist dann der Bereich, den man herkömmlich Wahnsinn nennt. Ich meine damit aber nicht die große Psychose, sondern denke an den illusionären Menschen, denjenigen Menschen, der Lotto spielt, der wunschmäßig denkt oder an der Börse spekuliert.

Die stärkste Stufung der Sinneslähmung oder Sinnesblendung ist dann der Blödsinn, eine Stufe, auf der die Sinne nicht mehr funktionieren. Eine Form des organischen Blödsinns ist z.B. der graue Star im Auge, denn dabei trübt sich die Linse so sehr, daß man nichts mehr von der Welt sieht. Die Weitsichtigkeit gehört dagegen zum Schwachsinn, denn man befindet sich in einer Situation, daß man immer weniger das Naheliegende erkennen kann. Statt dessen bekommt man immer mehr den Fernblick, den Überblick, den Weitblick. – Die Brille ist natürlich ein Muß des modernen Menschen, aber die Selbstverständlichkeit, mit der einem dadurch plötzlich alles zur Verfügung steht, was natürlich nicht mehr gegeben ist, ist von einem gewissen Gesichtspunkt aus ein Problem. Vielleicht werden eines Tages Zeiten kommen, in denen man durch Übung, z.B. durch Eurythmie, das Auge so trainiert, daß man weitgehend auf eine Brille verzichten kann.

Dies ist übrigens das Problem der gesamten modernen Prothetik, ob das nun die Brille, die Hüftgelenksprothese oder die Gefäßprothesen sind, daß der Mensch bestimmte Möglichkeiten neu erhält, die er sich selbst nicht erworben hat. Die schwachwerdenden Sinne im Alter sind nämlich der Ausdruck dafür, daß nicht mehr der Leib der primäre Ort für die Welterfahrung ist, sondern die Seele. Für den alten Menschen ist es wichtig zu begreifen, daß er seine eigentliche Welt in sich selbst trägt. An dieser Stelle kann man auch an das Wahrspruchwort Rudolf Steiners denken:

> „Erkenne dich selbst,
> Und du findest die Geheimnisse der Welt.
> Beschaue die Welt,
> Und du findest die Geheimnisse des Selbst."

Ich bin davon überzeugt, daß die Reisewut älterer Menschen ein Ausdruck dieses Mißverständnisses ist. Im Grunde genommen sollte man in der Jugend reisen, und der alte Mensch sollte immer mehr begreifen, daß sein Ort derjenige ist, an dem er lebt und von dem aus er sich der Welt mitteilt. Natürlich ist es auch eine Tragik vieler älterer Menschen, daß sie dazu bereit sind, aber daß niemand mehr zu ihnen kommt, der sie anhören will. Diese ganzen Zusammenhänge darf man natürlich nicht zu einseitig betrachten.

Für mich sind diese Altersgebresten, die kleinen Hemmnisse des alten Leibes gegenüber Seele und Geist, ganz starke Hilfen, um richtig alt zu werden.

Auf den eigenen Engel lauschen

W.W.: Was bedeutet es für einen alten Menschen – aber auch für seine Umgebung –, wenn er schwerhörig oder gar taub wird?

V. Fintelmann: Der Hörsinn ist für den Menschen noch viel wichtiger als der Sehsinn. Es ist immer wieder erstaunlich, wie gut Menschen den Verlust des Sehsinns kompensieren, aber ein Schwerhöriger oder gar taub gewordener Mensch ist fast immer ein tragischer Mensch, weil er nur noch sehr eingeschränkt mit der anderen Menschheit kommunizieren kann. Insofern muß man den Hörsinn als etwas begreifen, das für das menschliche Miteinander eine ganz wichtige Voraussetzung ist. Genauso wichtig ist er für das Miteinander von Mensch und Welt. Die Schwerhörigkeit macht den Menschen tendenziell darauf aufmerksam, mehr auf das zu hören, was in ihm liegt, als auf das, was von außen kommt.

Allerdings gibt es einen Krankheitsbereich, der den modernen Menschen darauf aufmerksam macht, daß er nicht auf die Mitmenschen und die Welt orientiert, sondern nur auf sich bezogen lebt, und das ist der Hörsturz. Das ist eine ganz moderne Krankheit, die heutzutage als Streßkrankheit bezeichnet wird. Wenn Sie den Typus, der einen Hörsturz bekommt, anschauen, dann finden Sie meistens den Karrieremenschen, der kaum einen Blick für seine Umwelt hat. Durch den Hörsturz will ihn der Hörsinn darauf aufmerksam machen: Begreife, daß Du mich mißbrauchst! Begreife, daß ich für etwas ganz anderes veranlagt bin! Und wenn man einmal darüber nachdenkt, wofür das Ohr eigentlich gedacht ist, dann gibt es im Deutschen einen Begriff, der dies viel besser ausdrückt als der Begriff Hören. Und das ist der Begriff Lauschen. Beim Lauschen bringt man sich selbst vollkommen zur Ruhe und verharrt so still, daß das sprechen kann, was vom anderen Menschen oder aus der Welt kommt. Das ist der Bereich der Inspiration. Man kann z.B. darauf aufmerksam werden, was eigentlich die Stimme des eigenen Schicksals spricht. Man kann darauf aufmerksam werden, was in einem spricht und was man früher die Stimme des Gewissens genannt hat. Oder man wird sogar darauf aufmerksam, was der eigene Engel einem mitteilen will.

Das Ohr ist dasjenige Organ, mit dem der Mensch am meisten zur geistigen Seite der Welt orientiert ist. Das Auge dagegen ist ganz vordergründig, geht ganz in die Richtung der Diesseitigkeit. Das Ohr ist das Organ zur Jenseitigkeit. Deshalb muß aus dem Zimmer eines sterbenden Menschen die ganze Welt der Geräusche verbannt werden. Er muß in absoluter Stille liegen, damit er das, was ihm aus der jenseitigen Welt zuraunt, auch wirklich wahrnehmen kann.

Wenn das Ohr nach außen hin auch schwächer wird, so kann es nach innen um so stärker werden. Etwas Ähnliches kann auch mit dem Auge geschehen. Der erblindete Jacques Lusseyran schreibt in seinem Roman „Das wiedergefundene Licht“: „Dadurch, daß ich blind wurde, wurde ich eigentlich erst sehend.“ Es gibt wenige Schilderungen, die diesen Vorgang so exakt beschreiben. Natürlich bedeutet das überhaupt nicht, daß wir uns wünschen sollten, blind zu werden.

Altersverwirrtheiten

W.W.: Gibt es parallel zu den vier großen leibgerichteten Krankheitstendenzen auch entsprechend organisch bedingte seelische Verwirrtheiten?

V. Fintelmann: Ja, ganz sicher, und zwar gibt es drei mal vier Krankheitstypen: Die rein physischen – Entzündung, Allergie, Geschwulst, Sklerose – hatten wir genannt, vier weitere gibt es im Lebendigen und auch im Seelischen. Seelische Veränderungen, die dem Entzündlichen im Physischen entsprechen, sind die *Wahnkrankheiten.* Die schwache Form davon ist die Einbildung, der eingebildete Kranke, die Hypochondrie. Die Einbildung, krank zu sein, obwohl man es nicht ist, ist wirklich Wahn. Der hypochondrische Mensch erlebt seine Krankheit allerdings als Realität, obwohl es keine Realität im Sinne eines gesunden Wahrnehmens ist.

Das seelische Pendant zur Geschwulstbildung ist die *Depression.* Auch dabei isoliert man sich in einem großen Schneckenhaus, indem man sich nur noch selbst erlebt und nicht mehr mit der Außenwelt kommunizieren kann. Ich denke dabei natürlich an die große endogene Depression, die ihrerseits wiederum ein Pendant hat, nämlich die Manie, die mehr in das Wahnhafte geht. Depression und Wahn haben ihr Gegenüber in Geschwulst und Entzündung. Gegenüber der Sklerose und der Allergie gibt es ein durch Rudolf Steiner genanntes Pärchen, das noch sehr genau erforscht werden muß. Das ist zum einen die *Neurasthenie,* die Pedanterie, das seelische Engwerden, daß man aus gewissen Zwängen nicht mehr herauskommt. Alle Zwangskrankheiten gehören hierzu, sehr stark auch der Starrsinn. Im Grunde ist das eine Seelensklerose. Das Pendant zur Allergie ist dagegen die *Hysterie.*

Diese vier seelischen Pendant-Krankheiten zu den vier physischen Krankheitstendenzen finden wir ebenfalls beim alten Menschen sehr häufig.

Dazu gehört natürlich vor allem der Starrsinn. Auch die Zwanghaftigkeit im Alter ist oft sehr verheerend. Desweiteren kommt das Wahnhafte in den Verwirrtheiten häufig vor: die Depersonalisierung, also daß man sich nicht mehr als derjenige empfindet, der man ist; aber auch der Größenwahn gehört dazu. Die Hysterie ist meistens mehr eine Krankheit der Übergangsjahre, besonders bei Frauen im Zusammenhang mit dem Klimakterium. Und die Depression ist heute fast schon eine Seuche geworden, vor allem der 40jährigen. Es gehört ja fast schon zum guten Ton, daß man irgendwann als 40-, 45jähriger depressiv ist, und wer das nicht ist, der lebt schon ein wenig gegen den Strom der Zeit.

W.W.: Ist das wirklich so kraß?

V. Fintelmann: Ja, ich erlebe das so kraß. Das gehört zur Realität eines Arztberufes in der heutigen Zeit. Die Grenzen schwappen sogar schon zu den 35jährigen, und dann nennt man diese Krankheit noch vornehm Resignation. Wenn man mit den Menschen spricht, streiten sie sowohl die Resignation als auch die Depression ab und bezeichnen sich selbst als Realisten. Aber die, die sich so als Realist bezeichnen, sind eigentlich die Menschen, die ich jetzt beschreibe. Natürlich braucht man ein gewisses Maß an Realitätssinn, aber der reine Realist hat den Idealisten in sich verloren. Und dann ist er krank!

Alle Arten der Altersverwirrtheiten wird man aus diesen vier Bereichen verstehen können. Und man wird immer prüfen müssen, ob ihnen entsprechende organische Ursachen vorausgehen. Man wird z.B. prüfen müssen, ob der reaktiv Depressive, also der, der immer wieder auf Dinge depressiv reagiert, nicht im Grunde eine Krebskrankheit in sich trägt. Oder bei den Wahnkrankheiten sollte man feststellen, ob nicht im Organischen zu starke Lockerungen vorliegen, die allerhöchstens beim sehr alten Menschen normal wären.

Starrsinn

W.W.: Würde dann ein Herzkranker im Alter tendenziell starrsinnig werden?

V. Fintelmann: Ganz sicher. Es kann auch sein, daß er indolent, also schmerzunempfindlich wird. Aber er wird auch indolent in dem Sinne, daß er nur noch wenig empfänglich für das ist, was um ihn herum geschieht. Den Starrsinn würde ich immer vom Herzen her behandeln.

W.W.: Kann es sein, daß ein älterer Mensch mit der Tendenz zum Starrsinn, der nebenbei auch schon vergeßlich ist, die Seite des Lebens ausblendet, die ihm unangenehm ist, und sich nur noch das merkt, was ihm genehm ist? Kann es im Extrem sogar so weit gehen, daß aus einem Gespräch nur die Bereiche behalten werden, die dieser Mensch angenehm findet bzw. seinen Vorstellungen entsprechend sind, alles Unangenehme dagegen schlichtweg vergißt?

V. Fintelmann: Natürlich. Das ist eine beispielhafte Beschreibung eines ganz wichtigen Anteils des Starrsinns. Die Psychologie nennt das Verdrängung. Ich nenne es eher eine Selektion, denn man selektiert, was man aufnehmen will und was man beiseite läßt. Eigentlich müßte man annehmen, daß solche starrsinnigen Menschen auch starke organische Sklerosen zeigen, aber das ist oftmals nicht der Fall. Denn die Seite, die zum Starrsinn führt, wirkt nicht so stark ins Physische, sondern bleibt im Seelischen. Leiblich findet man bei diesen Menschen oft eine große Gesundheit. Das kann für Partnerschaftsverhältnisse ganz entsetzlich werden. Betroffen sind vom Starrsinn eher Männer, die in ihrer starrsinnigen Art einer selektiven Demenz das Leben nur noch in einer ganz bestimmten Art von Kategorien akzeptieren. Das wird dann für den anderen Lebenspartner oft unerträglich.

Den Somnambulen müssen wir zuhören

W.W.: Gibt es andere Verwirrtheitszustände älterer Menschen, z.B. daß sie durch Lockerungszustände Bereiche der geistigen Welt wahrnehmen oder mit Verstorbenen in Kontakt kommen?

V. Fintelmann: Das habe ich immer wieder erlebt. Es gibt auf der einen Seite die Verwirrtheiten, die dadurch entstehen, daß Seele und Geist mit in die Degeneration gehen, und auf der anderen Seite gibt es Tendenzen, die man allgemein als Lockerungszustände bezeichnen könnte. Bei letzteren Zuständen hebt das Geistig-Seelische zu stark vom Leiblichen ab. Dadurch kann der Mensch in einen Bereich der Hellsichtigkeit oder Hellfühligkeit, z.B. in bezug auf die Welt der Verstorbenen, kommen, vor allem aber mit der Welt der Elementarwesen. Da man aber meist nicht geschult ist, diese Welt wahrzunehmen, nimmt man die Elementarwesen oder auch die Verstorbenen nicht als solche wahr, sondern nur deren Wirkung. Auf Dritte wirken diese Menschen dann verwirrt. Aber man sollte lernen, ihnen genau zuzuhören. Dafür hat Rudolf Steiner ganz entscheidende Anstöße in seinem „Pastoral-Medizinischen Kurs" (GA 318) gegeben. Dort nennt er diese Zustände „Heiligenentwicklung". Das stimmt natürlich nicht mit dem überein, wie wir diesen Begriff heute verstehen würden, aber früher hatten diejenigen, die man als Heilige bezeichnete, diese Art von Lockerungszuständen. Solche Menschen hatten auf ihrer Stufe des Heiligseins geistige Wahrnehmungen, bis hinein in die höchsten Stufen der Vollendung. Das waren keine pathologischen Zustände, obwohl sie im Organischen pathologische Zustände schufen, denn der Leib war für diese Art der Wahrnehmungen nicht geschaffen.

Das Entscheidende, was wir aber in der heutigen Zeit als Ärzte, Pflegende und Angehörige erst lernen müssen, ist, den Menschen während ihrer Lockerungszustände zuzuhören. Denn sie sprechen die Wahrheit, allerdings sprechen sie sie in Bildern. Und es ist eine Kunst, diese Bilder zu entschlüsseln. Man kann diesen Menschen überhaupt nichts Schlimmeres antun, als ihnen zu widersprechen. Man muß sie genau dort auffangen, wo sie in ihrer Bilderwelt leben und diese Bilderwelt mit ihnen dechiffrieren. Noch schlimmer, als ihnen nicht zuzuhören, ist es allerdings, sie über Medikamente ruhigzustellen. Damit richtet man etwas ganz Katastrophales an. Es sei denn, man benutzt anthroposophische oder andere Naturheilmittel, die die Seele wieder auf gesunde Weise näher an den Leib heranbringen.

Auch die Begegnung mit Verstorbenen ist für diese Menschen zunächst etwas, was in ihnen große Unruhe stiftet, was große Befürchtungen auslöst, weil sie nicht geschult sind und nicht wissen, wem sie begegnen. Sie haben reale Erlebnisse, aber kein reales Organ für diese. Daher sollte man selbstverständlich versuchen, diesen Kontakt zu den Verstorbenen auch wieder zu unterbrechen. Denn die heutige Art des Kontakts zu den Verstorbenen muß eine hochbewußte sein, keine somnambule. Und diese Art der Verwirrtheitszustände ist das, was man früher Somnambulismus genannt hätte.

Die Doppelgänger sind wir selbst

W.W.: Was sind die Doppelgänger des Menschen, und wie wirken sie in ihm?

V. Fintelmann: Wahrscheinlich muß man davon ausgehen, daß jeder Mensch wenigstens zwei Doppelgänger hat, einen mehr leiborientierten und einen mehr seelenorientierten, die man anthroposophisch auch ahrimanisch und luziferisch nennen kann. Man kann die Doppelgänger nur verstehen, wenn man gleichzeitig denkt, daß man nicht nur einmal lebt, sondern schon mehrere Male auf dieser Erde verkörpert gewesen ist. Und was man als Summe dieser vergangenen Erdenleben an Unvollkommenheiten in sich trägt, lebt in einem wie ein zweiter Mensch, der man aber auch ist. Dieser unvollkommenen Seite entsprechen die Doppelgänger. Der eine betont mehr das Leibliche, z.B. das Verhältnis zu den Gewohnheiten, Süchten, leiblichen Abhängigkeiten. Der andere betrifft den seelisch-leiblichen Menschen, also die Leidenschaften, Gefühle und Instinkte. Beide Doppelgänger müßten grundsätzlich vom Ich her beherrscht werden. Das ist die große Aufgabe des Menschseins. Dafür gibt es ein unglaublich eindrucksvolles Bild, und zwar die Statue des Wagenlenkers von Delphi. Er hält mit lockerer Hand die Zügel, um die Rosse zu bändigen. So sollte das menschliche Ich im Verhältnis zu seinen Doppelgängern agieren.

Der Doppelgänger kann am besten erlebt werden, wenn ich ihn an mir selbst erfahre, und es ist ganz falsch, seine Wahrnehmung an anderen Menschen zu üben. Dem Doppelgänger muß man in sich selbst begegnen. Und jeder kennt ihn in sich: Plötzlich ärgert einen etwas, man braust auf, und schon kurze Zeit später weiß man, daß es sich überhaupt nicht gelohnt hat, sich so aufzuregen. Aber ganz plötzlich war die Wut da. Man schlägt eine Tür zu, vielleicht möchte man einen Menschen würgen oder man hat den Gedanken, irgend jemanden umzubringen oder irgend etwas zu zerstören. Das entspricht dem leiborientierten Doppelgänger. Auf der anderen Seite trägt man diese ständige Wunschnatur in sich: Man möchte noch volles Haupthaar haben, man möchte noch straffe Haut haben, man möchte so schön sein wie der Schönste überhaupt, man möchte der Schnellste und der Reichste sein usw. Diese ganze moderne Wunschwelt entspringt aus dem luziferisch-seelischen Doppelgänger. Aber wir sind er selbst. Wir müssen auch zu ihm ja sagen.

Für mich habe ich den Doppelgänger auf eine ganz bestimmte Weise entschlüsselt. Und zwar wird er meines Erachtens im Buch von Exupéry, „Der kleine Prinz“, in der Gestalt des Fuchses dargestellt. Der Fuchs ist ein reales Bild für den leiblichen Doppelgänger, der ja auch eine hohe Intelligenz besitzt, und der Fuchs ist das bildliche Intelligenzwesen unter den Tieren. Der Doppelgänger will als Fuchs nicht bekämpft, sondern gezähmt werden. Der kleine Prinz, das Ich, soll ihn zähmen. Und weil der kleine Prinz die Erdensprache nicht versteht, muß er fragen, was mit Zähmen gemeint ist. Die Antwort darauf ist sehr wichtig: „Sich vertraut machen.“ Man muß sich also mit sich selbst und seinem Doppelgängerwesen vertraut machen, man muß es akzeptieren, und dann kann man den Willen ansetzen, dieses Wesen ständig zu bearbeiten, umzuwandeln.

Dem Doppelgänger des anderen Menschen begegnen

Wenn man das geleistet hat, vielleicht innerhalb von 35 Jahren, dann kann man auch dem Doppelgänger im anderen Menschen begegnen, was für alle therapeutischen Berufe eine Unerläßlichkeit ist. Die ganze Zukunft der Medizin wird dadurch bestimmt werden, ob wir es lernen, durch die Erkenntnis des eigenen Doppelgängers dem Doppelgänger des anderen Menschen, der alt oder krank ist, zu begegnen. Wenn man das nicht übt, wird man dem Doppelgänger des anderen Menschen immer mit Antipathie begegnen, und das ist eigentlich eine Antipathie, die man gegen sich selbst richtet.

Man kann diese Doppelgänger auch bis ins Äußere erkennen. Es ist hochinteressant, wie plötzlich wunderbar aussehende alte Menschen, liebenswerte Personen, aus einer bestimmten Verwirrtheit heraus ganz obszön werden, ganz bösartig werden, plötzlich um sich schlagen oder mit einer Stimme sprechen, die sie sonst nie hatten. Man muß sich also so schulen, daß man als Arzt oder Pfleger sofort weiß, mit wem man hier verhandelt. Man muß dann mit den Doppelgängern auch anders umgehen als mit dem Menschen selbst. Für einen geübten Menschen ist Menschen-Ich und Doppelgänger leicht unterscheidbar, für einen ungeübten nicht. Und das ist die Katastrophe beim Umgang ungeübter Personen mit Sterbenden, denn die Angehörigen sind ganz oft davon stark betroffen, was ihnen plötzlich mitgeteilt wird oder was sie an dem Sterbenden noch erleben müssen. Dabei tun sich oft schreckliche Abgründe auf, aber es ist eben ein Mißverständnis, wenn man diese Verzerrungen mit dem Menschen-Ich gleichsetzt. Das Verwechseln von Individualität und Doppelgänger gehört zu den wirklichen Tragödien moderner Zeiten.

W.W.: Noch eine Frage zur Unterscheidung von Individualität und Doppelgänger: Wenn alles das, was der Mensch an Gewohnheiten und Leidenschaften noch nicht verwandelt hat, seinem Doppelgänger entspricht – der er natürlich auch selbst ist –, spricht dann auch der Doppelgänger aus dem Menschen, wenn er lediglich Wünsche, kleine Gewohnheiten oder Leidenschaften anspricht?

V. Fintelmann: Nein. Ein typisches Symptom des leiborientierten Doppelgängers ist z.B. die Aggressivität. Das Ich ist nie aggressiv. Das Ich kann distanziert sein, auch streng – Strenge ist etwas sehr Ichhaftes –, es kann konsequent sein, aber wenn ein Mensch aggressiv spricht, dann spricht aus ihm der Doppelgänger. Diese nackte Aggressivität, die man an den Menschen heute immer häufiger erlebt, z.B. während des Autoverkehrs, ist ein ganz typisches Zeichen dieser Doppelgängerseite. Man zögert immer, diese Zusammenhänge auszusprechen, weil die Menschen dann oft in die Ausrede verfallen, daß dergleichen Äußerungen schließlich ihr Doppelgänger verursache, aber nicht sie selbst. Sie glauben dann, sie bräuchten sich für ihre Aggressivität nicht zu entschuldigen. Man muß aber begreifen, daß man selbst dieser Doppelgänger ist, daß er nahtlos zur eigenen Vergangenheit gehört. Auch die pathologische Pedanterie, die im Grunde immer Rechthaberei ist, und mit Sophisterei in einem Gespräch recht bekommen wollen sind Doppelgängerelemente. Ein Ich würde niemals so agieren.

Alkohol – das extremste Vergreisungsmittel

W.W.: Wir haben vorhin schon darüber gesprochen, daß es das Idealbild eines weisen Greises eigentlich heutzutage nicht mehr gibt. Könnten Sie die Idealbeschreibung eines weisen Greises geben, aber auch sein negatives Bild?

V. Fintelmann: Ich war früher begeisterter Hockeyspieler und half hin und wieder in einer Mannschaft aus, in der schon die etwas Älteren spielten. Unter den Spielern befand sich einer, der von allen Greis genannt wurde. Er war an die 60 Jahre alt, spielte aber immer noch Hockey. Er hatte eine sehr dürre, staksige und etwas ungeschickte Gestalt, und in meiner Naivität hatte ich nicht mitbekommen, daß sein Name nicht Greis war, sondern ihn alle nur spöttisch den Greis nannten. Deswegen reagierte er sehr empfindlich, als ich ihn plötzlich mit „Herr Greis" anredete.

Das eine ist die äußere Gestalt, die immer ungelenkiger und unelastischer wird, die auch immer gebeugter geht und runzliger wird. Der Mensch wird schütter, und zwar nicht nur auf dem Kopf, und er wird immer ungeschickter und tapsiger. Das wäre ein negatives Bild des Greises. Ein Greis fällt auch über alle möglichen Hindernisse und bricht sich die Gelenke. Der andere Anteil des Greises im negativen Sinn ist die Demenz, der nahezu völlige Abbau des intellektuellen und geistigen Menschen. Diese negative Tendenz des Greises ist heute leider sehr verbreitet.

In unserer Gesellschaft gibt es einen ganz besonders extremen Greisenmacher, den man leider nicht so nennt, und das ist der Alkohol. Alkohol ist der Stoff, durch den man am schnellsten alt wird, er ist ein richtiger Alterungsstoff. Er macht alle Organe richtig alt, und das Organ, das durch den Alkohol am allerschnellsten altert, ist das Gehirn. Die Leber wird in diesem Zusammenhang viel zu sehr in den Vordergrund gerückt, aber sie ist robust und kann den Alkohol lange vertragen. Das Gehirn aber ist überhaupt nicht robust. Das Gehirn eines 40jährigen Alkoholikers sieht so aus wie das eines gesunden 80- bis 90jährigen. Und der Alkohol und seine Folgen gehören mit zum negativen Bild des Greises in der heutigen Zeit.

Ein Produzent von Ruhe

Das positive Bild des Greises ist der zwar auch dürre und in seinen Bewegungen langsam gewordene Mensch, aber im Sinne der Bedächtigkeit, der auch erkennen läßt, daß er nicht mehr so gut sieht und hört wie ein junger Mensch, der aber eine enorme Ausstrahlung hat. Von ihm geht wirklich Licht aus, er strahlt etwas aus, von dem die Menschen wirklich ergriffen werden. Und diesen Greis gibt es heute eigentlich nicht mehr.

Ein solcher Greis ist ein Produzent von Ruhe. Daß die ganze Welt heute so ruhelos ist, liegt auch daran, daß wir keine echten Greise mehr haben. Denn diese Ruhesubstanz, diese aktive Ruhe, wird von den alten Menschen heute nicht mehr gebildet. – Ich hatte noch die typische Großmutter, die als 80jährige irgendwo auf einem Stuhl im Haus saß, strickte und erzählte. Und ich kann mich deutlich daran erinnern, was um diesen Menschen herum für eine Atmosphäre von Licht und Ruhe herrschte, in die ich als Kind jederzeit eintauchen konnte. Man konnte zu ihr gehen, um Trost und Rat zu holen, vielleicht auch nur, weil man selbst zu unruhig war. – Aber dieser Typus Greis ist uns sehr stark verlorengegangen, denn man will ihn nicht mehr leben. Auch unter Anthroposophen ist dieser Mensch kaum zu finden. Ich hatte auch das Glück, einen entsprechenden Vater zu haben, an dem ich dieselben Qualitäten erleben konnte. Und ich hoffe, daß ich, wenn mich das Schicksal Greis werden läßt, selbst ein Stück dieser Qualität leben kann.

Ich sehe darin eine Aufgabe älterer Menschen, vor allem auch von Anthroposophen, dieses Greisentum zu leben, denn wir brauchen ein starkes Ruheelement in der heutigen hektischen Zeit. Und es ist sicherlich ein Fehler in der anthroposophischen Bewegung, wenn in bestimmten Vorstandspositionen noch immer die sehr alten Menschen sitzen. Statt dessen sollte man zum Elder man werden, für die Jüngeren Platz machen, aber jederzeit mit Rat und Tat zur Verfügung stehen. Denn dann kann man das geben, was man hat: Lebenserfahrung. In meine Praxis kommen viele alte Menschen, und sie zeigen mir stolz ihre übervollen Terminkalender, die voller sind als während ihrer Berufszeit. Im Grunde genommen ist es grauenvoll, aber eine Tatsache unserer heutigen Zeit.

Im Innersten ist Weisheit Licht

W.W.: Was ist Altersweisheit? Wodurch entsteht sie, und wie muß man sich während des Lebens verhalten, damit man im Alter weise wird und nicht kindisch?

V. Fintelmann: Das ist ganz schwer zu beantworten. Jeder Antwortversuch wird nur die Oberfläche beschreiben. Ganz im Innersten ist Weisheit vor allem Licht. Deshalb hat man früher auch von dem erleuchteten Menschen gesprochen, denn das war ein von Weisheit ergriffener Mensch. Weisheit ist nichts Menschliches, sondern Weisheit ist, wenn sich die Weltengesetzlichkeit, die Welt der Ideen in dem Menschen offenbart. Aber der Mensch muß sich dafür zum Gefäß machen. Insofern ist es etwas Persönliches, ob ein Mensch weise wird oder nicht. Aber das, was dann als Weisheit in einem Menschen erscheinen kann, ist etwas Objektives, was bei jedem Menschen gleich ist. Natürlich wird dieses Objektive mehr oder weniger durch das Subjektive getönt.

Einen anderen Aspekt habe ich von Rudolf Steiner, aber er war so einleuchtend für mich, daß ich ihn auch als etwas Persönliches weitergeben kann: Weisheit ist auch verwandelte Liebe. Dazu gehört vor allem die Menschen- und Weltenliebe, denn diese Liebe ist auf etwas anderes gerichtet. Deshalb gehört zur Weisheit auch das Element des Altruismus. Der andere, lateinisch alter, kommt so in eine geheimnisvolle Verbindung zum Alter. Bei der Weisheit und dem Altruismus geht es nicht mehr um das Ich, sondern um den anderen. Im höchsten Sinn wird das durch das Pauluswort „Nicht ich, sondern Christus in mir" ausgedrückt.

Man muß nur begreifen, daß diese Qualitäten erst in der zweiten Lebenshälfte zu entwickeln sind, denn in der ersten geht es um das Ich-bin, um die Entwicklung der Individualität. Ein moderner Mensch muß auch durch den Egoismus gehen, denn man kann kein altruistischer Mensch werden, wenn man nicht vorher Egoist war. Wer zu früh den Weg des Altruismus geht, kann ihn nicht wirklich leben, sondern lebt einen altruistisch gefärbten Egoismus.

Wichtig in diesem Zusammenhang ist mir auch, daß das Wort Weisheit Wissen einschließt. Man muß sich Wissen erwerben, um weise zu werden, und ein weiser alter Mensch ist zugleich auch ein Wissender. Er hat etwas mitzuteilen. Es gehört auch zu den tragischen Folgen der Vorruhestandsregelung, daß gerade die erfahrenen, vielleicht sogar teilweise weisen Menschen, die durch die Praxis geschult wurden, in den Ruhestand abgeschoben werden, wo sie nicht mehr gebraucht werden und in irgendeiner Weise verkümmern. An dieser Stelle scheinen die USA etwas praktischer gesinnt zu sein, denn viele gesellschaftliche Posten sind durch ältere Menschen ehrenamtlich besetzt. Man nutzt sie, um sie unentgeltlich, aber mit enormem Gewinn einzusetzen. Das ist etwas, was wir bei uns erst noch entdekken müssen.

Die unbewußte Schuld

W.W.: Beim alten Menschen bemerkt man oft eine große Unruhe und Rastlosigkeit, so als müsse noch einmal alles geschafft werden. Verdrängen sie den Tod, oder was ist der Grund für ihre Übergeschäftigkeit?

V. Fintelmann: Die einfachste Erklärung dafür ist wahrscheinlich die Flucht vor sich selbst. Diese Menschen sind ständig auf der Flucht. Sie fliehen vor der Antwort auf die Fragen: Wer bin ich? Warum bin ich hier? Worin liegt der Sinn meiner Existenz? Und natürlich: Habe ich diesen Sinn gelebt?

Jede Nacht muß der Mensch Bilanz über sein vergangenes Leben ziehen. Diese Bilanz wird von Nacht zu Nacht größer. Zwar wissen die Menschen das am Tage nicht, aber in der Nacht werden sie jedes Mal wieder damit konfrontiert, wieviel sie eigentlich gegenüber der eigenen Aufgabe, den Mitmenschen und der Welt schuldig geblieben sind. Aber unbewußt wirkt diese Schuld auf die Menschen, und daheraus resultiert die enorme Unruhe und Rastlosigkeit älterer Menschen. Man bekommt sie nur zur Ruhe, wenn man ihnen klarmacht, worauf es eigentlich ankommt. Wenn alte Menschen den Schritt machen und entdecken, daß es vor allem darauf ankommt, sich selbst zu begreifen, kann diese Unruhe verschwinden. Aber das muß man üben, das stellt sich nicht von allein ein. Das große Übungsfeld des Menschen, der das 50. Lebensjahr überschreitet, ist das Erüben der Gelassenheit. Ein Bild dafür ist der Fels in der Brandung, also ein Mensch, an den die Stürme des Lebens anbranden und der trotzdem in sich aufrecht stehenbleibt.

W.W.: Wie stehen Sie zur Frage des Altersheims? Sollte man Menschen, die körperlich und geistig noch einigermaßen rege sind, veranlassen, ins Altersheim zu ziehen?

V. Fintelmann: Diese Frage beantworte ich nicht gern, weil ich etwas sagen muß, was der heutigen Zeit nicht entspricht und was auch teilweise gegen Tendenzen innerhalb der Anthroposophischen Gesellschaft und der Christengemeinschaft gerichtet ist. Ich denke, daß das Altersheim eine Ohnmachtserklärung ist. Es ist eine Art Asylation, ein Ausdruck der Ohnmacht unserer Zeit, mit dieser Altersgruppe umzugehen. Natürlich ist es heute sozial notwendig, Altersheime zu schaffen. Wir brauchen sie einfach, weil wir derzeit keine anderen Lebensformen haben. Wenn man sich für ein Altersheim entscheidet, dann kann dies nicht früh genug sein. Wer den Mut hat, als rüstiger 65jähriger in ein Altersheim zu gehen, und noch ein Stück Lebendigkeit hineinträgt, der tut damit etwas Gutes. Er ist im sozialen Sinne ein positiver Mensch. Wer glaubt, erst dann ins Altersheim gehen zu müssen, wenn er pflegebedürftig ist, wird dort nur Elend erleben. Denn er ist auf die neue Umgebung überhaupt nicht eingestellt.

Ich denke, daß wir in der Zukunft aus der Anthroposophie heraus Formen entwickeln müssen, in denen die alten Menschen wieder einen Lebensraum im direkten Zusammenklang mit jungen Menschen bekommen. Nur darf man bei diesen neuen Wohngemeinschaften auf keinen Fall der Illusion verfallen, daß das noch über Blutsgemeinschaften geht. Solche Formen können sich überhaupt nur aus Wahlverwandtschaften entwikkeln. Die Großeltern, die ich für meine Kinder haben möchte, muß ich selbst suchen, und den gewählten alten Menschen muß ich bei mir und in meiner Familie einen Lebensraum schaffen. Das ist natürlich eine zukünftige Entwicklung, aber wenn sich solche Formen bilden werden, wird man sehen, wie sich viele Probleme – z.B. die Entscheidung der Frau zwischen Beruf und Kind – sozial wieder lösen werden. Dann können Eheleute auch in jüngeren Jahren immer mal wieder für sich sein, weil jemand, der zur Familie gehört, die Kinder hütet. Im Augenblick ist das noch eine Utopie, aber sie könnte eines Tages Realität werden, wenn Menschen das wollen. Ich bin davon überzeugt, daß diese aus Wahlverwandtschaft gebildeten Wohnformen mittelfristig entstehen werden. Das Altersheim als solches wird dann hoffentlich überholt sein.

Der Tod ist der Augenblick höchster Ich-Erfahrung

W.W.: Wann und wodurch tritt eigentlich der Tod eines Menschen ein?

V. Fintelmann: Das ist eine Frage, die die moderne Medizin überhaupt nicht beantworten kann. Deshalb arbeitet sie auch ständig gegen den Tod.

Für sie ist der Tod ein ständiges Desaster, ein Betriebsunfall, eine Niederlage. Insofern die Ärzte überhaupt am Patienten Interesse haben, erleben sie den Tod wirklich als Niederlage. Im Sinn der Anthroposophie kann man zwei Aspekte schildern. Der eine ist ein medizinischer: Der Tod tritt dann ein, wenn der Leib sich nicht mehr ernähren will. Ernährung ist ein Willensbereich, das Ich ist dort in ganz bestimmter Weise engagiert. Wenn diese Willensanstrengung nicht mehr gewollt wird, stirbt man. In ähnlicher Weise hat Rudolf Steiner diese Zusammenhänge den Ärzten mitgeteilt. Er setzt den Tod in Zusammenhang mit der Ernährung.

Der andere Aspekt ist, daß der Tod der Augenblick höchster Ich-Erfahrung ist. Das ist der Augenblick, der nur einmal im Leben erfahren wird. Beim Tod kann sich ein Ich in einer Intensität erfahren, die es sonst nirgendwo gibt, allerhöchstens auf einer hohen Stufe der Meditation. Interessant ist, daß von Menschen mit Nah-Todeserfahrungen ziemlich einheitlich eine helle, lichte und tröstende Gestalt geschildert wird, die den Sterbenden aus größter Liebe umfaßt und von der wir mit einem gewissen Recht sagen können, daß sie ein Ausdruck dessen ist, was wir Christus nennen. Wir sterben also sozusagen in Christus hinein und erfahren uns dabei in höchstem Maße als Ich, denn Christus ist das Ich-bin. Rudolf Steiner macht uns darauf aufmerksam, daß wir diese Todeserfahrung haben müssen, um uns als Ich über den Tod hinaus zu erhalten.

Deswegen ist es besonders dramatisch, daß in der modernen Medizin alles getan wird – natürlich nicht absichtlich –, um dem Menschen diese Ich-Erfahrung zu nehmen. Ob das nun intensivmedizinische, analgetische oder betäubende Maßnahmen sind, sie alle unterdrücken oder verhindern diese Ich-Erfahrung. Dahinter muß man die ganz finsteren Gestalten Ahrimans und des Antichristen sehen, die genau wissen, daß ein Mensch, der im Todesaugenblick einmal diese Ich-Erfahrung macht, Christus als eine Realität erleben wird. Und das will der Antichrist nicht. Insofern ist der Tod für den Menschen die Kulmination, der Höhepunkt des Lebens. Aus dem gewöhnlichen Denken der heutigen Zeit kann man so etwas natürlich nur als Absurdität bezeichnen. Denn aus dieser Sichtweise ist der Tod das Schlimmste, das Schrecklichste, das den Menschen am meisten Beeinträchtigendste. Diese Sichtweise, daß der Tod ein Ende ist, ist im Grunde eine vorchristliche. Denn durch Christus ist der Tod nicht mehr ein Ende, sondern ein Anfang geworden, eine neue Möglichkeit, ein Weg in die Zukunft. – Deswegen ist es interessant, alle Praktiken der heutigen Zeit daraufhin anzuschauen, dem Menschen diese Wandlung, diese neue Möglichkeit, diese Ich-Erfahrung zu nehmen. Und ich spreche es so deutlich aus, damit jeder Mensch klar entscheiden kann, wie er sterben will.

Der Sterbende braucht das Alleinsein

W.W.: Wie sollte man die äußere Umgebung für einen aus Altersgründen sterbenden Menschen einrichten?

V. Fintelmann: Eine Bedingung habe ich vorhin schon genannt: Er muß von absoluter Ruhe umgeben sein. Es ist indiskutabel, in einem Sterbezimmer ein Telefon stehen zu haben. Es ist indiskutabel, in einem solchen Raum profane Gespräche zu führen, und es ist natürlich völlig absurd, ein Radio anzumachen. Ich sage diese Dinge, weil das mitunter Praxis ist. Dort muß also eine bewußt hergestellte Ruhe herrschen. Es darf dort nicht kalt sein, aber auch nicht zu warm; maximal 21 bis 22° C. Zwischenzeitlich sollte der Raum gut belüftet werden, aber auf keinen Fall darf die ganze Zeit das Fenster offen stehen.

Ein ganz wichtiges Element ist, daß der Sterbende sein Alleinsein braucht. Dagegen wird heute ungeheuer oft gesündigt. Ich kenne z.B. den Fall einer Frau, die sich an ihren sterbenden Mann klammerte und überhaupt nicht begreifen wollte, daß er sterben mußte. Er rang ihr mühsam ab, ihn an einem Tag nicht zu besuchen. Diesen Tag hat er ganz genau mit ihr abgesprochen und festgelegt, und an diesem Tag starb er. Ich erinnere auch noch eine andere Frau, die ihren Mann zu Hause pflegte, damit er in ihren Armen sterben konnte, und die er hinausschickte, um ihm eine Tasse Kaffee zu machen. Sie ging hinaus, kochte den Kaffee, und als sie wiederkam, war ihr Mann gestorben. Das hat sie ihm unendlich übelgenommen und auch noch nach Monaten nicht verkraftet.

Ich bitte das nicht als Dogma zu nehmen, aber im Sterben braucht der Mensch das Alleinsein. Andererseits braucht er aber auch Nähe. Deswegen muß man in ganz gesundem Sinn abspüren, wann man bei ihm ist, mit ihm spricht oder ihm etwas vorliest und wann man ihn alleinläßt.

W.W.: Wie äußert es sich, wenn sich ein Sterbender an das Leben klammert?

V. Fintelmann: Meistens werden diese Menschen sehr ungerecht gegen ihre Umwelt, und sie werfen ihren Mitmenschen vor, daß sie leben, während sie selbst sterben müssen. Das kann so weit gehen, daß sich die Sterbenden durch permanentes Handhalten Lebenskräfte holen, die sie stehlen, um am Leben zu bleiben. Sie zapfen manchmal auch die Pflegenden an. Hinzu kommt, daß man mit solchen Menschen überhaupt nicht über ihr Sterben sprechen darf. Der Tod ist für sie ein Tabuthema, und sie reagieren sehr bösartig, wenn man mit ihnen darüber sprechen möchte.

Daran sieht man wieder, daß es dringend notwendig ist, sich nicht erst kurz vor seinem Tod, sondern schon sehr viel früher auf das eigene Sterben vorzubereiten. Dann ist Sterben mit einem Mal auch ganz leicht. Allerdings darf man nicht übersehen, daß das Sterben vom Leib aus gesehen ein Kampf ist, so daß der Begriff Todeskampf zu Recht besteht. Es entstehen Unruhe, Zuckungen, vielleicht sogar Schmerz. Das ist wie bei einem Entfesselungskünstler, der sich mit Strampelbewegungen seiner Fesseln entledigt. Seine Windungen entsprechen fast genau dem, wie sich eine Seele aus dem Leib ringt. Deswegen ist es ganz falsch, in diesem Moment Beruhigungsmittel zu geben. Und als Angehöriger muß man lernen, diese Unruhe zu ertragen, man muß ihr zuschauen können.

W.W.: Kann man üben, den richtigen Todeszeitpunkt zu finden, um dann bewußt zu sterben?

V. Fintelmann: Ja und nein. Wenn man übt, in jedem Augenblick des Lebens auf den Tod vorbereitet zu sein, wenn man weiß, daß einen der Tod in jedem Moment ereilen kann, kann man sicher diesen Todeszeitpunkt erkennen. Aber selbst der erfahrenste Mensch – sowohl man selbst als auch der Arzt – kann diesen Todeszeitpunkt bestenfalls im Umkreis von 24 Stunden erkennen. Der eigentliche Todesaugenblick ist dem Menschen – wahrscheinlich sogar dem Geistesforscher – verborgen. Er gehört zu dem Allerheiligsten. Aber wer sehr aufmerksam ist, kann den Todesaugenblick im Rahmen von etwa 24 Stunden erahnen oder sogar wissen. Ich könnte aber nicht durch Meditation herausbekommen, daß mein Todestag z.B. der 7. August 2014 ist.

Der Todesaugenblick

W.W.: Ist denn die Todesstunde vorbestimmt?

V. Fintelmann: Ja. Sogar der Todesaugenblick. Er ist auf die Sekunde exakt im Lebensplan des Menschen integriert.

W.W.: Aber wie paßt das mit der Freiheit des Menschen zusammen? Wenn man Alkoholiker ist, verbraucht man sein Lebenskräftepotential und wird sicherlich nicht erst im vorbestimmten Todesaugenblick sterben. Hinzu kommen alle äußeren Bedingungen, die das Leben erleichtern bzw. erschweren oder gar vergiften. Deswegen ist es für mich schwer nachzuvollziehen, daß es eine exakt im Lebensplan integrierte Todessekunde gibt; es sei denn, daß dieser Todesaugenblick, bedingt durch das Verhalten des Menschen und die Einflüsse seiner Umwelt, so gut wie nie genau getroffen wird.

V. Fintelmann: Das ist in der Tat schwer nachzuvollziehen. Die Freiheit des Menschen führt dazu, daß der eigentliche Todesaugenblick nicht eingehalten werden kann. Heutzutage sterben die Menschen deutlich vor bzw. nach diesem Augenblick. Wenn dieser Lebensplan nicht eingehalten wird, so bedeutet das ein gewisses Maß an Desorientierung im Nachtodlichen. Aber dafür gibt es eine Art karmischen Ausgleich, und der liegt in der Christuskraft, in der Gnade, die der menschlichen Freiheit gegenübersteht. Ohne diese Kraft wären die Menschen aufgeschmissen. Die Art, wie der Mensch heute Freiheit gebrauchen kann, führt dazu, daß er sich vieles im Leben verbaut. Solange man diese Freiheit nicht mit Arroganz mißbraucht, ist der Ausgleich, die Korrektur des karmischen Lebensplans keine Tragik. Arrogant ist aber die heutige moderne Medizin, die glaubt, die Todesstunde von sich aus bestimmen zu können, und zwar durch die aktive oder passive Sterbehilfe, durch das künstliche Herstellen eines Todes im Zusammenhang mit einer Organtransplantation oder durch das Abstellen bzw. Nichtabstellen eines Apparates auf der Intensivstation. Das ist alles reine Willkür, die der Arroganz menschlicher Intelligenz entspringt. Für Menschen, die dermaßen manipuliert werden, wird das Nachtodliche sicherlich belastend. Hier liegt eine tiefe Schuld der modernen Medizin.

W.W.: Früher starb man z.B. an den Folgen eines komplizierten Knochenbruchs bzw. an den Folgen einer längeren Bettlägerigkeit. Wie ist es zu bewerten, daß ein Mensch z.B. durch Knochennagelung und entsprechend frühere Aufrichtemöglichkeit länger leben kann?

V. Fintelmann: Das ist die Aufforderung an den Menschen, aus den ihm zusätzlich geschenkten Lebensjahren neues Karma zu bilden. Wenn er das schafft, ist das Problem der verlängerten Lebenszeit gelöst. Denn wir leben mit den Möglichkeiten des 20. Jahrhunderts. Wenn ein Mensch früher im Mysterienbereich eines Tempels geheilt wurde, mußte er ein Opfer bringen, sonst konnte die Heilung keine Wirklichkeit werden. Wenn also heute jemand gut damit weiterleben kann, daß er eine künstliche Hüfte bekommt, muß in ihm die Frage entstehen, was er dafür opfern kann. Opfern im modernen Sinn bedeutet, aus seinem geschenkten Leben etwas Sinnvolles zu machen, und zwar vor allem für die anderen Menschen. Das ist die Schaffung neuen Karmas.

W.W.: Auf welche unterschiedlichen Arten nehmen die Menschen Abschied, und welche Seelenhaltung kann sich darin ausdrücken?

V. Fintelmann: Ich bin kein richtiger Todesforscher, um solche Frage umfassend beantworten zu können. Aber mir wurde gerade durch den Tod eines sehr nahen Menschen bewußt, daß der Tod auch etwas mit dem Temperament zu tun hat. Ein Mensch, der sein ganzes Leben als Choleriker gelebt hat, sucht eher den plötzlichen Tod, den etwas dramatischen Tod. Der Phlegmatiker sucht den eher ruhigen Tod, der Melancholiker den eher leidvoll hingezogenen Tod, und der Sanguiniker ist derjenige, der mehrfach zum Tod ansetzt und nicht gleich beim ersten Mal stirbt. Aber das ist alles nur ein Aspekt, und man sollte daraus keine Regel machen. Auch im Organischen kann man solche Unterschiede feststellen, denn ein Nierenkranker stirbt anders als ein Herzkranker. Wenn man die Temperamente organisch zuordnen will, ist der Lungenkranke der Melancholiker, der Leberkranke der Phlegmatiker, der Herzkranke der Choleriker und der Nierenkranke der Sanguiniker.

Darüber hinaus kann man aber erfahren, daß jeder Mensch seinen ganz eigenen Tod findet. Und wie dieses Sterben aussieht, kann niemand ergründen. Die temperamentsmäßigen Kategorien gehören mehr der Vergangenheit an, der immer individueller werdende Tod der Zukunft.

Der Sterbende nimmt die Wunderwelt seines Leibes wahr

W.W.: Wie verändern sich die Wahrnehmungen eines Sterbenden?

V. Fintelmann: Die Wahrnehmungen nach außen werden immer schwächer, die nach innen immer stärker. Weil der Sterbende ein außerordentlich reiches Innenwahrnehmungsleben hat, braucht er auch die schon angesprochene Ruhe. Er erlebt eine Welt von Bildern, Tönen und Farben, die aber noch nicht dem nachtodlichen Lebenspanorama entsprechen. Am Ende seines Lebens nimmt der Sterbende noch einmal die ganze Wunderwelt seines Leibes wahr. In dieser Phase sollte man den Menschen nicht häufig ansprechen, sondern ihm zuhören, was er oftmals an wundersamen Dingen erzählt. Ich habe das auch an einem mir nahestehenden Menschen erlebt, der in den letzten Lebenstagen nur noch englisch sprach, obwohl er im Leben nie so gut Englisch konnte. Es kamen also Fähigkeiten heraus, die vielleicht aus alten Inkarnationen stammten. Und dieses Eintreten in die Urvergangenheit, aus der der Leib auch gebildet worden ist, darf man nicht stören oder durch moderne Arzneimittel beeinflussen.

Ich glaube auch, daß der Sterbende durch eine gesteigerte Wahrnehmung genau mitbekommt, was mit seinem Leib und seiner Umgebung geschieht. Deswegen habe ich meinen Mitarbeitern schon ganz früh beigebracht, daß sie sich am Bett eines Sterbenden so verhalten sollten, als würde er ihnen in allem genau zuschauen und zuhören. Daß wir das wieder lernen, ist wichtig für die Würde des Sterbens.

W.W.: Welche Veränderungen vollziehen sich am physischen Leib des Menschen in den Tagen nach seinem Tod?

V. Fintelmann: Der Leib durchläuft ungeheure Veränderungen, am allerstärksten am Antlitz des Menschen erlebbar. Das Antlitz verändert sich so stark, daß es ganz verschiedene Menschen widerspiegeln kann: alte, junge, weibliche, männliche, ritterliche, bäuerliche, ängstliche, mutige und strahlende. Das wechselt sehr stark ab. In den drei Tagen nach dem Tod wiederholt der Gestorbene die Phasen seines Lebens, die sich dann auf seinem Antlitz widerspiegeln können. Am Ende dieser Zeit sieht er wieder greisenhaft aus, ähnlich wie zu Anfang des Lebens, und das ist dann der Moment, in dem der Sarg geschlossen werden sollte. Aber auch das ist sehr individuell. Ich habe auch Menschen erlebt, die den Ausdruck beibehalten haben, mit dem sie gestorben sind, und keine Veränderungen durchlaufen haben. Für diese drei Tage muß man sich bewußt machen, daß der Verstorbene mit unglaublichem Erstaunen die Bilder seines Lebenstableaus durchlebt, und dabei sollte er eigentlich nicht gestört werden.

Falsch verstandene Totenwache

W.W.: Damit sprechen Sie die Totenwache an. Ist es richtig, während der drei Tage nach dem Tod dem Sterbenden ständig vorzulesen?

V. Fintelmann: Nein, ich denke, daß es ganz falsch ist, in diesen drei Tagen ständige Lesungen vorzunehmen. Wenn doch einmal Lesungen stattfinden, sollten sie leise oder gar still erfolgen. Am besten ist es, wenn der Lesende die Texte innerlich erlebt.

Aber eigentlich hat das Lesen während dieser drei Tage überhaupt keine Bedeutung. Vielleicht dient es der Geistigkeit des Raumes, vor allem, wenn es ein profaner Leichenraum ist. In diese Bereiche neue Spiritualität zu tragen, wird die Aufgabe des modernen Menschen sein. Aber die Illusion, daß man in diesen drei Tagen für den Toten da sein muß, sollte man ganz nüchtern beenden, denn er ist in dieser Zeit total und ausschließlich mit seiner Sache beschäftigt.

W.W.: Wie kommt es, daß in anthroposophischen Kreisen oft ganz anders verfahren wird?

V. Fintelmann: Das sind Illusionen und Fehlentwicklungen. Es gibt keine Anweisungen von Rudolf Steiner, daß man in den drei Tagen ständig lesen sollte. Wenn man aber etwas liest, dann sollte man ausschließlich aus den Evangelien vorlesen, speziell aus dem Johannesevangelium. Dabei sollte man die Vorstellung haben, daß man in den Raum eine Spiritualität trägt, die dieser Raum ansonsten nicht hat.

Dann kann die Einmaligkeit des Leibes, der dort liegt, geschützt werden. Denn an diesem Leib sind natürlich ungeheuer viele Kräfte interessiert. Das kann man in der letzten Szene des „Faust" nachlesen, in der Teufel und Engel um den Leib ringen. Es ist z.B. dienlich, fast sogar kultisch, wenn man in diesen Raum Blumen stellt, die mit dem Leib verwelken und verwesen dürfen. So eine Handlung ist keine Symbolik, sondern etwas ganz Reales. Das Verwelken der Blume ist dem Verwesen des menschlichen Leibes ähnlich.

Aber man sollte überhaupt keine Furcht davor haben, daß ein Leichnam auch für sich sein kann. Eine durchgehende Totenwache ist nicht nötig. Ich glaube auch, sagen zu können, daß Lazarus keine Totenwache hatte, bei der ihm ständig vorgelesen wurde.

W.W.: Woher stammt denn die Praxis, während der Totenwache ständig zu lesen?

V. Fintelmann: Von Steiner jedenfalls nicht, wahrscheinlich ist das irgendein Mißverständnis.

Botschaften von den Verstorbenen

W.W.: Auf welche Weise sollten die Lebenden Kontakt zu den Verstorbenen aufnehmen?

V. Fintelmann: Es gehört zu den Aufgaben des modernen Menschen, die Verbindung zu den Verstorbenen aktiv zu gestalten. Die Welt der Verstorbenen wartet darauf. Ich fand es immer sehr interessant, wie ein Dramatiker wie Jean-Paul Sartres diese Zusammenhänge in seinem Stück „Les jeux sont faits" („Das Spiel ist aus") dargestellt hat. Die Verstorbenen leben mit den Lebenden und suchen ihren Kontakt, aber sie müssen erkennen, daß diese sie nicht wahrnehmen. Die Verstorbenen leiden daran, daß sie für die Lebenden nicht existent sind. Deshalb brauchen sie Menschen, die mit ihnen kommunizieren.

Hierzu gibt es konkrete Schilderungen von Rudolf Steiner, wie dieser Kontakt zu handhaben ist. Wichtig dabei ist, daß man an Begegnungen mit dem Verstorbenen in seinem Leben anknüpft, an die Art, wie er sprach, an seine Physiognomie und an die Dinge, die ihm wichtig waren. Diesen Kontakt kann man am intensivsten vor und beim Einschlafen suchen, weil man den Verstorbenen dann am ehesten begegnet. Die Welt der Verstorbenen erschließt man sich vor allem dadurch, daß man bewußt einschläft und bewußt erzeugte Bilder aus dem Leben des Verstorbenen in den Schlaf mitnimmt. Dann können in den folgenden Tagen Botschaften von den Verstorbenen kommen. Das geschieht auf unterschiedliche Weise: Sie treten in die Gedanken oder in die Handlungen ein. Man muß z.B. lernen, sich zu fragen, warum man eigentlich etwas Bestimmtes tut oder warum einem gerade diese bestimmte Idee kommt. Wenn man hier etwas bewußter wird, kann man ahnen, daß vielleicht ein bestimmter Verstorbener mitgewirkt hat. Aber das erfordert sehr viel Übung und ist nicht einfach zu gestalten.

Ich bin als Arzt mit Tausenden Patienten den Weg des Sterbens gegangen, und dann kommt man einfach dazu, diese Übungen zu machen. Denn irgendwie standen einem alle Menschen nahe. Und ich habe die Erfahrung gemacht, daß einem die Verstorbenen in den frühen Aufwachträumen am nächsten sind. Das sind ganz reale Träume, Wachträume, die eine ganz andere Qualität als andere Träume haben. In diesen Träumen können die Verstorbenen ganz lebendig auftreten. Es stellt sich in einer erstaunlichen Regelmäßigkeit ein, daß verschiedene Menschen in diesen Träumen erscheinen und einem die unterschiedlichsten Dinge mitteilen. Manchmal geben sie einem auch Botschaften und Anweisungen mit, die man auszuführen hat. Aber das alles setzt die Schulung des Umgangs mit den Verstorbenen voraus. Für diese Verbindung gibt es für mich augenblicklich keinen anderen Lehrmeister als Rudolf Steiner.

Natürlich gibt es auch Menschen, die dafür eine gewisse Hellfühligkeit haben. Gerade kürzlich erzählte mir eine Frau, die Kontakt zu ihrem verstorbenen Sohn hat, ihre Erlebnisse. Jeden Abend trat er an ihr Bett, und sie kommunizierten in einer Sprache, die beide verstanden. Er trat immer durch die Tür in ihr Zimmer und verließ es durch das Fenster. Allerdings gibt es in diesem Bereich auch ungeheuer viel Illusion und Einbildung. Wer aber auf diesem Feld wirklich übt, kann Illusion und Wirklichkeit, wirre Träume und Wahrträume voneinander unterscheiden. Aber das Wichtigste ist, daß die Menschen begreifen, daß sie von sich aus die Verbindung zu den Verstorbenen knüpfen müssen. Die Aktivität muß von den Lebenden ausgehen.

„Ich bin ein tüchtiger Lehrling meiner Patienten“

W.W.: Sie haben in verhältnismäßig jungen Jahren ihre „Alterssprechstunde“ geschrieben. Was hat Sie dazu bewogen?

V. Fintelmann: Wahrscheinlich ist es der Arzt in mir, der in allem, was er tut, an die Zukunft denkt. Deswegen war früher der gute Arzt auch ein Prognostiker, der nach vorne blickte. Er versuchte herauszubekommen, wohin die Krankheit einen Menschen führen wollte. Wenn man das Alter so ignoriert, wie es heute üblich ist, dann verschenkt man seine Zukunft. Weil das Alter heute so falsch betrachtet wird, ist meines Erachtens die Zukunft der Menschheit sehr gefährdet. Und dahinter stehen Kräfte, die ganz genau wollen, daß der Mensch keine Zukunft hat, sondern nur im Hier und Jetzt lebt. Diese Zusammenhänge veranlaßten mich, ein Buch zu schreiben, wobei ich wußte, daß ich eigentlich noch nicht ganz dazu berechtigt war, weil ich es im Grunde erst im Alter von 70 Jahren hätte schreiben können. Nun ist allerdings der Arzt, wenn es ein einfühlsamer Arzt ist, in der Lage, ganz viel von seinen Patienten zu lernen. Und alles, was ich in meinen Büchern geschrieben habe, ist nichts Ausgedachtes, sondern von den Patienten Gelehrtes. Und ich bin ein tüchtiger Lehrling meiner Patienten, die sich mir offenbart haben.

W.W.: Sie haben im letzten Jahr ihre berufliche Laufbahn verändert. Was hat Sie dazu bewogen, und woran arbeiten Sie jetzt?

V. Fintelmann: Ich erwähnte schon die Wichtigkeit, rechtzeitig jüngeren Menschen Platz zu machen und ihnen die Verantwortung zu übergeben. Deswegen möchte ich den Menschen jetzt das geben, was ich aus meiner Biographie heraus als das Richtige ansehe, und das sind Lehre und Forschung. Ich muß das, was ich als enorme Lebens- und Praxiserfahrung habe, an die jüngeren Menschen weitergeben. Zugleich muß ich die Dinge, die ich in der Praxis erfahren habe, geisteswissenschaftlich weiter erforschen und mit einer spirituellen Theorie untermauern. Dazu braucht man sehr viel innere und äußere Ruhe und Kraft, deswegen habe ich meine Tätigkeit als Leitender Arzt am Krankenhaus Hamburg-Rissen beendet. Ich habe in diesem Jahr hier in Hamburg zusammen mit anderen Menschen mit einer Fortbildungsakademie für medizinische Berufe begonnen, die Carus-Akademie. Dort kann ich Menschen, die mit mir arbeiten wollen, das weitergeben, was ich in 35 Berufsjahren erfahren habe. So etwas geht allerdings nur, wenn man auch als Arzt weiter tätig ist. Deshalb übe ich an zwei Tagen in der Woche unverändert eine ärztliche Praxis aus, damit ich immer wieder neu den Anschauungsunterricht in der Praxis bekomme. Ich hoffe, daß ich in den nächsten zehn Jahren diesen Teil der Lehre und Forschung zu einem größeren Abschluß bringen kann.

FLENSBURGER HEFTE 51

Nah-Todeserfahrungen

Rückkehr zum Leben

168 Seiten, kart., DM 24,80 ISBN 3-926841-72-9

Seit Urzeiten berichten Menschen von Erfahrungen jenseits der Todesschwelle. Dieser Band bringt die begeisternden Berichte derjenigen, die in unserer Zeit durch ihre Nah-Todeserfahrungen einen Blick in die geistige Welt geworfen haben. Sie erzählen von außersinnlichen Wahrnehmungen, Tunnelerfahrungen, Zuständen reinsten Friedens und totaler Schwerelosigkeit, Begegnungen mit Verstorbenen und Lichtgestalten in einem Reich vollkommener Liebe. Sie schauten jede Szene ihres verflossenen Lebens in einem großen Bilderpanorama und empfanden die Wirkung ihrer eigenen Taten auf die Menschen, die ihnen während des Lebens begegnet sind.– Die Nah-Todeserfahrungen führen die betreffenden Persönlichkeiten nach ihrer Rückkehr ins Erdenleben meist durch eine Phase der Verunsicherung, die aber letztendlich in eine umfassende Wandlung der gesamten Lebensführung mündet.

Ein aufrüttelndes Buch, das auch Erklärungen bietet und zur Auseinandersetzung mit einer Dimension anregen will, deren Schwelle jeder Mensch einst überschreiten muß.

Beiträge

Begleitung in den letzten Augenblicken des Lebens. Interview mit Dorothea Rau-Lembke (Deutschland): Begrüßung durch Verstorbene / Das Lebenspanorama / „Ich konnte die Geheimnisse aller Personen lüften".

Blick in eine andere Welt. Interview mit Michael Schröter-Kunhardt, Ass.-Arzt am Lkh Weinsberg: Zur wissenschaftlichen Auswertung von Nah-Todeserfahrungen.

Erfahrungen des Jenseits. Artikel von Siegfried Woitinas, Forum 3, Stuttgart

Das Leben nach dem Tod. Artikel von Wolfgang Weirauch, Redaktion FH: Die Elemente der Nah-Todeserfahrungen / Das Leben zwischen Tod und neuer Geburt / Der Todesaugenblick / Eintritt in die übersinnlichen Welten / Das Lebenspanorama / Die Essenz des Ätherleibes / Gedächtnis und Ichbewußtsein im Nachtodlichen / Kamaloka.

Im Anblick des Lichtwesens. Interview mit Yolande Eck (Frankreich): Im Licht der Liebe / Liebespaare im Garten / Die Begegnung mit dem Namenlosen / Abstieg in den kalten Körper / Die Prüfung / Das Rad der Inkarnationen.

„Ich sah das Schaffen der Schöpfung". Interview mit Phyllis Atwater (USA): „Ich war größer als in meinem Körper" / Im Schoß der Schöpfung / Wesensbegegnungen / Die Folgen aller Gedanken und Taten.

Liebt das Böse gut! Interview mit Tom Sawyer (USA): Die Essenz Gottes / Der Blick in die Zukunft / Geistige Kommunion / „Wir können die Zukunft verändern".

Man muß zurück in das Tal. Interview mit George Ritchie (USA): Christus trat in das Licht / Die fünf Reiche / Die Hölle / Die himmlische Stadt / Friede oder Zerstörung?

Auf dem Weg zu einem neuen Menschen. Interview mit Kenneth Ring (USA): Höhere Bewußtseinsformen / Verwandlung der Erde.

Bezug über den Buchhandel oder direkt beim Verlag (zzgl. Porto und Verpackung):
Flensburger Hefte Verlag · Holm 64 · D-24937 Flensburg · Fax 0461 / 2 69 12

Sterben ist Übergang

Interview mit Wolfgang Gädeke

von Klaus-Dieter Neumann

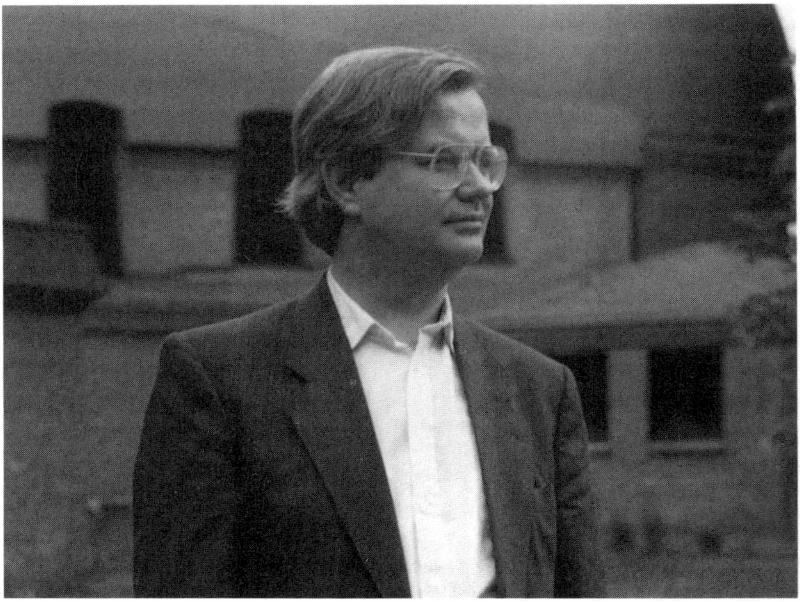

Wolfgang C. Gädeke, *geb. 1943 in Bremen. Studium am Priesterseminar der Christengemeinschaft, Stuttgart, und Studium der evangelischen und katholischen Theologie, Geschichte und Psychologie in Marburg und Tübingen. 1968 Priesterweihe. Pfarrer der Christengemeinschaft in Ulm, Kiel, Hamburg und seit 1982 wieder in Kiel. Dozent am Priesterseminar der Christengemeinschaft in Stuttgart. Tätigkeit als Eheberater. Kurse über Ehe für Jugendliche und Erwachsene. Seit 1990 Lenker der Christengemeinschaft in Norddeutschland.*

Veröffentlichungen: „Anthroposophie und die Fortbildung der Religion" (zus. mit Rudolf und Wilhelm Gädeke, Flensburg 1990). Beiträge und Interviews in verschiedenen FLENSBURGER HEFTEN, insbesondere Sonderheft Nr. 1, „Partnerschaft und Ehe", FH 44: „Scheidung – Warum?", FH 35: „Die Christengemeinschaft heute. Anspruch und Wirklichkeit".

Der Tod ist nicht nur unausweichlich, sondern eine ebenso notwendige Voraussetzung für unser Erdenleben wie die Geburt. Aber obwohl Geburt und Tod die wesentlichsten Grundbedingungen unseres Lebens sind, wissen wir aus eigener Anschauung erstaunlich wenig über sie. Sie entziehen sich im gewöhnlichen Leben unserer Erfahrung. An die eigene Geburt erinnern wir uns nicht, dem Sterben und dem Tod räumen wir gewöhnlich nur geringen Raum in unserem Bewußtsein ein.

Wir sind aber von der „jenseitigen" Welt, die eine geistige ist und zu der Geburt und Tod die Tore sind, nicht vollkommen abgeschlossen. Denn der Geist der Welt kann uns auch im Erdenleben auf vielfältige Weise bewußt werden. Und auch Tod und Sterben ragen immer schon ins Erdenleben hinein, sie gehören zu den Lebensprozessen unabdingbar dazu. Welche Rolle der Tod in unserem Bewußtsein spielen kann, wie wir bereits im Leben das Sterben üben und uns in die geistige Welt einleben können, beschreibt Wolfgang Gädeke im folgenden Interview.

Er schildert darüber hinaus Aufgaben der Sterbebegleitung, die Bedeutung der Sterbesakramente für den Prozeß des Übergangs, die Bedingtheit des Lebens nach dem Tod durch unsere Erdentaten und was man für Verstorbene tun kann.

Klaus-Dieter Neumann: Was ist – allgemein gesprochen – der Sinn des Todes?

Wolfgang Gädeke: Ein Wort Goethes lautet sinngemäß: „Der Tod ist der Kunstgriff der Natur, viel Leben zu haben." Der Tod ist ein notwendiger Bestandteil des Lebens und nicht etwa nur sein Gegensatz, denn in allen Lebensprozessen wirken auch Sterbeprozesse. In jedem lebendigen Organismus, der wächst, sich erneuert usw., sind auch gleichzeitig Absterbeprozesse vorhanden. Und ein Organismus kann nur leben, indem er gleichzeitig auch stirbt. Jede einzelne Zelle lebt nicht so lange wie der gesamte Organismus, sondern nur eine gewisse Zeit, dann stirbt sie ab und wird ersetzt. Leben ist Prozeß und kein Zustand, und zu diesem Prozeß gehört notwendigerweise auch das Absterben. Unter diesem biologischen Aspekt – auch auf die gesamte Natur bezogen – ist der Sinn des Todes, daß durch ihn das Leben überhaupt in Erscheinung treten kann.

Für den einzelnen höheren Organismus bedeutet der Tod dann aber auch, daß er schließlich die Lebensprozesse total beendet. Die Todesprozesse, die fortwährend im Leben geschehen, im Zusammenwirken von Wachstum und Absterben, von Auf- und Abbau, nehmen überhand und der Tod beendet letztlich radikal und ganzheitlich die biologische Existenz des Organismus. Und das wird vom Menschen natürlich als krasser Gegensatz zum Leben erlebt. Das ist auch ein berechtigter Gesichtspunkt.

Der Tod macht das Leben kostbar

K.-D.N.: Welche Bedeutung sollte der eigene Tod im Bewußtsein eines Menschen und für seine Lebensführung haben?

W. Gädeke: Eine wesentliche Bedeutung ist ganz sicher, daß der Mensch sich der Besonderheit, Großartigkeit und zunächst auch Einmaligkeit seiner irdischen Lebensexistenz bewußt wird. Denn der Tod macht deutlich, daß nicht einfach immer alles so weitergeht, wie es jetzt ist, sondern einmal ein Ende hat. Und das führt dazu, daß das Leben kostbar wird. Man kann also sagen: Der Tod macht das Leben kostbar.

Das wird besonders deutlich bei Menschen, denen klar geworden ist, daß sie nur noch eine kurze Zeit zu leben haben. In den letzten 15 Jahren haben wir das z.B. durch die Aids-Kranken erfahren, die das oft eindrucksvoll beschreiben. Wenn ein Mensch nicht nur allgemein um seinen Tod weiß, wie wir alle wissen, daß wir sicher einmal sterben werden, sondern konkret vor Augen hat, daß ihm nur noch einige Monate oder Wochen bleiben, dann wird jeder Sonnenaufgang, jeder Frühling, jede blühende Pflanze, die er noch erlebt, ungemein kostbar. Der sichere bevorstehende Verlust des Lebens durch den Tod macht gerade die Kostbarkeit und Einzigartigkeit des Lebens deutlich. Das ist ein wesentlicher Gesichtspunkt dessen, was der Tod im Bewußtsein des Menschen bewirken kann und sollte.

K.-D.N.: Die Vorstellung, daß mit dem Tod die eigene Existenz endgültig vernichtet ist, ist in unserer Gesellschaft immer weiter verbreitet. Für mein Verständnis resultiert daraus auch eine Beliebigkeit des Lebens und aller Werte. Fehlt dann dem seelisch-geistigen Leben nicht völlig der Grund?

W. Gädeke: Das sehe ich auch so. Für den Protestanten, der zwar nicht an Reinkarnation, aber an Gott glaubt, ist das kein Problem, auch für den Katholiken nicht, weil sie sich sagen, daß sie ihr Leben vor Gott zu verantworten haben, und zwar nicht nur nach dem Tod, sondern auch schon jetzt. Insofern entsteht keine Beliebigkeit, wenn es eine religiöse, eine Gottesvorstellung gibt. „Das Leben ist mir von Gott geschenkt, ich bin ihm dafür verantwortlich." Das ist eigentlich Konsens im evangelischen und katholischen Glauben. Wenn man aber keine solche religiöse Vorstellung mehr hat und keine geistige Perspektive sieht, in gar keiner Richtung, dann unterstreicht der Tod eher die Sinnlosigkeit und Vergeblichkeit der menschlichen Existenz.

K.-D.N.: Mir erscheint es immer als eine merkwürdige Inkonsequenz, wenn der Geist des Menschen und seine wie auch immer geartete Fortexistenz nach dem Tod verleugnet und dabei nicht gesehen wird, daß einer wirklichen, im Individuum gegründeten Moral und Ethik damit jeglicher Ansatzpunkt verlorengeht.

W. Gädeke: Hier berührt man Bereiche, die ziemlich irrational sind. Wenn eine existentialistische Auffassung vom menschlichen Leben dahin geht, gerade in dem Dennoch, in dem Aufbäumen gegen die Sinnlosigkeit und in dem Ringen mit der Vergeblichkeit die Würde des Menschen und den Sinn des Lebens zu sehen, dann sind das auch für mein Empfinden unlogische bzw. irreale Gedanken. Aber der existentialistische Humanismus eines Satres und anderer hat auch etwas Großartiges, das nicht umsonst viele Menschen begeistert.

Der Tod ist dann aber auch in bezug auf die Moral des Menschen der Gleichmacher, als den man ihn immer gesehen hat: Der Tod macht alle Menschen gleich. In den Totentanzdarstellungen des Mittelalters wurde dargestellt, daß Papst, König, Bürger, Bauersfrau, Bettelmann usw. alle gleichermaßen dem Tod verfallen sein werden, der Tod macht sie alle gleich. Wenn man an nichts Göttliches glaubt, wenn man nichts Geistiges denken kann, gilt dasselbe auch für moralische oder unmoralische Menschen: Alle sind gleich. Wir müssen alle sterben, wir werden alle zu Staub und Asche.

Das Leben unter dem Gesichtspunkt der Ewigkeit

K.-D.N.: Was stellen Sie sich darunter vor, das eigene Leben von der Warte des Todes aus zu betrachten, und wie kann man das üben?

W. Gädeke: Wenn man den Tod näher im Bewußtsein und vor Augen hat, dann nutzt man die Lebenschancen vielleicht besser aus, als wenn man sich sagt, daß man noch viel Zeit und viele weitere Chancen habe. Auch die Reinkarnationsidee kann man dahingehend mißverstehen, daß sie einen verleitet, dem Tod und damit auch dem Leben mit einer gewissen Nonchalance zu begegnen, weil man noch so viele andere Chancen in weiteren Erdenleben bekomme. Man sieht dann die eigenen Sünden, Schwächen und Versäumnisse mit einer unangemessenen Unbekümmertheit. Das stößt viele Theologen – protestantische und katholische – an der Reinkarnationsidee ab, weil sie der Ansicht sind, daß dadurch der Ernst des Lebens verlorengehe. Das ist ein Grund, weswegen viele ernstzunehmende Leute mit der Reinkarnationsidee nichts anfangen können und sie nicht denken wollen. Sie sind der Überzeugung, daß dann das Besondere und Einmalige dieses Lebens und der Ernst gegenüber unserer Aufgabe verlorengehe.

Umgekehrt kann man also sagen: Wenn man den Tod ins Leben einbezieht, ihn deutlicher im Bewußtsein hat, dann kann er zur Vertiefung, zum größeren Ernst gegenüber dem Leben führen. Er kann das Verantwortungsgefühl für unser Tun und Lassen, für den Umgang mit unserer Lebenszeit stärken.

K.-D.N.: Kann es auch sinnvoll sein, von Zeit zu Zeit zu üben, einen Zukunftstandpunkt einzunehmen und vom Tod, vom Lebensende her auf das eigene Leben zu blicken? Ich denke, daß einem dadurch eher klar werden kann, was einen bleibenden Wert hat und was wirklich wichtig ist im Leben.

W. Gädeke: Sicher kann das sinnvoll sein. Auch jede Rückschauübung erfüllt einen ähnlichen Zweck, indem man z.B. vor dem Einschlafen auf den vergangenen Tag zurückblickt, oder auch bei anderer Gelegenheit auf das bisherige Leben, und einem dann auch mehr und mehr aufgeht, was wirklich wichtig und wesentlich war. Das ist etwas ganz ähnliches. Man hebt sich ein Stück aus der Gebundenheit an das irdische zentrierte Bewußtsein heraus und blickt aus einer anderen Perspektive, sieht sich selbst von außen und kommt eher zu einer objektiven Betrachtung, als das im alltäglichen Leben der Fall ist.

Wenn man dabei den Tod miteinbezieht, heißt das doch im Grunde genommen nichts anderes, als daß man einen geistigen Standpunkt einnimmt und mit einem tiefen Ernst und großer Wahrhaftigkeit auf sein Leben schaut. Man wird dann sicher bemerken, daß viele irdische Güter und Freuden doch sehr relativ und nur zeitlich bedingt sind. Vieles von dem, was einem auf Erden wichtig ist, entpuppt sich dann als Schall und Rauch und verliert vollkommen an Bedeutung.

K.-D.N.: Kann man den Tod als Begleiter betrachten, den man als Ratgeber befragen kann?

W. Gädeke: In dem Sinne, wie wir es jetzt schon besprochen haben, macht man den Tod ja zum Ratgeber, indem man ihn in das Bewußtsein integriert. Ich würde aber nicht sagen, daß der Tod von allein ein Ratgeber ist. Den Tod als Wesen zu denken hat eine lange Tradition. Die Personifikation des Todes kommt nicht nur im Bild des Knochen- oder Sensenmanns zum Ausdruck, sondern z.B. auch in einer Vorstellung, die besonders hier in Norddeutschland tradiert wurde, daß man vom Tod als Freund Hein spricht, der mit einem geht und einem eventuell auch auf die Schultern tippt. Wie weit man das wesenhaft denkt, hängt dann von der jeweiligen Anschauung des Menschen ab.

Aber das scheint mir auch nicht das Entscheidende zu sein. Denn auf jeden Fall wird es für das Leben fruchtbar sein, wenn man unter dem Gesichtspunkt des Todes, oder besser gesagt: unter dem Gesichtspunkt der Ewigkeit, manche Dinge betrachtet, die für uns normalerweise selbstverständlich sind. Sie erscheinen dann in einem anderen Licht. Normalerweise haben wir in unserem Erdenleben durch unser zentriertes, an den Leib gebundenes Bewußtsein auf vieles doch nur eine Froschperspektive. Und die wird zumindest ein Stückweit aufgehoben, wenn man sich um eine realistischere, auch Geistiges umfassende Perspektive bemüht, indem man den Tod miteinbezieht.

Die Verdrängung des Todes

K.-D.N.: Warum verdrängen die Menschen den Tod?

W. Gädeke: Das kann sehr verschiedene Gründe haben, und ich denke, ein bißchen müssen wir das auch tun. – Wenn der Tod unter dem Aspekt gesehen wird, daß mit ihm alles zu Ende ist und letztlich das Leben doch keinen Sinn hat, dann würde er die Menschen völlig lähmen, wenn sie ihn nicht verdrängen würden. Wenn man glaubt, daß diese Anschauung, die keinen spirituellen Ausblick hat, der Wirklichkeit entspricht – und das ist die heute weitverbreitete Ansicht –, dann ist die Konsequenz, daß man den Tod verdrängen muß. Sonst ist es gar nicht auszuhalten, daß alles vergeblich sein soll. Wenn man eine mehr melancholische Stimmung hat, hieße es sonst bei jeder Schwierigkeit: „Dann kann ich mir doch gleich einen Strick nehmen."

Aber auch, wenn man eine mehr lebensfreudige Stimmung hat und das Leben genießen will, solange es möglich ist, muß man den Tod verdrängen, weil er einem sonst den Spaß verdirbt. Wenn man genießen will, auf dem Rand des Vulkans unbesorgt weitertanzen will – „The show must go on!" –, darf man nicht an den Tod denken. „Liebe deinen Nächsten, solange er warm ist", heißt es dann. Auch hier ist die innere Konsequenz, daß man den Tod verdrängen muß, wenn man kein spirituelles Welt- und Menschenbild hat.

Aber davon einmal abgesehen denke ich auch, daß grundsätzlich alle Menschen ein bißchen den Tod verdrängen müssen. Es kann nicht gut sein, immer an den Tod zu denken, wenn man aktiv im Leben steht. Denn dann will man ja auf Erden etwas tun, man will im Leben seine Aufgaben erfüllen. Auch wenn man ein spirituelles Weltbild hat, darf man dabei den Tod nicht ständig vor Augen haben. Man kann auch nicht immer beten, und es gibt dabei auch des Guten zuviel. So kann auch das positive Einbeziehen des Todes in das Bewußtsein des Guten zuviel sein. Es ist durchaus berechtigt und auch notwendig, vom Tod abzusehen, wenn man sich dem Leben und seinen Aufgaben zuwendet. Auch wenn ein Todkranker immer nur über seinen Tod spricht, empfinden wir das im gewissen Sinne als tragisch. Wenn er sich aber trotzdem noch dafür interessiert, was auf der Erde geschieht und wie es den anderen Menschen geht, wenn er von seiner persönlichen Situation und seinem Tod auch absehen kann, dann erleben wir eine großartige Menschlichkeit. Das würde man vielleicht nicht Verdrängung nennen, aber es macht deutlich, daß das Nichtblicken auf den Tod auch eine sehr positive Seite haben kann.

Die Angst vor dem Tod

K.-D.N.: Und warum haben die meisten Menschen Angst vor dem Tod?

W. Gädeke: Ich denke, daß die Angst zum einen aus der Ungewißheit resultiert, die mit dem Tod verbunden ist. Denn alles, was wir nicht durchschauen und verstehen, ist dazu angetan, uns Angst zu machen. Dazu ein ganz einfaches Beispiel: Man sieht plötzlich etwas und erkennt eine gewisse Zeit nicht, was es ist. Man hat also eine reine Wahrnehmung, die man nicht mit Begriffen belegen und mit Verständnis durchdringen kann. Also meinetwegen eine durch Sonnenlicht und Spiegelung hervorgerufene farbliche Formgestalt, die plötzlich vor einem steht und die man überhaupt nicht einordnen kann. Das ist zunächst verwirrend und bedrängend. Es bereitet einem Schwierigkeiten. – Oder ein anderes Beispiel: Man geht im dunklen Wald spazieren, und ganz in der Nähe knackt plötzlich ein Ast. Wenn man in dem Moment vermutet, daß da ein Tannenzapfen auf einen trockenen Ast heruntergefallen ist, dann ist man ganz beruhigt und schenkt dem Geräusch keine weitere Aufmerksamkeit. Wenn man sich aber sagen müßte, daß es nach einer Wildsau im Unterholz klang, dann wird man nicht gerade beruhigt sein. – Das Unerklärte, daß man noch nicht begriffen und in seiner Wirklichkeit erfaßt hat, macht den Menschen Angst. Es führt zur Furcht. Und die Ungewißheit gegenüber dem Unbekannten ist sicher ein Element der Angst vor dem Tod.

Ein anderer, auch naheliegender Aspekt ist, daß viele Menschen von sich sagen, daß sie nicht so sehr Angst vor dem Tod als solchem haben, sondern mehr vor den Umständen des Sterbens, vor dem Schmerz, dem Ringen und Quälenden bis Grausamen, das ein Tod haben kann. Man hat Angst vor den unbekannten Begleitumständen, die mit dem Tod einhergehen werden, und man fürchtet, daß sie sehr qualvoll sein könnten, z.B. indem man erstickt, verbrennt, ertrinkt oder was auch immer. Auch das ist eine Komponente der Angst, die durchaus verständlich ist.

Ob diese Angst begründet ist, ist dann aber noch eine andere Frage. Mit etwa zehn Jahren habe ich einmal erlebt, daß ich ertrunken bin. Und zu meiner Überraschung war das überhaupt nicht grausam. Ich weiß noch genau, daß ich mich damals als Junge gewundert habe, daß das Sterben gar nicht schlimm ist. Man stellt sich das aber so vor und glaubt, daß es auch so sein müsse, z.B. daß das Ertrinken furchtbar sei. Ich habe es jedenfalls so erlebt, daß es überhaupt nicht grausam war.

K.-D.N.: Aber Sie sind ja auch nicht ertrunken.

W. Gädeke: Nun ja, ich bin dann von anderen wieder rausgezogen worden. Aber ich hatte schon das Bewußtsein verloren, und wenn sie mich nicht rausgezogen hätten, wäre ich unweigerlich gestorben. Das war also ein ganz echter Vorgang, bei dem ich das Ertrinken bis zur Bewußtlosigkeit erlebt habe.

Der Tod kann ein grandioses Ereignis sein

K.-D.N.: Können Sie auch einmal schildern, wie Sie mit dem Tod eines nahestehenden Menschen umgegangen sind?

W. Gädeke: Ich habe z.B. meine Mutter durch den Tod verloren, als ich 21 Jahre alt war. Ich war damals schon am Priesterseminar, und ich habe ihr Sterben und ihren Tod sehr bewußt erlebt. Das war für mich ein ganz großes, im besten Sinne wunderbares Erlebnis. Ich habe auch danach keine bittere und tiefschwarze Trauer empfunden, wie man das vielleicht erwarten würde. Das mag für manchen pietätlos klingen, wenn ich das so sage, aber der Tod meiner Mutter war für mich ein grandioses und tiefgehendes

Ereignis. Durch ihre Krankheit war sie bereits in einem Zustand, daß sie mit ihrem Bewußtsein nicht mehr ganz auf dieser Welt war. Sie war schon weitgehend entrückt, und aus ihren Äußerungen konnte man manchmal entnehmen, daß sie bereits eine Wirklichkeit ganz anderer Art vor Augen hatte. Man konnte das nachempfinden, wenn man sich für solche Andeutungen öffnete und sie richtig hörte.

Und wenn man dann der Todesstunde nicht ausweicht, sondern miterlebt, wie ein Mensch seine Hülle ablegt, bis zum letzten Atemzug und darüber hinaus, dann kann das – wenn die Umstände nicht zu grausam sind – ein grandioses Ereignis sein. Sicher kann es einem da auch ganz anders ergehen, z.B. wenn jemand im Krieg erleben muß, wie unmittelbar neben ihm die Menschen zerschossen werden. Solche und ähnliche grausamen Umstände rufen natürlich ganz andere Empfindungen vom Tod hervor. Aber mein erstes Erleben eines konkreten Sterbens trug zum Glück nicht diese tragischen Züge.

Ein weiteres Erlebnis hatte ich in einer Klinik, in der ich als Pflegepraktikant tätig war. Dort habe ich einen Menschen bis zu seinem Tod gepflegt und ihn begleitet, und auch das war ungeheuer eindrucksvoll. Ich hatte also das Glück, Sterben so zu erleben, daß es in Würde geschah und ich daran beeindruckende Erfahrungen machen konnte, auch von der geistigen Seite der Welt. Diese biographischen Erlebnisse haben dazu beigetragen, daß ich – jedenfalls vordergründig – keine besondere Angst vor dem Tod habe.

K.-D.N.: Gibt es in Ihrem Leben weitere besondere Erfahrungen des Todes?

W. Gädeke: Als Priester habe ich dann natürlich immer wieder auch Sterbende und Verstorbene erlebt.

K.-D.N.: Was meinen Sie jetzt mit dem Erleben von Verstorbenen?

W. Gädeke: Insbesondere die drei Tage in der Aufbahrung und die Veränderungen, die sich in dieser Zeit vollziehen. Aufgrund dieser Wahrnehmungen kann man erkennen, daß sich auch nach dem Todesaugenblick weitere Sterbeprozesse vollziehen. Die Veränderungen, die im Antlitz eines Verstorbenen noch in den ersten drei Tagen stattfinden, erscheinen manchmal wie Widerspiegelungen seiner Erlebnisse, z.B. kann nach dem Tod ein etwas schmerzlicher Zug im Antlitz überwiegen, der dann einem mehr freudigen oder strahlenden, manchmal sogar humorvollen Antlitz weichen kann. Und irgendwann, nach ungefähr drei Tagen, kann man sehr genau sehen, daß das Antlitz leer und zur bloßen Maske wird. Das ist eine

Realität, die um so deutlicher wird, je mehr Erfahrungen man mit Verstorbenen macht. Der Sterbevorgang setzt also nicht nur schon im Leben ein, lange vor dem Tod, sondern setzt sich auch über den Todesaugenblick hinaus noch weiter fort.

Das Sterben im Leben erüben

K.-D.N.: Wie kann man das Sterben im Leben erüben?

W. Gädeke: Da gibt es viele Möglichkeiten. Denn Sterben heißt ja eigentlich Trennen, d.h. etwas, was durch das Leben zusammengefügt ist, wird wieder aufgelöst. Wenn eine Pflanze stirbt, dann löst sich der besondere Stoffzusammenhang auf, und sie zerfällt in ihre mineralischen Bestandteile. Physikalisch gesehen geht sie in einen niedrigeren energetischen Zustand, in eine niedrigere Organisationsstufe über und zerfällt. Und wenn ein Mensch stirbt, dann zerfällt auch die Einheit von materiellem Körper, Lebenskräften, Seele und Geist. Die Seele und das Ich des Menschen trennen sich vom Leib, aus dem die Lebenskräfte entweichen und der dann zerfällt. Sterben ist auch ein Abschied: ein Abschied von dem Leib und von dieser Erde. Und auch für die Hinterbliebenen ist es ein Abschied von dem geliebten Menschen.

Man kann also sagen, daß Trennung das Grundmotiv des Sterbens ist. Und nun kann man im Leben vielfältig üben, Trennung nicht nur als schmerzlich zu erleben, sondern auch die Chancen und das Positive zu sehen, das in allen Trennungen liegt. Ich muß z.B. viel verreisen und mich entsprechend oft von meiner Frau verabschieden. „Wie traurig“, sagen da manche zu meiner Frau, „Ihr Mann ist immer so wenig da.“ Das kann man aber auch einmal umgekehrt sehen, nämlich welche Freude es ist, daß wir uns so oft wiedersehen und wieder begrüßen können. Das ist eine Frage der Betrachtungsweise. Je häufiger ich Abschied nehme, desto häufiger kann ich wieder ein Willkommen feiern. Das ist ähnlich wie bei Till Eulenspiegel, der weint, wenn es bergab und leichter geht, weil er schon daran denkt, daß es bald wieder bergauf geht und mühsam wird. Und wenn es bergauf geht, freut er sich, obwohl es mühsam ist, weil er weiß, daß es bald wieder bergab geht. Es kommt also auf die Betrachtungsweise an.

So kann man alle Trennungen im Leben auch positiv betrachten. Man kann sie sogar bewußt herbeiführen, wenn sie richtig und notwendig sind. Nehmen wir nur einmal das Beispiel einer Partnerschaft: Wenn man immer nur zusammengluckt und alles gemeinsam macht, dann wird das Leben über kurz oder lang unerträglich. Man muß bewußt Trennung und Einsamkeiten einbauen, um zwischen Alleinsein und Zusammensein atmen zu können. Das Leben selbst verlangt danach, daß es zwischen den Polen schwingen muß, so wie beim Ein- und Ausatmen. Man kann nicht immer nur einatmen. Man kann also in der Partnerschaft Sterben üben, indem man sich bewußt voneinander zurückzieht, um dann um so offener für den anderen wieder aufeinander zugehen zu können. Wenn man ständig beieinander ist, fängt die Beziehung an zu klammern, und irgendwann – nach gar nicht allzu langer Zeit – wird einer von beiden den anderen von sich stoßen, weil er es nicht ertragen kann, weil es auf Dauer auch gar nicht zu ertragen ist. Aus diesem Beispiel wird schon deutlich, daß es besser ist, Trennung bewußt zu gestalten, als sie nur zu erleiden.

Ein weiteres Beispiel ist, daß man sich von Besitz trennt. Ich kenne einen Kollegen, der es sich zur Pflicht gemacht hat, jedes Jahr, wenn Basar in den Gemeinden ist, etwa einen Meter seiner Bücher auszusortieren und wegzugeben. Ich habe auch schon ähnliches getan, aber in dieser Regelmäßigkeit noch nicht. Bei Büchern fällt es mir auch etwas schwer, da merke ich, daß mir das Sterben schwerfällt. Bei Mineralien würde es mir auch so ergehen. Für jeden Menschen gibt es solche bestimmten Dinge, bei denen es ihm schwerfallen würde, sich von ihnen zu trennen. Aber gerade da sollte man üben, etwas wegzugeben. Einer jungen Mutter mag es z.B. schwerfallen, die Kinderkleidung wegzugeben, aus der ihr Kind herausgewachsen ist. Wenn sie weiß, daß sie keine Kinder mehr bekommen wird, ist das schon ein besonderer Schritt. Auch dieses Trennen von Besitz ist eine Sterbeübung.

Ein mehr innerliches Beispiel ist, daß man sich einmal von einer Meinung, einem Urteil, einem Standpunkt trennt, wenigstens probeweise. – Das sind alles Sterbeübungen, die sehr positiv sind. Und unser ganzes soziales Leben könnte gar nicht funktionieren, wenn wir nicht Verzichte und Teilverzichte üben würden, oder wie Freud sagen würde: Triebaufschübe und Sublimierungen. Wenn wir das nicht leisten, kann unser soziales Leben überhaupt nicht funktionieren. Man sieht also auch hier: Sterben ist ein notwendiger Bestandteil des Lebens. Und je mehr man das will und bewußt gestaltet, desto weniger erleidet man es bloß als Schicksalsschlag. So übt man das Sterben ein.

Ein besonderes Beispiel dafür ist auch noch der Umzug. Was stöhnen die Menschen über Umzüge! Natürlich sind die auch immer mit erheblichen Mühen, Unbequemlichkeiten und Umstellungen verbunden. Aber man kann doch auch immer etwas Positives daran sehen, das Alte zu verlassen, einmal eine Menge des ganzen Krempels, den man hat, auszusortieren, wegzugeben oder auf den Müll zu befördern. Man hat nämlich viel mehr, als man braucht. Bei einem Umzug überlegt man sich eher, ob man nicht einiges davon entbehren kann. Und ein Umzug hat auch immer die positive Seite, daß man in eine neue Stadt oder in eine andere Landschaft kommt, daß man andere Menschen und neue Verhältnisse kennenlernt. Wer Umzug nur erleidet, hat das Sterben noch nicht geübt. Man kann auch fast sagen: Sterben ist ein einziger großer Umzug. Da trennt man sich sozusagen von altem Krempel, der auf den Müll, den Mist oder in die Verbrennung kommt, und das Wesentliche wird mitgenommen. Also, ich halte sehr viel von Umzügen. Man muß ja nicht gleich ein Nomade und jeden Tag woanders sein. Aber von Zeit zu Zeit tut uns das ganz gut.

Durch die Pflege eines religiösen Lebens lebt man sich in den Geist der Welt ein

K.-D.N.: Welche Bedeutung hat die Pflege eines religiösen Lebens in bezug auf den bewußten Umgang mit Tod und Sterben?

W. Gädeke: Religiöses Leben bedeutet, daß man sich zur Welt der geistigen Wesen durch Gebet und Gottesdienst in ein positives Verhältnis setzt. Man setzt sich aus dem irdischen Bewußtsein willentlich in eine Beziehung zu der Welt, in der man nach dem Tod zwangsweise ist. Dadurch bereitet man sich im Erdenleben vor, man schließt schon Bekanntschaft mit der Welt, in die man sonst unvorbereitet und unbekannt eintritt. Auf einer banalen Ebene kann man sich dazu eine Szene aus dem Film „Papa ante portas“ von Loriot vergegenwärtigen: „Ich bin Herr Lohse und will hier einkaufen.“ In der Meinung, sie müßten ihn alle kennen, tritt er völlig unvorbereitet in eine ihm unbekannte Welt. Im Prinzip ergeht es einem Menschen nicht anders, wenn er stirbt und in die geistige Welt kommt und sich in seinem Erdenleben nie um diese Welt gekümmert, sich nie gemeldet hat. „Hierorts nicht bekannt.“ Dann kann er nicht sagen: „Ich bin Herr Lohse und will hier einkaufen.“ Das religiöse Leben ist also auch dazu da, daß man gewissermaßen das Heimatrecht in der geistigen Welt erwirbt und pflegt, daß man sich mit ihren Gesetzmäßigkeiten vertraut macht. Wenn man z.B. die Gleichnisse im Evangelium über das Himmelreich hört und sich mit ihnen beschäftigt, dann erfährt man etwas von der Gesetzmäßigkeit der geistigen Welt, macht sich mit ihr bekannt und gewöhnt sich schon ein Stückweit in die Sphäre des Nachtodlichen ein.

Man kann auch den Gottesdienst der Christengemeinschaft, die Menschenweihehandlung, als einen Sterbeprozeß beschreiben und im einzelnen mit den Stufen des nachtodlichen Lebens vergleichen. Der christliche Gottesdienst ist immer auch ein Sterbevorgang, schon allein, weil man sich in ihm von den alltäglichen, irdischen, zweckbestimmten und überlebenswichtigen Tätigkeiten und Dingen abwendet und dem Geistigen zuwendet.

K.-D.N.: Kann man allgemein sagen, daß jegliche Ausrichtung des Lebens auf die geistige Wirklichkeit, eigentlich jede geistig-seelische Entwicklung, die man vollzieht, um sich mit der geistigen Wirklichkeit der Welt zu verbinden, auch immer Sterbeübung ist?

W. Gädeke: Ja, allgemein kann man das so sagen, wie auch jede echte künstlerische Betätigung, insofern in der Kunst Geistiges zum Ausdruck kommt, auch Sterbeübung ist. Aber das setzt auch voraus, daß man glaubt, daß man im Tod in eine geistige Welt übergeht.

Sterbebegleitung ist so notwendig wie Geburtshilfe

K.-D.N.: Kommen wir zur Sterbebegleitung. Was kann man für einen Sterbenden tun?

W. Gädeke: Die wichtigste Sterbevorbereitung ist das ganze Leben. Das meiste, was man für einen Menschen tun kann, um ihn auf das Sterben vorzubereiten, sollte also eigentlich schon während des Lebens geschehen. Aber natürlich kann man auch während des unmittelbaren Sterbevorgangs noch einiges für den sterbenden Menschen tun. Für diese Aufgabe, daß der Sterbende Begleitung und Hilfe braucht, ist heute ein wachsendes Bewußtsein vorhanden, was z.B. in der Hospizbewegung zum Ausdruck kommt. Unter Sterbehilfe darf man dabei allerdings nicht verstehen, daß man einen Menschen in den Tod befördert und sein Sterben beschleunigt, sondern Sterbehilfe meint, einem Menschen in seinem Sterben zu helfen und Beistand zu leisten. Insofern ist Sterbehilfe etwas Notwendiges, ähnlich wie auch die Geburtshilfe. Auch am Tor der Geburt braucht der Mensch Hilfe, und zwar nicht nur die Mutter, damit das Kind zur Welt kommt, sondern auch das Kind, wenn es auf der Welt ist, damit es weiter ins Leben kommen kann. Der Mensch braucht am Anfang und am Ende seines Lebens die Hilfe anderer, ohne die er nicht leben kann. Und das ist nicht nur eine leibliche Angelegenheit.

Abgesehen von den Aspekten der leiblichen Pflege sollte es idealerweise immer Menschen geben, die den Sterbenden begleiten und ihm das Gefühl geben, daß er nicht allein ist und Unterstützung bekommt. Ähnlich wie ein kleines Kind die konstante und sichere Bezugsperson braucht, um möglichst gesund ins Leben zu kommen, braucht auch ein Sterbender Menschen in seiner Nähe, auf die er sich beziehen kann. Und einen ungeheuren Wert hat es für ihn, wenn er zumindest eine konstante Bezugsperson hat. Das ist für ihn eine wesentliche Hilfe, wenn nicht nur für seine leiblichen Nöte und Bedürfnisse gesorgt wird, sondern er auch für seine seelischen Fragen einen Ansprechpartner hat.

Dem Sterbenden tut es schon unendlich gut, wenn man sich einfach um ihn kümmert

K.-D.N.: Die Einsamkeit kann ein großes Elend für den Sterbenden sein, wenn er sieht, wie das bunte Treiben des Lebens um ihn herum weitergeht, ohne daß er in seinem Sterben geachtet und mit seinen Erlebnissen verstanden wird.

W. Gädeke: Ja, natürlich, und deswegen tut es ihm schon unendlich gut, wenn man sich einfach um ihn kümmert. Das kann die verschiedensten Formen annehmen, z.B. indem man Gespräche mit ihm führt, ihm vorliest, für ihn musiziert oder ihn einmal im Rollstuhl in die Natur fährt. Vorhin habe ich erzählt, daß ich einmal in einer Klinik einen Menschen bis zum Tod gepflegt habe. Das war ein ehemaliger Reformhausbesitzer und großer Naturfreund. Während ich ihn im Rollstuhl durch die Schwarzwaldlandschaft fuhr, hat er mir voller Begeisterung die Vögel gezeigt – Wasseramsel, Mönchsmeise und andere, die ich zum Teil noch nicht kannte. Sonst war er ganz befangen in seinem kranken Leib, aber in dem Moment, als er draußen in der Natur war, war er glücklich und seine Seele war plötzlich frei. Das war für ihm das größte Geschenk, daß ich ihn herausführte und herumfuhr.

Als ich einmal mit ihm durch den Wald gefahren bin, ist mir dann das Mißgeschick passiert, daß mir auf einer abschüssigen Strecke der Rollstuhl umgekippt und er rausgefallen ist. Ich habe einen riesigen Schreck bekommen, aber er fand das ganz köstlich und hat darüber gelacht. Für ihn war das ganz wichtig, von seinem Sterbevorgang auch einmal wegzukommen.

Er stand damals schon kurz vor seinem Tod, und wenige Tage später ist er dann gestorben.

Es kann für den Sterbenden auch eine Hilfe sein, mit ihm zu beten, weil er selbst die Kraft dazu nicht mehr aufbringt. Das kann auch wieder ähnlich sein wie mit kleinen Kindern, denen man die Hände faltet, weil sie es allein noch nicht können. Kleine Kinder können das ganze Gebet noch nicht allein sprechen, nur das eine oder andere Wort, aber wenn man mit ihnen betet, fallen sie schon ein und sprechen mit. Selbst beten können sie aber noch nicht. Wieder in einer Parallele zum Lebensanfang kann es das auch auf der anderen Seite des Lebens geben, daß ein kranker oder sterbender Mensch zwar das Bedürfnis hat zu beten, aber es eigentlich nur noch kann, indem er es mit einem anderen mitmacht.

K.-D.N.: Wie kann man einem Sterbenden den Abschied erleichtern, wie kann man ihm helfen, daß er sich aus den Verstrickungen mit allem Irdischen herauslöst?

W. Gädeke: Eine Möglichkeit ist, daß man ihm hilft, seine irdischen Belange noch so gut wie möglich zu ordnen. Oftmals ist es ganz wichtig, ihm zu helfen, seine Besitzverhältnisse zu ordnen, ein Testament oder einen Erbvertrag zu machen. Man kann auch dafür sorgen, daß er einem anderen Menschen, mit dem er vielleicht im Streit liegt oder Schwierigkeiten hat, noch ein persönliches Wort sagen oder ihm schreiben kann. Das kann auch nur ein kurzer Gruß sein oder ein Brief, den man für ihn zu Papier bringt und den er dann unterschreibt.

So lassen sich verschiedenste Formen finden, wenn man dazu beitragen will, daß er in Frieden gehen kann. Eine große Hilfe für den Sterbenden kann es auch sein, wenn man mit ihm die Frage seiner Bestattung und ähnliche Dinge regelt, wenn er selbst dazu nicht mehr in der Lage ist. Wenn er das Gefühl hat, daß alles in Ordnung ist, hat das eine außerordentlich wohltuende Wirkung für ihn.

Karma ordnen – Beziehungen im Leben klären

K.-D.N.: Welche Bedeutung hat es für den Sterbenden, wenn er noch sein Verhältnis zu anderen Menschen klären kann?

W. Gädeke: Alles, was man hier klärt, muß man nicht als Hypothek mitnehmen. Das kann man auch als Hinterbliebener gut empfinden, wenn ein Mensch unerwartet stirbt, mit dem man eigentlich noch etwas zu klären hatte. Dann ist es zu spät, es geht nicht mehr. Auf der Erde, d.h. in der Sphäre der Freiheit, ist es nicht mehr möglich. Nur auf der Erde gibt es Freiheit, und jetzt hat man die Chance verpaßt, in Freiheit noch etwas mit diesem Menschen zu klären. Dabei müssen nicht unbedingt Konflikte, ein Vergehen oder Schuld eine Rolle spielen, sondern man kann auch ganz einfach das Gefühl haben, mit diesem Menschen noch nicht fertig zu sein. Man hat einfach das Bedürfnis, noch etwas mit ihm zu besprechen. Solche Empfindungen kennt jeder Mensch.

Auf der anderen Seite gibt es auch Beziehungen zu Menschen, in denen im Leben alles geklärt ist. Mit meiner Jugendfreundin, zu der ich 25 Jahre nach unserer Beziehung wieder Kontakt aufgenommen hatte, ist das z.B. gelungen. Wir haben unser Verhältnis in einem gemeinsamen Bewußtsein wirklich geklärt. Wir haben ein gemeinsames Bild und Urteil von den Vorgängen in unserer Beziehung, wie und warum etwas geschehen und warum sie schließlich zu Ende gegangen ist. Diese Aufarbeitung hat alles in allem – mit Briefwechsel und langen Abständen – über zwei Jahre gedauert. Hinterher hatte ich das Gefühl, daß kein Rest bleibt, wenn wir jetzt sterben würden. Das ist etwas Großartiges. Ich kann natürlich nicht sagen, daß das absolut stimmt, und vielleicht werde ich dann im Nachtodlichen eines Besseren belehrt.

Aber es ist schon etwas Besonderes, wenn man die Empfindung haben kann, daß in einem Schicksal mit einem anderen, das auch Schmerzen und Schwierigkeiten zum Inhalt hatte, alles aufgelöst, bereinigt und geklärt ist. Da bleibt nichts Negatives mehr übrig. Und ich bin froh, daß ich das mit einem Menschen erlebt habe, und glaube, daß das für das Nachtodliche eine wesentliche Bedeutung hat. Das gelingt uns nicht oft im Leben, daß eine tiefere Beziehung wirklich als geklärt und entlastet empfunden werden kann. Wenn es uns aber im Leben gelingt, das Karma zu ordnen – wie Rudolf Steiner es nennt –, dann muß das nach dem Tod nicht mehr zwangsweise passieren. Rudolf Frieling hat einmal gesagt: „Der Tod ist eine Zwangseinweihung." Also alles, was man im Leben freiwillig erreicht, muß einem im Tod nicht mehr angetan werden. Darin liegt die Bedeutung, die Beziehung mit einem Sterbenden zu klären.

Wenn plötzlich der Teufel los ist

K.-D.N.: Wie geht man damit um, wenn ein sterbender Mensch auf einmal immer mehr Schwächen und seelische Negativität zeigt und seine Angehörigen mit Gift und Galle überzieht?

W. Gädeke: Das ist nicht selten der Fall, daß unmittelbar vor dem Sterben oder auch schon längere Zeit davor Veränderungen bei einem Menschen auftreten, von denen man den Eindruck hat, daß sie gar nichts mehr mit seinem Wesen zu tun haben. Dazu gibt es eine eindrückliche Schilderung in der Autobiographie von Wilhelm zur Linden, „Blick durchs Prisma". Da erzählt er, wie er als junger Arzt in Berlin zu einer Offiziersfrau kommt, deren Mann im Sterben liegt. Dieser Mann war im positiven Sinne ein preußischer Offizier, in aller Form und Geschliffenheit, mit einer offenherzigen Menschlichkeit und Fürsorge für seine Familie usw. Auf dem Sterbebett wurde er nun eine Art Tyrann, mit entsetzlichen, beinahe tierischen Zügen. Die Frau war darüber tief erschüttert. Aber kurz bevor er starb, kam er wieder zu sich und sein wahres Wesen wurde wieder erkennbar, er war wieder der Alte. Soweit ich das richtig erinnere, hat er sich sogar dafür entschuldigt, was in der Zwischenzeit passiert ist.

Man muß damit rechnen, daß bei der Exkarnation, die ja schon vor dem Tod mit dem Auseinandergehen der Wesensglieder beginnt, auch all die Dinge in Bewegung geraten, aufgerührt und losgetreten werden, die bis dahin in der Tiefe des Seelensumpfes wie Ablagerungen in Ruhe gelegen haben. Das geschieht, wenn der Astralleib beginnt, sich aus dem Ätherleib herauszuziehen, und der Ätherleib anfängt, aus dem physischen Leib herauszugehen. Wenn solche Verzerrungen auftreten, wird der Doppelgänger erlebbar, und dann kann wirklich der Teufel los sein. Das ist für die Angehörigen zwar entsetzlich, aber sie müssen trotzdem versuchen, dem in aller Ruhe zu begegnen, und dürfen es nicht dem Sterbenden persönlich anlasten und ihm moralisch zum Vorwurf machen. Das muß man als einen Naturvorgang sehen, der allen passieren kann.

K.-D.N.: Für den Angehörigen kann es dadurch sehr schwer werden, den Sterbenden zu begleiten.

W. Gädeke: Dann muß auch der Angehörige Begleitung und Hilfe erfahren. Das ist ganz klar. Es kann auch sein, daß der Angehörige die Kraft nicht aufbringt und es überhaupt nicht schafft, so daß jemand anderes die Pflege übernehmen muß. Man muß nicht den Anspruch haben, daß die Pflege immer durch Angehörige zu geschehen habe. Manchmal sind sie einfach überfordert.

K.-D.N.: Sollte man versuchen, mit einem Sterbenden über die Wirklichkeit des Todes und der nachtodlichen Existenz zu sprechen, wenn er nicht an ein Leben nach dem Tod glaubt? Hat es eine Bedeutung für den Menschen, wenn er jedenfalls einmal davon gehört hat?

W. Gädeke: Man sollte aufmerksam sein, wo ein sterbender Mensch sein Bedürfnis nach Mitteilung und Kommunikation hat. Das kann am ehesten jemand erspüren, der in einer konstanten Beziehung mit ihm steht. Daß es eigentlich bei jedem Menschen Momente der Offenheit gibt, über diese Dinge zu sprechen, haben die Berichte von Elisabeth Kübler-Ross gezeigt. In ihrer Praxis waren nur wenige Menschen, die überhaupt nicht zugänglich waren, um über den Tod zu sprechen. Das hat dann schon tragische Züge.

Wie weit man im einzelnen Fall gehen kann, muß man sehr taktvoll und auf die jeweilige Persönlichkeit abgestimmt entscheiden. Ich denke, es ist eine Frage der Aufmerksamkeit und Wachheit der begleitenden Menschen, den richtigen Moment zu erkennen, wann der Sterbende von sich aus bereit ist, darüber zu sprechen. Es ist auch eine Frage des persönlichen Schicksals, welche Fähigkeiten er in diesem Moment noch hat, wie er sich noch ausdrücken und was er noch aufnehmen kann.

Alles, was wir auf Erden tun, hat auch im Tod seine Wirkung

K.-D.N.: Welchen Einfluß haben die jeweilige Lebensführung und die Weltanschauung eines Menschen auf die Art des Todes, auf die Erfahrungen, die er beim Sterben und auch im Nachtodlichen macht?

W. Gädeke: Ich denke, daß das gesamte individuelle Leben eine große Wirkung darauf hat. Kübler-Ross hat z.B. auch beschrieben, daß es religiös orientierten Menschen leichter fällt, den Tod anzunehmen. Das bedeutet nicht, daß nicht auch ein religiöser Mensch Angst vor dem Tod haben und ihm das Sterben schwerfallen kann, sondern im Großen und Ganzen ist ein Mensch, der ein religiöses Leben geführt hat, besser auf den Tod vorbereitet und kann leichter darauf zugehen, d.h. das Sterben wird anders sein, als wenn ich mich krampfhaft ans Leben kette. Sie beschreibt auch einen Menschen, der überhaupt nicht die Phase der Einwilligung in den Tod erreicht und bis zum letzten Moment mit dem Schicksal hadert und nicht wahrhaben will, daß er sterben muß. Das ist für den Betreffenden wirklich tragisch. Auch daran sieht man, wie die Weltanschauung und die Einstellung eines Menschen im Sterbevorgang einen Einfluß haben können.

Dieser Einfluß setzt sich dann fort, weil das nachtodliche Leben zunächst einmal im vollen Umfang Konsequenz des Erdenlebens ist, und zwar nicht nur des Bewußtseins, der Anschauung und Gedanken, die man im Erdenleben hatte, sondern vor allem auch der Taten, die man vollbracht hat. Insofern kann man sicher davon ausgehen, daß alles, was wir auf Erden tun, auch im Tod seine Wirkung hat.

Das Leben nach dem Tod kann auch grausam sein

K.-D.N.: Erlebt ein Mensch, der sein ganzes Leben davon ausgegangen ist, daß seine Existenz mit dem Tod beendet sein wird, sich im Nachtodlichen in gleicher Weise bewußt wie jemand, für den immer klar war, daß es ein Leben nach dem Tod gibt?

W. Gädeke: Es gibt Hinweise Rudolf Steiners darauf, daß derjenige, der überhaupt keine Beziehung zum Geistigen im Leben hatte, dadurch im Tod nur einen minderen Grad von Bewußtsein haben kann. Das geht bis zu solchen Beschreibungen, daß es wie Nebel oder Finsternis um ihn wird, daß er einsam wird und eine dumpfere Form von Existenz führen muß, als es ihm sonst möglich gewesen wäre, wenn er sich im Leben dem Geistigen zugewandt hätte.

Daß das Leben nach dem Tod keineswegs immer erfreulich ist, geht auch aus den Nah-Todeserlebnissen einer Frau hervor, die sie mir erzählt hat. Es handelt sich um eine ganz einfache Frau vom Kieler Ostufer, die überhaupt keine Beziehung zu Christus, zur Religion oder zur Anthroposophie hatte. Bei einer Operation, bei der sie fast verblutet wäre, hatte sie eine Nah-Todeserfahrung und erlebte, wie schön das Sterben ist, wie wenig angstbeladen und schwierig. Sie hat diesen Zustand außerhalb ihres Leibes als Glück erlebt und genossen und dann sehr darunter gelitten, daß sie wiederbelebt wurde und zurück in den Leib mußte. Später hat sie dann den Menschen ihrer Umgebung von ihrem Erlebnis erzählt, aber niemanden gefunden, der sie verstanden hätte. Man erklärte sie für verrückt, gab ihr Psychopharmaka, und sie war schließlich so verzweifelt, daß sie einen Selbstmordversuch unternommen hat. Niemand hatte sie verstanden, und niemand hatte ihr geglaubt, daß ihr Erlebnis real war. Da sie aber erlebt hatte, daß der Tod schön sein könnte, hatte sie auch keine Angst vor dem Selbstmord und schnitt sich die Pulsadern auf. Sie ist dann gefunden und gerettet worden. Durch den Selbstmordversuch hatte sie auch wieder eine Nah-Todeserfahrung, die nun aber ganz anders geartet war. Sie erlebte keine Schönheit und Leichtigkeit, kein wunderbares Licht, sondern grausame Kälte, Einsamkeit und Dunkelheit. Das war also etwas vollkommen anderes, als sie in ihrer ersten Nah-Todeserfahrung erlebt hatte, und sie erzählte mir, daß ihr nun vollkommen klar sei, daß sie nie wieder einen

Selbstmordversuch unternehmen würde. Auch hier sieht man wieder, daß unsere Erdentaten einen immensen Einfluß auf das nachtodliche Leben haben.

K.-D.N.: Erlebt man keine Gnade der göttlich-geistigen Welt?

W. Gädeke: Da muß man zwischen dem unmittelbaren Sterbeerlebnis, das noch die ersten drei Tage nach dem Tod umfaßt, und dem Nachtodlichen, das danach beginnt, unterscheiden. Viele Berichte von Nah-Todeserfahrungen beschreiben den Todesaugenblick als ein überwältigend schönes und grandioses Erlebnis. Auch der Überblick über das eigene Leben, der dann folgt, und die Begegnung mit der Lichtgestalt sind eine Gnade, die einem zuteil wird. Aber nach den drei Tagen der Lebensrückschau beginnt die Zeit der Notwendigkeit, das Kamaloka, das man früher als Fegefeuer bezeichnet hat, also die Läuterungszeit. Der Todesaugenblick und die ersten Erfahrungen sind eine Gnade, aber dann folgt etwas anderes. Man darf aus den Nah-Todeserfahrungen nicht schließen, daß es immer so weiter geht. Die Nah-Todeserfahrungen reichen immer nur bis zum Lebenspanorama. Die betreffenden Menschen könnten auch nicht wiederbelebt werden, wenn der Abschied von den Lebenskräften, der endgültig nach dem Lebenspanorama eintritt, wirklich erfolgen würde.

Die Sterbesakramente in der Christengemeinschaft

K.-D.N.: In der Christengemeinschaft gibt es sechs Sterbesakramente: drei vor dem Tod und drei danach. Welche Bedeutung haben Beichte und Kommunion für den Sterbenden?

W. Gädeke: Die Beichte, das Sakrament der Sinneswandlung, kann nur vollzogen werden, wenn ein Mensch noch bei vollem Ich-Bewußtsein ist. Sein Ich muß noch in der Lage sein, seinem Seeleninhalt kritisch beobachtend gegenüberzutreten. Diese Wachheit ist nicht in allen Phasen des Sterbevorgangs gegeben, eine Beichte muß also frühzeitig genug geschehen. Bei einem plötzlichen Tod oder einem Koma-Patienten ist sie natürlich nicht mehr möglich. Mit diesem Sakrament kann man noch etwas ordnen, etwas berichtigen, sich noch für etwas entschuldigen oder irgend etwas in bezug auf sein Leben klären. Bei der letzten Beichte schaut das wache Erden-Ich noch ein letztes Mal auf seine Biographie. Durch die Beichte wird vom Ich aus in die Seele hineingewirkt.

Bei der letzten Kommunion muß nicht unbedingt das volle wache Ich-Bewußtsein vorhanden sein, allerdings sollte durch eine Gefühlswahrnehmung noch ein würdiger Empfang möglich sein. Das geht nur, wenn man es vorher schon geübt hat. Es wäre unwürdig, wenn ein Mensch zum ersten Mal im Dämmerzustand das Abendmahl empfängt. Natürlich kann auch jemand auf dem Sterbebett sagen, er wolle Christ werden und entsprechend die Kommunion empfangen, aber dann muß sein waches Erden-Ich da sein. – Wenn ein Mensch aber die Kommunion nicht zum ersten Mal empfängt, und sein Bewußtsein kurz vor dem Tod schon sehr getrübt ist, dann kann er aus einem Seelenbewußtsein, nicht Geistbewußtsein, die Kommunion empfangen, bei der noch etwas geschieht, das zum Leben der Seele und der Bildekräfte wirkt. Die Kommunion wirkt von der Seele, also vom Bewußtsein, ins Leben. Bei der Beichte wirkt man vom Ich zur Seele, mit der Kommunion von der Seele ins Leben.

K.-D.N.: Wie steht dazu die letzte Ölung?

W. Gädeke: Die letzte Ölung setzt weder ein waches Ich-Bewußtsein noch ein Seelenbewußtsein voraus. Sie setzt lediglich einen belebten Leib voraus, ähnlich wie bei der Taufe, bei der das Kind ebenfalls noch nicht wach oder bei vollem Bewußtsein ist.

K.-D.N.: Wie hängen die letzte Beichte, die letzte Kommunion und die letzte Ölung zeitlich zusammen?

W. Gädeke: Sie können zeitlich auseinanderliegen, obwohl das natürlich bei jedem Menschen individuell verschieden ist. Die letzte Ölung kann man auch dann noch durchführen, wenn der Mensch bereits im Koma liegt, also überhaupt nicht mehr bei irdischem Bewußtsein ist; auch dann, wenn vorher keine Beichte und Kommunion mehr vollzogen worden sind. Die Ölung wirkt vom Leben in den Leib, die belebte Substanz des Öls wirkt in den physischen Leib und bildet – sehr abgekürzt gesagt – den Keim für die Auferstehungsleiblichkeit des Menschen. Darüber habe ich gerade einen Aufsatz für die Zeitschrift *Die Christengemeinschaft* (11/97) geschrieben. Zusammengefaßt kann man also sagen, daß diese drei Sakramente vom Ich über die Seele und das Leben bis in den physischen Leib hineinwirken und die vier auseinanderdriftenden Wesensglieder mit den Christuskräften durchdringen. Sie sind eine Inkarnationsgeste der Christuskräfte und bereiten die Wesensglieder auf das Sterben vor.

K.-D.N.: Welche Bedeutung hat die Aussegnung?

W. Gädeke: Nach dem Tod beginnt ein umgekehrter Prozeß. Die Aussegnung vollzieht sich am offenen Sarg, wenn das Antlitz noch die Spuren des Wesens zeigt, und die Gestalt noch nicht zerfallen und die Verwesung noch nicht eingesetzt hat. Mit der Aussegnung wird der Leib durch das

Weihwasser gesegnet, und zwar ähnlich wie bei der Ölung von außen. Hier liegt die Parallelität zur Ölung, denn es wird eine Substanz von außen an den Leib herangetragen. In den verdunstenden Wassertropfen des Weihwassers ist ein Bild für die sich lösenden und ausbreitenden Ätherkräfte gegeben.

Die Worte der Aussegnung wirken allerdings auf die Seele. Auffällig ist dabei, daß im Indikativ gesprochen wird: „In die Ruhe des Seelenseins tritt die Seele unseres lieben Verstorbenen; in das Licht der Geisteswelt tritt der Geist unseres lieben Verstorbenen." In den drei Tagen zwischen Tod und Aussegnung waltet die Gnade, deswegen können solche Worte gewählt werden. Es wird auch das Verhältnis des Verstorbenen zum Christus und zum Vatergott im Indikativ, also als Tatsache, als gegebene Wirklichkeit angesprochen.

K.-D.N.: Welche Änderung tritt dann mit der Bestattung ein?

W. Gädeke: Wenn es nach etwa drei Tagen zur Bestattung kommt und der Sarg geschlossen wird, spielt der Leib keine Rolle mehr, die Lebenskräfte haben sich abgelöst, und die Wirkung zielt einzig auf die Seele. Zu Beginn der Bestattung heißt es nur noch: An der Stätte, wo wir das Sterbliche dieses Menschen mit den irdischen und vergänglichen Elementen vereinen, erheben sich unsere Seelen, unsere Gedanken und unsere Geister zu dem Verstorbenen, zur geistigen Welt. Die irdische Realität ist damit eigentlich schon abgetan. Das Leben ist vorüber, und es geht nun um eine Fürbitte für die Seele in der Kamaloka-Zeit. Deshalb werden die Worte von der Seelenruhe und dem Geisteslicht im Konjunktiv gesprochen: daß die Ruhe, der Friede, das Licht und die Beziehung zum Christus und zum Vatergott dem Verstorbenen werden möge. Die Wirklichkeit der Gnade ist dann vorbei. Es wird also ein Ziel, etwas, was erst kommen muß, angesprochen, wofür die bestattende Gemeinde in der Fürbitte für den Verstorbenen betet.

K.-D.N.: Was geschieht durch die Totenweihehandlung?

W. Gädeke: Bei der Totenweihehandlung ist dann der Bezug zum irdischen Leben vollständig abgebrochen. Jetzt geht es um die weiteren Wege der Seele und des Geistes, der Individualität im nachtodlichen Dasein. Die Totenweihehandlung ist zeitlich nicht an die Bestattung gebunden. Sie kann auch gehalten werden, wenn man keinen Leichnam gefunden und wenn keine Bestattung stattgefunden hat. Die Totenweihehandlung bezieht sich wesentlich auf das Ich, und durch sie wird der Verstorbene wieder an das Sakrament angebunden. Denn das Außerordentliche, eigentlich Ungeheure dieses Sakraments ist, daß eine Weihehandlung einzig für eine Individualität mit Namensnennung gehalten wird. Wer während der Totenweihehandlung zur Kommunion geht, kommuniziert stellvertretend für den Verstorbenen. Das sollten dann auch die Menschen sein, die den Willen haben, die Beziehung zu dem Verstorbenen zu pflegen, ihn auch in Zukunft innerlich in die Weihehandlungen mit hineinzunehmen, ihn an den entsprechenden Stellen der Weihehandlung präsent zu haben, also seine Mitwirkung sozusagen mitzuwollen und zu bewirken.

Das religiöse Leben des modernen Menschen braucht die Freiheit

K.-D.N.: Können diese Sakramente, speziell die Kommunion, auch eine Bedeutung und Wirksamkeit für einen Menschen haben, der vorher kein religiöses Leben gepflegt hat?

W. Gädeke: Ich würde keinem Menschen, der das nicht gelebt hat und jetzt nicht mehr bei Bewußtsein ist, die Kommunion geben. Ich würde auch keinem Menschen, der nicht Mitglied in der Christengemeinschaft ist und damit bekundet hat, daß er die Sakramente will, oder es mir oder einem anderen Priester ausdrücklich gesagt hat, die letzte Ölung geben, wenn er im Koma liegt. Das mache ich nicht.

K.-D.N.: Was halten Sie davon, wenn ein Mensch ohne oder gar gegen seinen erklärten Willen mit dem Ritual einer Religionsgemeinschaft bestattet wird? Kann ihm das auch schaden, bzw. ist das eine Art Vergewaltigung?

W. Gädeke: Das religiöse Leben des modernen Menschen braucht als allerhöchstes Gut die Freiheit, die individuelle freie Entscheidung. Deshalb brauche ich nicht zu beurteilen, ob ein Sakrament einer Religionsgemeinschaft gut oder schlecht wirkt, denn ich respektiere die Freiheit. Und wenn die Freiheit darin bestanden hat, daß ein Mensch sich nicht geäußert hat, dann hat er sich damit auch entschieden. Wenn ein Mensch nichts sagt und unternimmt, hat er sich entschieden. Denn Nichtstun ist auch eine Entscheidung. Die modernen Sakramente können nur unter dem Vorzeichen der Freiheit gegeben werden und nicht aus dem Bewußtsein, wie es in der katholischen Kirche leicht anzutreffen ist, daß man zu wissen meint, was für den Menschen gut ist, und ihn so auch ein bißchen zu seinem Glück zwingt. So etwas kommt für mich überhaupt nicht in Frage. Insofern kann ich die Frage, ob z.B. eine letzte Ölung auch schlecht wirken kann, getrost offenlassen. Trotzdem möchte ich darauf hinweisen, daß es im Sakrament des Abendmahls, in der Weihehandlung selbst, Hinweise darauf gibt, daß dieses Sakrament nicht unbedingt nur dem Leben dient, sondern eventuell auch dem Sterben der Seele.

Die nachtodlichen Kultushandlungen bilden mit den Sakramenten vor dem Tod eine organische Einheit. Man kann sie nicht losgelöst von ihnen betrachten, also z.B. sagen: „Ich will keine Kommunion, keine letzte Ölung, aber ich will bestattet werden." Das ist für mich ein Unding. Der innere Zusammenhang der sechs Sterbesakramente ist so evident, daß man sich nicht à la carte das eine oder andere herauspicken kann, die anderen aber ignoriert. Natürlich gibt es auch hier Ausnahmeschicksale, also wenn z.B. jemand plötzlich verstirbt und man keine letzte Ölung mehr vornehmen konnte oder wenn jemand verschollen und keine Bestattung möglich ist.

Die Bestattung liegt zu Beginn der Kamaloka-Zeit, wenn der Mensch eigentlich nur das wahrnehmen und aufnehmen kann, womit er sich im Leben in Beziehung gesetzt hat. Und der Prozeß der Läuterung ist am Anfang der Kamaloka-Zeit noch nicht weit fortgeschritten. Wenn man dann dem Menschen etwas angedeihen lassen will, was er im Leben nie gesucht, gewollt oder sogar abgelehnt hat, nämlich ein religiöses Leben, dann ist das nicht angemessen. Ich weiß, daß es viele Menschen gibt, die meinen, daß er dann gerade danach Sehnsucht haben wird. Aber ob das in den ersten Tagen nach seinem Tod wirklich schon der Fall ist, ist mir doch sehr die Frage. Allerdings kann ich mir vorstellen, daß er durch den Mangel, den er dann später im Kamaloka und in der geistigen Welt erlebt, eine Sehnsucht danach entwickeln wird. Insofern denke ich, daß sich jeder im Leben darum kümmern sollte, was nach seinem Tod geschehen soll.

Die Trauer umwenden, indem man für den Verstorbenen etwas tut

K.-D.N.: Wie kann man mit dem Verlust eines Menschen fertig werden? Wie kann man mit dem Schmerz und der Trauer sinnvoll umgehen?

W. Gädeke: Es ist eine Form von Sterbeübung im Leben, wenn man einen geliebten Menschen durch den Tod verliert. Natürlich ist das leicht gesagt. Deswegen ist es eine wesentliche Aufgabe der Seelsorge, diesen Menschen zu helfen und ihnen deutlich zu machen, daß man mehr für die Verstorbenen tun kann, wenn man nicht heimlich wünscht, daß sie nicht gestorben wären. Es gibt ja das Märchen „Das Totenhemdchen" von den Brüdern Grimm, in dem eine Mutter ständig über ihr verstorbenes Kind weint, und dieses Kind ihr mit einem nassen Hemdchen im Traum erscheint. Wegen der Tränen der Mutter kann es nicht in seinem Sarg einschlafen. – Man sollte sich also ein Bewußtsein dafür schaffen, daß man Verstorbene auch belasten kann, wenn man sie egoistisch mit den eigenen Seelenkräften auf der Erde festhält. Dieses Verhältnis muß umgewendet werden, indem man für den Verstorbenen etwas tut.

K.-D.N.: Sehen Sie auch eine Gefahr darin, die Trauer zu verdrängen, indem man entweder möglichst rasch wieder zur Tagesordnung übergeht oder nur die positiven Seiten der Todeserfahrungen betont?

W. Gädeke: Zu rasch zur Tagesordnung übergehen ist sicher nicht richtig. Der Verlust muß schon wirklich seelisch durchlitten werden. Er sollte wirklich schmerzlich zur Erfahrung werden. Das ist das Richtige an dem, was man Trauerarbeit nennt. Dem Schmerz oder der Trauer auszuweichen oder sie gar zu verdrängen ist sinnlos, denn das Leben wird anders, nachdem ein nahestehender Mensch gestorben ist. Man sollte den Tod sehr ernst nehmen, und zwar in dem Sinne, daß er einem eine Aufgabe stellt, nicht daß er etwas Schreckliches ist. Trauer als Reaktion auf den Schrecken des Todes muß nicht unbedingt richtig und gut sein, Trauerarbeit als Aufgabe und Bewältigung des Todes ist richtig und notwendig.

Träume von Verstorbenen

K.-D.N.: Kennen Sie Fälle, daß Verstorbene den Angehörigen in Träumen erscheinen?

W. Gädeke: Ich habe es selbst erlebt, daß meine Mutter mir im Traum erschienen ist. Mir erschien ein wunderbares Bild ihrer Kamaloka-Zeit. Zu Lebzeiten knüpfte sie finnische Teppiche, und in dem Traumbild saß sie an einem senkrecht aufgespannten Teppich, der so gut wie fertig war, und sie teilte mir mit, daß sie an ihm noch einiges ausbessern oder säubern müsse. Die Tätigkeit des Aufräumens, Saubermachens, Verarbeitens während der Kamaloka-Zeit kleidete sich also in ein Traumbild aus ihrem eigenen Leben. Ich habe das damals durchaus als Hinweis auf ihre notwendige Kamaloka-Arbeit verstanden und dieses mythologische Bild ganz real genommen.

K.-D.N.: Können hier nicht auch Täuschungen vorliegen, die z.B. durch die eigenen Wünsche geprägt sind?

W. Gädeke: Natürlich. Auf dem Feld der Träume gehen alle möglichen Wirklichkeiten durcheinander. Träume können sich auf physische, ätherische, seelische und geistige Gegebenheiten beziehen. Wie alles Imaginative können auch die Träume durch subjektive Seelenverhältnisse verfälscht oder getrübt werden. Deshalb muß man sich mit solchen Erlebnissen besonnen und ichbewußt auseinandersetzen. Es darf niemals ein Wunsch beteiligt sein. Bei dem Traum von meiner Mutter kann ich z.B. nicht erkennen, wo da ein Wunsch meinerseits enthalten sein soll.

K.-D.N.: Ich dachte an Angehörige, die vielleicht zu viel erwarten, z.B. daß sie Ratschläge von ihren Verstorbenen erhalten.

W. Gädeke: Dabei muß man sicher vorsichtig sein. Letztlich muß jeder Traum individuell betrachtet werden, ehe man zu einem klaren Urteil findet. Zu diesem klaren Urteil kann man mit dem Begriffsinstrumentarium finden, daß Rudolf Steiner über diese ganzen Zusammenhänge gegeben hat. Zumindest hat man durch die Anthroposophie Anhaltspunkte und Kriterien und kann mit ihr eher zu einem besonnenen und klaren Urteil kommen.

Die vielfältige Beziehung der Toten zum Erdenleben

K.-D.N.: Welche Beziehung haben die Toten zum Erdenleben?

W. Gädeke: Eine sehr vielfältige. Diejenigen, die zu stark mit dem Erdenleben verbunden waren, erleben eine Art Fesselung an die irdischen Verhältnisse. Sie können sich nicht richtig an ihre geistige Umgebung gewöhnen, weil sie mit ihrer Seele zu stark an die irdischen Dinge gebunden sind. Das ist eine mögliche Beziehung. Eine andere könnte die sein, daß ein Verstorbener sich sehr leicht von der Erde löst, vielleicht sogar zu leicht. Und dann gibt es auch Verstorbene, die eigentlich noch etwas in das Erdenleben hineintragen wollen, weil sie der Menschheit helfen möchten.

K.-D.N.: Leiden Verstorbene darunter, wenn ihre Angehörigen und Freunde in dem Glauben weiterleben, daß der Tote nicht mehr existent ist?

W. Gädeke: Höchstwahrscheinlich. – Es gibt das berühmte Drama von Max Frisch „Nun singen sie wieder". Es geht darin um die verstorbenen Soldaten und ihre Angehörigen, die am Grabe bekennen, daß sie ganz im Sinne der Verstorbenen weiterarbeiten wollen, daß alles wieder so werden soll wie früher. Dabei tritt die Tragik zutage, daß die Lebenden überhaupt nicht bemerken, daß die Toten sich jetzt ganz woanders befinden. Die Toten stehen als Chor im Hintergrund und sagen etwas, aber das kommt bei den Lebenden überhaupt nicht an. Mit diesem Zusammenhang hat Max Frisch etwas ganz Richtiges dargestellt.

K.-D.N.: Wollen die Verstorbenen etwas für die Hinterbliebenen tun?

W. Gädeke: Ich denke schon, zumindest von einem bestimmten Zeitpunkt an, und zwar dann, wenn sie mit ihren eigenen Angelegenheiten einigermaßen durch sind. Ich glaube, daß der Verstorbene erst einmal mit sich selbst beschäftigt ist, selbst Hilfe benötigt und erst dann in der Lage ist, etwas für die Lebenden zu tun.

Ich habe einmal ein Buch aus katholischen Zusammenhängen gelesen, in dem beschrieben wird, wie eine süddeutsche Prinzessin Verstorbene begleitet. In diesem Verhältnis war es umgekehrt, denn sie tat etwas für die Verstorbenen, weil niemand anders für sie gebetet hat, um ihnen das Kamaloka zu erleichtern.

Im religiösen Sinn ist es auch von großer Bedeutung, daß die Verstorbenen in den christlichen Gottesdienst als Beistand hereingerufen werden. Das ist das, was man den Beistand der Heiligen genannt hat. Unter Heiligen versteht man ursprünglich diejenigen, die sich zu Lebzeiten mit Christus in eine Beziehung gesetzt haben. Also nicht das moralisch tadellose Leben steht im Vordergrund, sondern im Sinne des Paulus und des Neuen Testaments sind alle diejenigen heilig, die sich überhaupt auf der Erde zu Christus wenden. Und sie werden seit frühesten Zeiten in den christlichen Gottesdienst zur Unterstützung dieses Vorgangs hereingebeten. Auch in der Menschenweihehandlung wird das ganz deutlich, wenn es heißt, daß die schützende Kraft der Verstorbenen den auf Erden Lebenden erstrahlen möge.

K.-D.N.: Impulsieren Verstorbene auch Gemeinschaften?

W. Gädeke: Ja, ich denke schon. Es ist eine allgemeine christliche Überzeugung, daß die Verstorbenen auch in einer Gemeinde mitwirken.

Die Verstorbenen bedürfen unserer helfenden freien Taten

K.-D.N.: Was kann man für einen Verstorbenen tun, wenn man dabei nichts für sich selbst erwartet?

W. Gädeke: Rudolf Steiner hat vor allem dazu angeregt, Verstorbenen vorzulesen. Man spricht ihnen dabei über die eigenen Vorstellungen, Begriffe und die eigene Sprache Geistiges zu, das ihrem jetzigen Dasein adäquat ist. Man muß sich das nachtodliche Leben zunächst einmal so vorstellen, daß es ohne Freiheit ist, also in der absoluten Notwendigkeit der Konsequenzen des Erdenlebens verläuft. Wenn man etwas für einen Verstorbenen tut – so sagt es Steiner –, also ihm vorliest oder für ihn betet, so wirkt das, sofern es in selbstloser Weise geschieht, als ob man für einen auf

Erden lebenden Menschen ein Fest bereitet. Diese Taten sind freie Geschenke, es ist sozusagen eine Gnade aus dem Bereich der Lebenden. Zu der freien Tat, die derjenige vollbringt, der für einen Verstorbenen betet oder ihm vorliest, kann ihn niemand zwingen. Diese Qualität der Freiheit wird in die nachtodliche Welt hinübergetragen, und alles, was an Liebe, Aufmerksamkeit, Zeit und Zuwendung durch den Lebenden aufgebracht wird, wird dem Verstorbenen gewissermaßen wie eine Substanz zugesprochen. Diese Substanz ist eine Freiheitssubstanz, durch die der Engel des Verstorbenen etwas Neues in sein nachtodliches Leben einbauen kann. Es ist ein Same der Freiheit. Mit dieser Freiheitssubstanz kann der Engel im Nachtodlichen neue Möglichkeiten zusätzlich zu den Konsequenzen des Erdenlebens schaffen.

Das Vorlesen sollte individuell angemessen sein

K.-D.N.: Unter Anthroposophen herrscht die weitverbreitete Sitte, in den ersten drei Tagen nach dem Tod, während der Totenwache, dem Verstorbenen vorzulesen, z.B. aus den Evangelien. Kann dadurch der Verstorbene in seinem Lebensrückblick nicht auch gestört werden?

W. Gädeke: Es ist für mich nicht ganz deutlich, woher diese Sitte gekommen ist. Natürlich kann man auch einem Sterbenden etwas vorlesen, wenn es geistig angemessen ist, aber das fortdauernde Lesen am Totenbett oder dem Sarg eines Verstorbenen, Tag und Nacht, über drei Tage hinweg, halte ich für nicht angemessen.

Rudolf Steiner hielt die Abschiedsreden aus dem Johannesevangelium für geeignet, sie am Totenbett zu lesen. Meines Erachtens ist es aber nur dann angemessen, wenn der Mensch während des Lebens eine Beziehung zum Christentum gefunden hat. Man sollte nicht einfach das Johannesevangelium vorlesen, in der Annahme, es würde dem Verstorbenen guttun. Ich habe große Zweifel, ob es gut ist, einem Menschen, der kein religiöses Leben gepflegt hat, in diesen drei Tagen etwas aus dem Johannesevangelium vorzulesen.

K.-D.N.: Danach auch nicht?

W. Gädeke: Danach ist es etwas anderes. Aber auch hier sollte man sich fragen, womit man zu lesen beginnt. Wenn ein Mensch im Irdischen keinerlei geistige Gedanken gedacht hat, sollte man nicht gleich mit Rudolf Steiners „Geheimwissenschaft im Umriß“ beginnen. Denn eigentlich braucht er eine Einführung in das Leben nach dem Tod.

K.-D.N.: Und wenn man die Evangelien vorliest?

W. Gädeke: Auch hier ist es eine Frage, ob es nicht auch Brücken gibt, die die nachtodliche Seele dort abholen, wo sie auf Erden gestanden hat. Das muß immer als ein ganz individueller Vorgang betrachtet werden. Warum sollte man nicht z.B. einem Goethe-Liebhaber Texte oder Gedichte von Goethe vorlesen?

Die lebendige Erinnerung an den Verstorbenen als Fenster zu seinem Wesen

K.-D.N.: Wie sollte man sich den Verstorbenen vorstellen, der sich ja immer mehr vom Erdenleben und seiner uns bekannten Erscheinung löst? Kann sich das Bild von ihm im Laufe der Zeit öffnen oder wandeln?

W. Gädeke: Zunächst ist das Antlitz aus dem vergangenen Erdenleben der bestimmende Anknüpfungspunkt in der Vorstellung der Hinterbliebenen. Dazu gehören aber auch Sprache, Gestik, der Gang, seine gesamte Physiognomie. Sie sind Ausdruck seiner Seele und stellen ein Fenster zu seinem Wesen da. Wer über Jahre einen Verstorbenen mit der Fürbitte begleitet und in der Erinnerung an sein Antlitz oder seine Stimme anknüpft, wird irgendwann bemerken, daß er ihn nicht mehr richtig vor das innere Auge bekommt.

Es gibt auch Menschen, die erleben, daß die Verstorbenen das Kamaloka verlassen. Die süddeutsche Prinzessin, von der ich vorhin sprach, hat dies ganz deutlich erlebt; die Menschen haben sich von ihr verabschiedet und ihr gesagt: „Jetzt brauche ich dich nicht mehr, jetzt komme ich auch nicht wieder." Sie hat auch die Umwendung ins rein Geistige erlebt – anthroposophisch gesprochen den Übergang von der Sonnensphäre als höchstem Gebiet des Seelenreiches ins Geisterland. Dort liegt der eigentliche Abschied. Inwieweit sich noch aus dem Geisterland Verstorbene direkt zur Erde wenden, überschaue ich nicht. Auf jeden Fall weiß ich aber, daß es Erlebnisse von Menschen gibt, die für einen Verstorbenen beten, und dann bemerken, daß es genug ist.

K.-D.N.: Was kann man für einen Toten tun, wenn man erst nach mehreren Jahren bemerkt, daß man ihm gegenüber vieles versäumt hat, vor allem auch sein Sterben und den Tod zu begleiten? Kann man da noch etwas tun?

W. Gädeke: Ja, man kann immer noch anfangen zu beten. Wenn man von der Faustregel ausgeht, daß das Kamaloka etwa ein Drittel des Erdenlebens dauert und jemand 60 Jahre alt geworden ist, dann kann man noch 20 Jahre nach seinem Tod etwas für ihn tun. Warum also nicht?

Die Kultur kann etwas von den Toten empfangen

K.-D.N.: Wie könnte eine Kultur aussehen, die den Tod und die Verstorbenen stärker miteinbezieht?

W. Gädeke: Das wäre jedenfalls eine spirituellere Kultur als die jetzige Zivilisation. Das wäre eine Kultur, in der man nicht nur im Kleinen, also z.B. im religiösen Gottesdienst, mit den Verstorbenen rechnet, sondern auch im Großen. Man müßte sich ein Wissen erarbeiten, daß die Verstorbenen unter uns anwesend sind und sein wollen, und man müßte sie einladen, zu verschiedenen Lebensfragen Stellung zu nehmen: „Was würdet ihr denn dazu sagen?" Allein eine Fragestellung in dieser Richtung würde die Gesinnungen der Menschen erheblich verändern, und damit auch ihre Taten und die gesamte Kultur.

Und wenn man im umfassenden Sinn wirklich für Verstorbene beten würde, könnte man ganz sicher auch in viel breiterem Maße geistgemäße und geistwirkliche Ideen und Einfälle entwickeln. Denn das wollen uns die Verstorbenen vermitteln. Man sagt immer, daß man einen Einfall gehabt habe. Woher kommt denn dieser? Oftmals kommt ein Einfall von einem Verstorbenen. Wenn wir eine offene Gesinnung entwickeln, dann werden die Verstorbenen auch in unserem Schicksal mitwirken. Ich frage mich z.B. manchmal, warum mir nach 30 Jahren immer noch etwas für eine Predigt einfällt. Wenn es etwas Gutes ist, so kommt es sicherlich auch aus der Sphäre der Verstorbenen.

Und so etwas muß nicht nur für einen Pfarrer gelten, sondern ist auf allen Gebieten des Lebens möglich. Eine Kultur, deren Menschen für die Welt der Verstorbenen offen ist und auch etwas für sie tut, wird auch etwas von ihnen empfangen. Wir tun etwas für die Verstorbenen, und sie tun etwas für die Erdenwelt. Aber nur die Lebenden haben die Freiheit, die Verstorbenen nicht. Insofern muß die Initiative von uns aus gehen. Ansonsten laufen sie gegen eine Wand, wie es in dem Frisch-Drama „Nun singen sie wieder" dargestellt ist. Das ist ein Bild für unser Jahrhundert. Die Millionen von Toten wollen etwas, aber sie rennen immer wieder gegen unsere Wände und kommen nicht an uns heran. Das ist das eigentlich Tragische.

Die Weihe des Todes

Interview mit Walther Voigt

von Wolfgang Weirauch

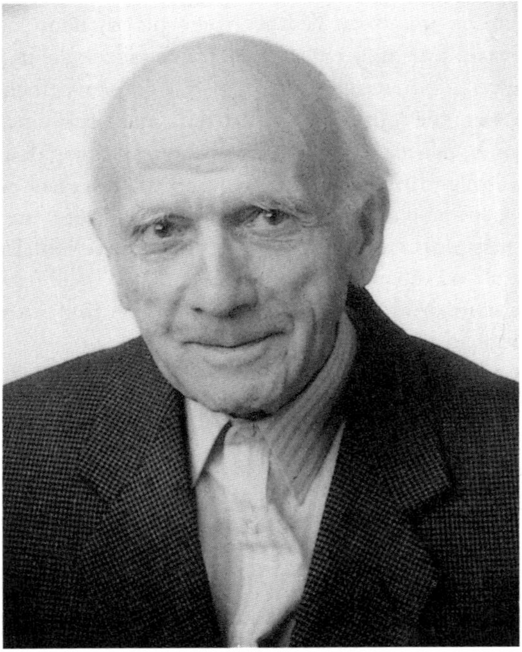

Walther Voigt, *geb. 1913 in Bremen. Kindheit und Jugend in Cuxhaven und Wilhelmshaven. Abitur 1932. Studium der evangelischen Theologie in Marburg bei Bultmann, Benz, Frigg, Heiler, Otto. Es war aber nicht Ziel, evangelischer Pfarrer zu werden, sondern das Studium diente dazu, Menschen zu finden, die Antwort darauf geben könnten, woran die Menschheitskultur krankt. 1935/36 Studium am Priesterseminar der Christengemeinschaft in Stuttgart. Priesterweihe am 20.11.1938 (Totensonntag). Kriegsdienst August 1939 bis August 1945. Pfarrer der Christengemeinschaft in Schleswig-Holstein (erster Priester der Flensburger Gemeinde), Mecklenburg und Dresden. Verstorben am 08.11.1997.*

Statt eines Vorwortes möchte ich an dieser Stelle etwas Persönliches schreiben. Die Idee, ein Interview mit Walther Voigt zu führen, entstand am 08.10.1997 während eines Gesprächs mit ihm in Flensburg. Ich plante, das Interview nach einem Prag-Aufenthalt in Dresden zu führen. Eigentlich hätte es später stattfinden sollen, aber ich verschob meine Reise um etwa zwei Wochen nach vorne, so daß das Interview mit Herrn Voigt am 20.10.1997 bei ihm in Dresden geführt werden konnte. Am 09.11. erreichte mich die Nachricht von Walther Voigts plötzlichem Tod. Am Nachmittag des Vortages war er an einer Straßenbahnhaltestelle in Dresden von einem Auto überfahren worden und verstarb noch am selben Abend.

Mit ihm verliert die Christengemeinschaft nicht nur einen ihrer alten weisen Männer – Walther Voigt war Erzpriester und trug den dazugehörigen Ring des 1995 gestorbenen Priesters Josef Adamec aus Prag –, sondern ich verliere mit ihm auch einen väterlichen Freund, mit dem ich in regem Briefwechsel stand und viele Gespräche geführt habe. Wir sind in Gedanken bei ihm und veröffentlichen nachstehend in Übereinstimmung mit seiner Frau das Interview, das als ein kleines Vermächtnis von Walther Voigt gelten mag.

Wolfgang Weirauch: Wann und wodurch sind Sie in Ihrem Leben zum ersten Mal dem Tod begegnet?

Walther Voigt: Begegnungen mit dem Tod sind viel häufiger als man denkt. Aber man achtet nicht auf den Tod, weil man zu stark mit dem alltäglichen Leben beschäftigt ist und auch weil man sich unter dem Tod ein absolutes Ende vorstellt. Aber zwischen den Zeilen des Lebens kann man den Tod erkennen. Das kann im Laufe des Lebens so deutlich werden, daß es wie eine leise Weihe empfunden werden kann. Manche nennen dies auch ein leises Lied, das immer mitklingt, aber nicht als Mahnung vor drohender Gefahr, sondern als Mahnung zur Dankbarkeit für alles Leben. Vielleicht könnte man den Tod als Salz des Lebens bezeichnen.

Den Tod vor Augen

Als Siebenjähriger hatte ich plötzlich ein Loch im Zahn. Das war für mich ein ganz furchtbares Erlebnis, denn ich spürte, daß man bereits am lebendigen Leib zu verfaulen beginnt. Dieser Schreck war für mich wirklich ein erster Todesschreck. – Im Alter von zehn Jahren bekam ich einen Blick für die Augen der Erwachsenen. Darunter fielen mir besonders die ehemaligen Soldaten aus dem Ersten Weltkrieg auf. Ihre Augen sagten mir, daß sie mehr wußten, mehr erlebt hatten. So wie ich als kleiner Junge ein Loch im Zahn hatte, so erlebten diese Soldaten durch die furchtbaren Schrecken des Weltkriegs ein Loch in ihrem Leben.

Später ist mir der Tod an Barlachs „Magdeburger Ehrenmal“ deutlich geworden. Eine der Figuren, die mit der Pickelhaube, ist ein Soldat im Ersten Weltkrieg, und er steckt seine Hände in seine Mantelärmel und macht ein Gesicht mit dem Ausdruck: Ich will nicht! Der andere, der mit dem Stahlhelm, ist ein Soldat aus dem Jahre 1918, der bereits den ganzen Krieg mitgemacht hat. Er ist eigentlich derjenige, der trotz der Schrecken des Krieges dazu ja sagt, was vor allem an dem Ausdruck seiner Augen zu erkennen ist. Zwischen den beiden, hinter einem Kreuz, steht dann die dritte Gestalt mit einem Kopfverband. Die Augen dieses Menschen sind ganz groß auf etwas Unsichtbares gerichtet. An diesem „Magdeburger Ehrenmal“ habe ich wieder das gefunden, was ich in den Augen vieler Soldaten entdeckt habe. Ich erlebte dabei etwas, was ich heute den Beginn einer Einweihung nennen würde.

W.W.: Auf welche Weise sind Sie während des Zweiten Weltkriegs mit dem Tod konfrontiert worden?

W. Voigt: Ich wurde Anfang 1942 als Soldat nach Rußland geschickt. In Rußland hatte ich eine Vorschau meines eigenen Todes. Ich sah mich in einer bestimmten Situation und erkannte, wie eine Granate auf mich zuflog, die meinen Leib in zwei Teile auseinanderriß. – Kurze Zeit darauf trat diese Situation wirklich ein. Ich befand mich an dem von mir geschauten Ort und hörte die Granate heranpfeifen. Sie schlug direkt vor meinen Füßen ein, aber es war ein Blindgänger. In diesem Moment realisierte ich wieder die Vorausschau dieses Ereignisses. Das war eine hautnahe Begegnung mit dem Tod.

Ich erlebte den Tod aber auch an den anderen Soldaten. Beispielsweise bekam ich einen jungen Ersatzmann zugeteilt, der sich eine Kornblume in das Tarnband des Stahlhelms steckte. Als ich diese Blume sah, durchzuckte es mich: „Er wird nun fallen. Er hat sich zum Tod geschmückt“ – und so war es dann auch. – Oder ich erinnere mich an einen anderen Soldaten, der seinen Urlaubsschein schon in der Tasche hatte, aber noch freiwillig einen Angriff mitmachte und dabei zu Tode kam. Dieser Mensch war innerlich schon auf der Reise zu seinen Angehörigen, allerdings auf eine andere Weise, als er es sich gedacht hatte. So etwas habe ich oft erlebt.

Bei einem anderen Erlebnis stand ich mit einem Obergefreiten in einem

Schützengraben. Wir standen so dicht beieinander, daß sich höchstens 10 cm Spielraum zwischen uns befand. Und mit einem Male zischte ein Infanteriegeschoß zwischen uns hindurch in die Grabenwand. Da ich mich in diesem Moment mit dem Obergefreiten im Gespräch befand, konnte ich ihm in die Augen schauen, als das Geschoß zwischen uns hindurchpfiff. Dabei bemerkte ich eine Art Riß, der durch sein Auge ging. Hinterher schaute er mich an, so als ob er fragen wollte: „Hast du ihn auch gesehen, den Tod?" Auf diese Weise ist mir in dieser Zeit der Tod nahe gewesen.

Gespräch mit einem Verstorbenen

W.W.: Sind Ihnen während dieser Zeit auch Verstorbene kurz nach ihrem Tod erschienen?

W. Voigt: Während der Kriegszeit nicht, aber bald danach. Einige Jahre nach dem Krieg – ich war bereits Pfarrer der Christengemeinschaft – wurde mir mitgeteilt, daß jemand in Rostock verstorben sei. Der Verstorbene befand sich noch in der Pathologie. Ich suchte ihn auf und ließ ihn mir herausfahren. Dabei habe ich ihn ganz intensiv angeschaut, erinnerte mich auch an Begegnungen mit ihm und fragte ihn innerlich: „Was brauchst du jetzt?" Und dieser Verstorbene antwortete mir: „Zeige mir das Bild über dem Altar." Ich habe ihm dann dieses Bild innerlich nachgezeichnet. Eine weitere Frage von ihm galt dem Vaterunser, das ich ihm dann gesprochen habe. In diesem Moment kehrte ein tiefer Friede ein, und er nahm Abschied.

Ein anderes Erlebnis hatte ich mit einem verstorbenen Verwandten. Ich trat an den aufgebahrten Leichnam und wollte gegen Mitternacht die Totenwache übernehmen. Als ich die Tür zum Aufbahrungsraum öffnete, kam mir mein Verwandter entgegen, zwar nicht als übersinnliche Gestalt, aber doch konkret wahrnehmbar von Herz zu Herz. Er sagte: „Wie schön, daß du da bist." Ich setzte mich und wollte beginnen, aus dem Johannesevangelium vorzulesen. Aber er wehrte ab und sagte zu mir: „Nein, nein, erst wollen wir miteinander sprechen." Und dann hat er ungefähr eine Stunde lang die heitersten Dinge aus seinem Leben erzählt. Dieses Erlebnis war wirklich und wahr, weil es so unerwartet kam. Und plötzlich sagte er: „Jetzt mußt du aber lesen." Ich war erstaunt, daß er das so plötzlich und energisch verlangte, merkte aber sehr bald warum. Es begann ein ungeheurer Kampf, und es war mir beim Vorlesen, als wenn mir die Worte innerlich zerrissen würden. Ich mußte die Worte des Johannesevangeliums ganz

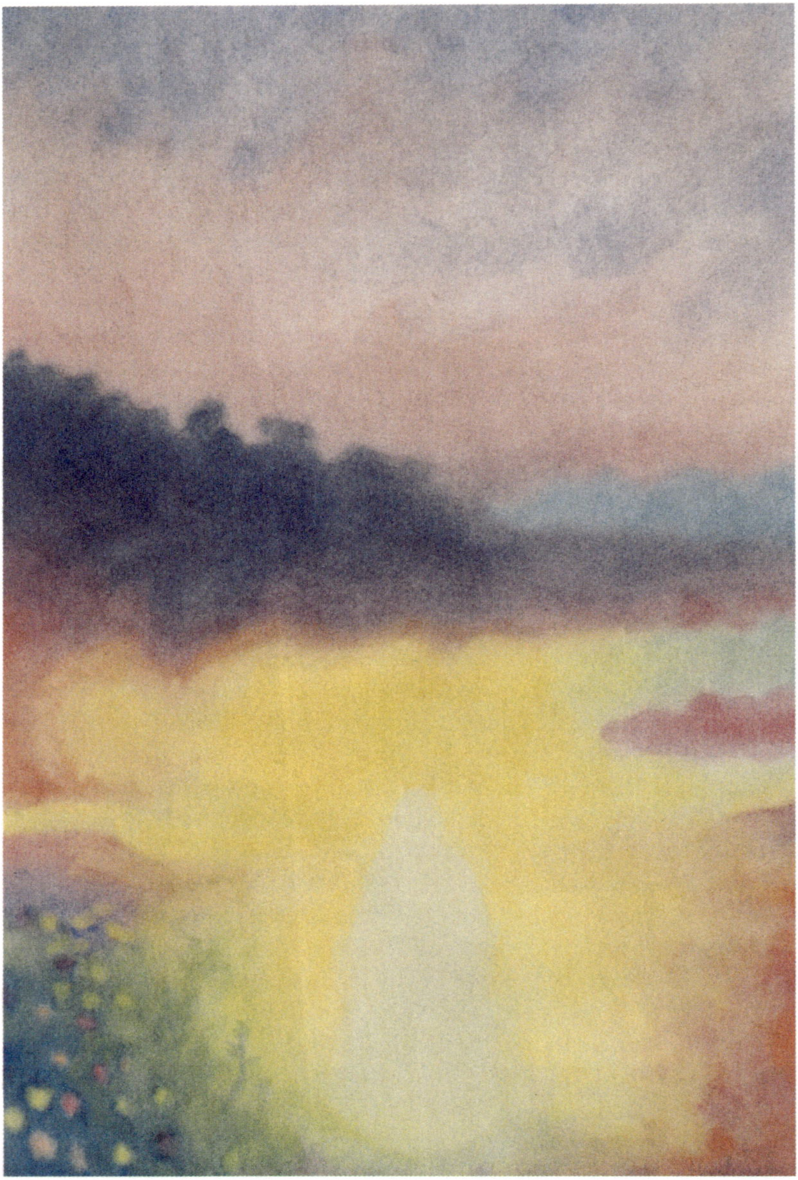

Bild 1
Zu den Abbildungen siehe Seite 107 ff.

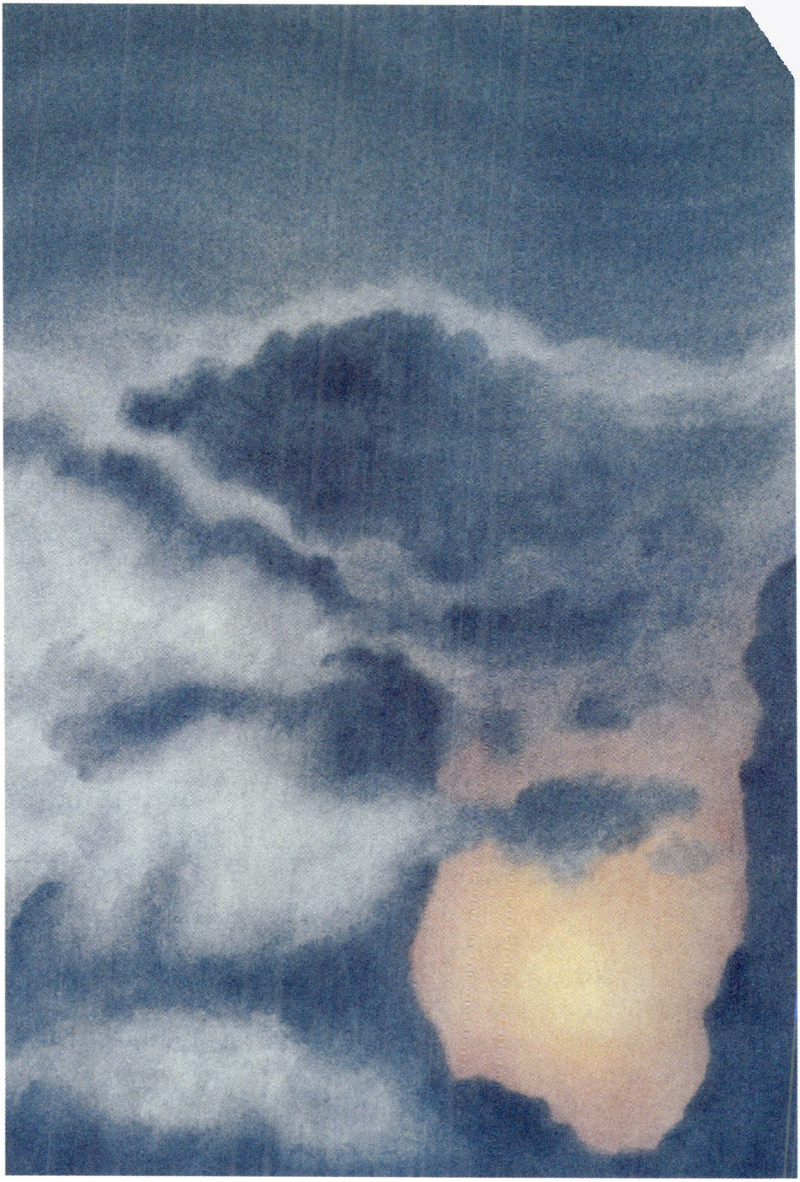

Bild 2

›nzentration sprechen. Dieses Ringen dauerte fast eine 'er Kampf auf, und ich sah draußen durch das Fenster ‹ dem Augenblick, in dem die Sonne die Nacht zu ..n, war der Kampf vorbei.

..st hatte dabei den Eindruck, daß dieser Verstorbene am dritten ..g nach seinem Tod seinen Ätherleib entließ. Jetzt hat er keine Macht mehr über ihn, und es dringen an ihn oft Wesen heran, die sich gern in der Nähe des Menschen aufhalten, um Teile aus diesem Ätherleib herauszureißen. Daß man in dieser Situation konkret durch das Lesen des Johannesevangeliums helfen kann, habe ich am eigenen Leib gespürt.

W.W.: Warum erscheint ein Verstorbener kurz nach seinem Tod Verwandten oder guten Bekannten?

W. Voigt: Das ist immer wie eine lebendige Begegnung. Der Verstorbene sucht offene Türen. Und wo er solche findet, da erscheint er. Diese Tür ist aber nur offen, wenn man Liebe zu ihm empfindet. Wenn wir diese Liebe zu ihm aufbringen, dann kommt der Verstorbene, damit wir auch sicher wissen, daß er da ist. Er will zeigen, daß er anwesend ist. Wenn sich der Verstorbene von uns Lebenden gewußt weiß, gibt ihm das auch die Sicherheit, daß er auch von höheren Wesen wahrgenommen wird. Insofern ist die Verbindung zu den Lebenden eine Hilfe für den Verstorbenen.

Sterben im Leben

W.W.: Wie kann man sich während des Lebens auf das Sterben vorbereiten?

W. Voigt: Diese Frage wird an sich selten gestellt, weil man prinzipiell dem Tod ausweichen will. Aber indem ich damit rechne, daß Tod bedeutet, daß der Leib eines Tages unbrauchbar sein wird, ist das bereits eine erste Vorbereitung auf den Tod, denn man anerkennt die Tatsache des Todes. Das ganze Leben führt letztlich auf den Tod hin. In diesem Zusammenhang ist mir Goethe immer eine große Hilfe gewesen. Wenn ich meinen physischen Leib nach einem Leben rastloser Tätigkeit vollkommen verbraucht habe, so sagte er sinngemäß, ist es selbstverständlich, daß mir die Natur dafür etwas anderes darreicht. Aus der eigenen Tätigkeit weiß man, daß es weitergehen wird. Dieses Bewußtsein ist bereits eine gute Vorbereitung auf den Tod und das Leben danach.

Ich hatte einen Lehrer, der wußte, wann er sterben würde. Seitdem er das wußte, hat er in den verbleibenden Jahren immer genau darauf geachtet, wie es wohl das Schicksal anstellen werde, ihn aus dem Leib zu holen. Insofern war dieser Mensch bestmöglich auf den Todesaugenblick vorbereitet. Zwar hat er sich in bezug auf den Zeitpunkt doch etwas geirrt, aber die Art, wie er vorgegangen ist, war beispielhaft.

W.W.: Kann man sich auch so auf den eigenen Tod vorbereiten, indem man bewußt das Sterben anderer Menschen begleitet?

W. Voigt: Ganz gewiß. Wenn man das aufmerksam und sensibel praktiziert, kann man eine Art anfängliches Hellsehen für den Tod bekommen. Ich habe in meinem Leben erfahren, daß es immer etwas Schicksalsmäßiges ist, zu wem man an das Todesbett tritt. Das ist nicht irgendwer, sondern es ist wie bei der Geburt, bei der auch die Menschen versammelt sind, die mit dem auf die Erde kommenden Kind etwas zu tun haben. Diesen Schicksalskreis, so erlebe ich es immer wieder, gibt es auch um einen sterbenden Menschen. Auf der einen Seite kommen die Kinder auf die Erde, durch das andere Tor gehen die „Entschlafenen", wie es in unserem Ritual heißt, hinaus. Dieser Begriff hilft, sich den Tod als Durchgang vorzustellen.

W.W.: Warum haben die Menschen heute so viel Angst vor dem Tod, warum verdrängen sie ihn?

W. Voigt: Man hat keine Vorstellung vom Tod und erlebt ihn oft als die schärfste Form von Krankheit. Und gegen Krankheiten wird gekämpft. Das Kämpfen mit der Krankheit ist natürlich notwendig und zugleich auch eine Hilfe für den Tod. Friedrich Rittelmeyer hat einmal ausgesprochen, daß man an der Krankheit das Umgehen mit dem Tod lerne. Durch die Krankheiten während des Lebens muß man lernen, mit dem Leib zu ringen. Und dieses Ringen kulminiert mit dem Tod, nur daß der Mensch seinen Auferstehungsleib noch nicht wie der Christus behalten kann.

W.W.: Es sterben nicht nur alte Menschen, sondern auch junge. Der Tod kann einen in jedem Moment des Lebens treffen. Wie sollte man sein Leben einrichten, wenn man bewußt mit der Tatsache leben will, daß einen der Tod in jedem Moment ereilen kann?

W. Voigt: Auf jeden Fall darf man nicht ständig an die Tatsache des Todes denken und sich davon lähmen lassen. Vielmehr sollte man sich ganz dem Leben und seinen Anforderungen zuwenden, den Pflichten nichts schuldig bleiben, also ganz im sozialen Zusammenhang stehen.

Darüber hinaus kann man auf die Kleinigkeiten achten, die sich am Rand des Lebensweges zeigen. Beispiele dafür gibt Johannes Schöne in der Zeitschrift *Die Christengemeinschaft* (10/97). Er schreibt in dem Aufsatz

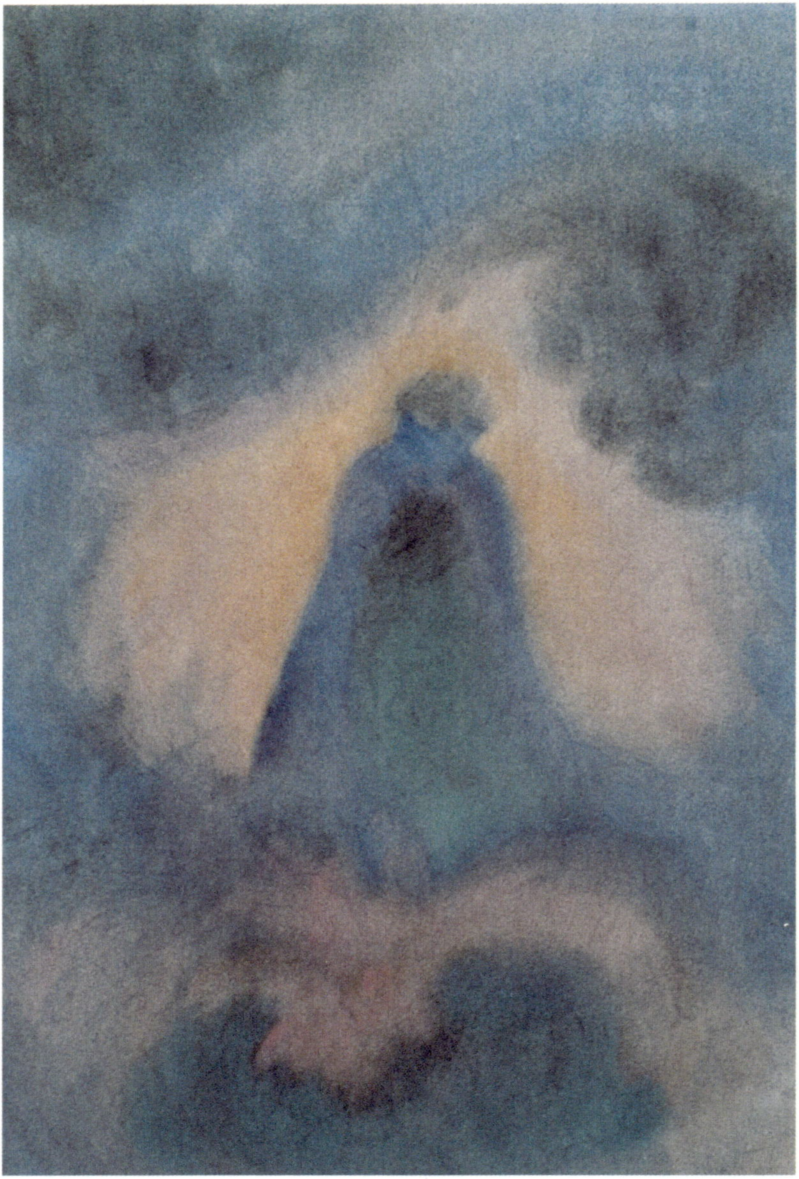

Bild 9

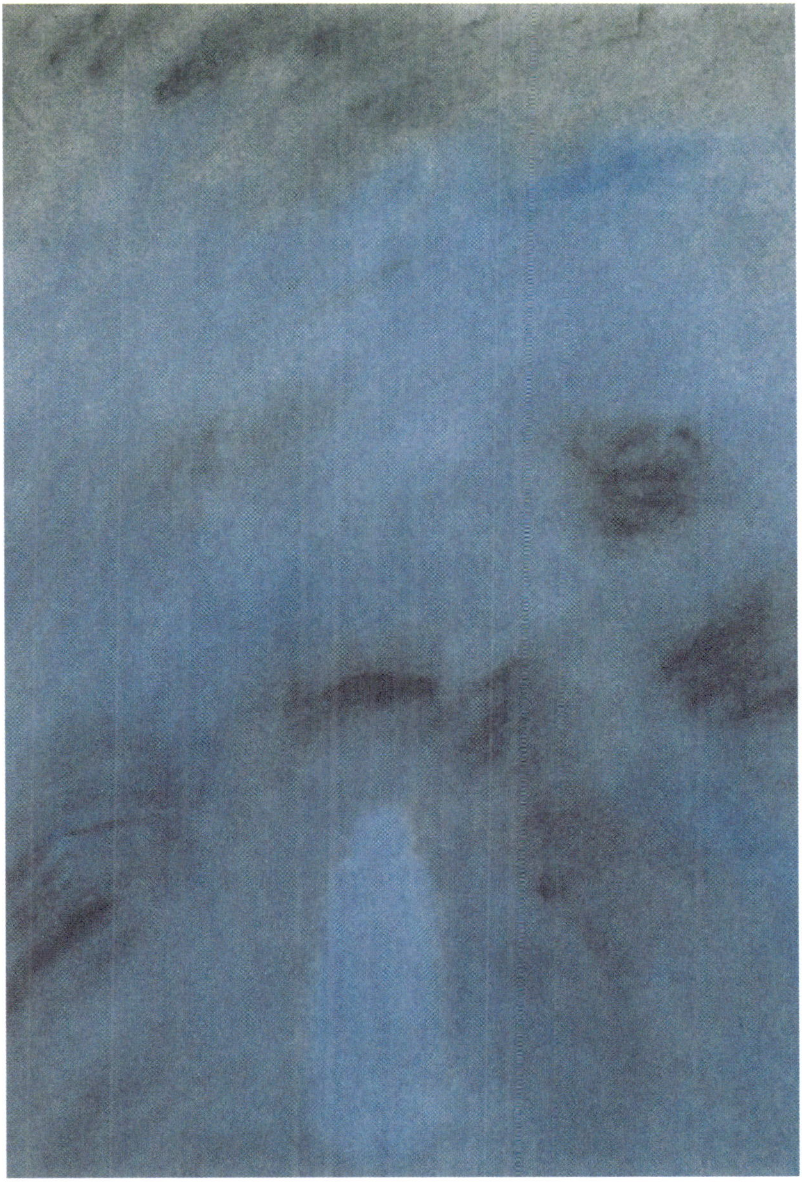

Bild 10

„Anvertraut", von dem jedem Menschen von klein auf Anvertrauten, das uns selten oder nie zum Bewußtsein kommt. Vieles ist in uns vorhanden, aber durch unsere Unaufmerksamkeit stumpfen unsere Wahrnehmungen ab, die Farben verblassen, der Quell menschlicher Daseinsfreude versiegt, während der Alltag störungsfrei weiterläuft. Johannes Schöne schreibt von einer Fülle von Anvertrautem, das nur auf unsere Zuwendung wartet, um zu uns zu sprechen und unser Leben reich zu machen. Wenn wir *darauf* achten, kann jeder Tag der „letzte Tag" und ein zugleich erfüllter sein. Dann folge ich dem plötzlichen Tod mit einem „guten Mundvorrat" für die nachtodlichen Wege.

Praktische Menschenliebe

Es kann aber auch die Einstellung gelten, die mir ein Überlebender aus dem KZ Buchenwald beschrieben hat. Er war Atheist, Marxist, Materialist. In einem Gespräch, das ich vor vielen Jahren mit ihm als hohem Funktionär der DDR zu führen hatte, sagte er in einem guten Augenblick: „Daß ich Buchenwald überlebte, war dadurch möglich, daß ich mich fragte, wie ich leben muß, damit ich nicht in meiner letzten Stunde vor mir selbst ausspucken muß. Jede Stunde konnte die letzte sein. Da sagte ich mir: ‚Ich darf nicht an mich denken. Ich muß auf meine Kameraden sehen und darauf, wie ich ihnen helfen kann.'" Das war ganz aus dem echten proletarischen Willen gesprochen. Praktische Menschenliebe!

Das Gespräch endete übrigens so, daß ich ihm sagen konnte: „Sehen Sie, da haben Sie sich selbst ganz zurückgenommen. Das ist die Kraft, die wir auf der Erde nur beim Menschen finden. Keine Materie kann sich selbst zurücknehmen. Jede Materie füllt ihren Platz aus. Und so zermahlen sich die materiellen Dinge gegenseitig zu Staub. Die Kraft der Selbstüberwindung aber nennen wir Christen das Ewige im Menschen." Da reichte dieser Mensch mir seine beiden Hände und sagte: „Wir verstehen uns, Herr Pfarrer!"

Vom Tod junger Menschen

Dazu fällt mir eine weitere Begebenheit ein, die man mir erzählt hat. Eine Mutter machte auf einer Nordseeinsel mit ihrem kleinen Jungen Urlaub. Er spielte immer im Sand am Meer und kam zum Mittagessen zur Mutter nach Hause. Aber eines Tages kam er nicht pünktlich, und die Mutter fragte ihn später, was er denn so lange gemacht habe. „Ich habe gespielt“, antwortete der Junge. – „Mit wem denn?“ – „Mit Renate.“ Die Mutter fragte dann nach dem Aussehen dieser Renate, und der Junge beschrieb sie ziemlich genau. Das Mädchen, das er beschrieb, war seine Schwester, die vor seiner eigenen Geburt verstorben war. Anhand dieses Erlebnisses kann man erkennen, daß ein jungverstorbenes Kind die Erdenssphäre nicht sofort verläßt, sondern eine gewisse Zeit bei seiner Familie bzw. seinen Geschwistern bleibt.

Etwas anderes erlebte ich in meiner Jugend in der Jugendbewegung. In meiner Gruppe befand sich ein Junge, ein munterer Kerl, der unter seinen Spielkameraden eine gewisse Führungsposition einnahm und der an einem Regentag im Keller eines Hauses ein Spiel inszenierte. Er fragte seine Kameraden: „Wißt ihr, wie sich die Menschen aufhängen?“ Und er befestigte eine Schlinge an der Decke, stellte sich auf einen Hocker und legte die Schlinge um seinen Hals. Aus irgendeinem Grund fiel aber plötzlich der Hocker um, so daß er sich tatsächlich selbst erhängte. Mit einem Mal wurde dieser junge Mensch vom Tod hinweggerissen, wobei er teilweise auch das Schicksal herausgefordert hatte. Für ihn war der Tod schlagartig eingetreten, und wir, die wir dabei zusehen mußten, haben den Tod hautnah erlebt. Das war für uns in diesem dunklen Keller ganz ungeheuer. Bei seiner Bestattung hielt ich meine erste Totenrede.

Ich erinnere mich an ein anderes Erlebnis: Ein Mädchen, eine hochbegabte Klavierspielerin, wurde zur Konfirmation vorbereitet. Gleich nach der Konfirmation erkrankte sie an Tuberkulose. Die Krankheit war nicht mehr zu heilen, und das Mädchen starb recht bald darauf. Von ihr hatte ich den Eindruck, daß sie nach dem Tod eine gewisse Zeit bei ihren zwei Brüdern blieb, die dann stellvertretend für das Mädchen ihre eigene musikalische Entwicklung durchgemacht haben. Das ist zwar nur eine Vermutung von mir, aber diese schicksalhafte Verbindung zeigte sich mir doch recht deutlich.

Anhand solcher konkreten Beispiele kann jeder über seinen eigenen Lebensumkreis nachdenken, und er wird sicherlich ähnliche Ereignisse finden, aufgrund derer er lernen kann, wie unmittelbar nah der Tod ins Leben eingebunden ist und daß einen selbst der Tod in jedem Moment ereilen kann.

W.W.: Beobachten Sie bei älteren Menschen eine Tendenz zu stärkerer Wachheit, da ihre Wahrnehmung nicht mehr von unzähligen Anforderungen des Lebens abgelenkt wird und sie sich auf kleinere Bereiche des Lebens beschränken können?

Bild 11

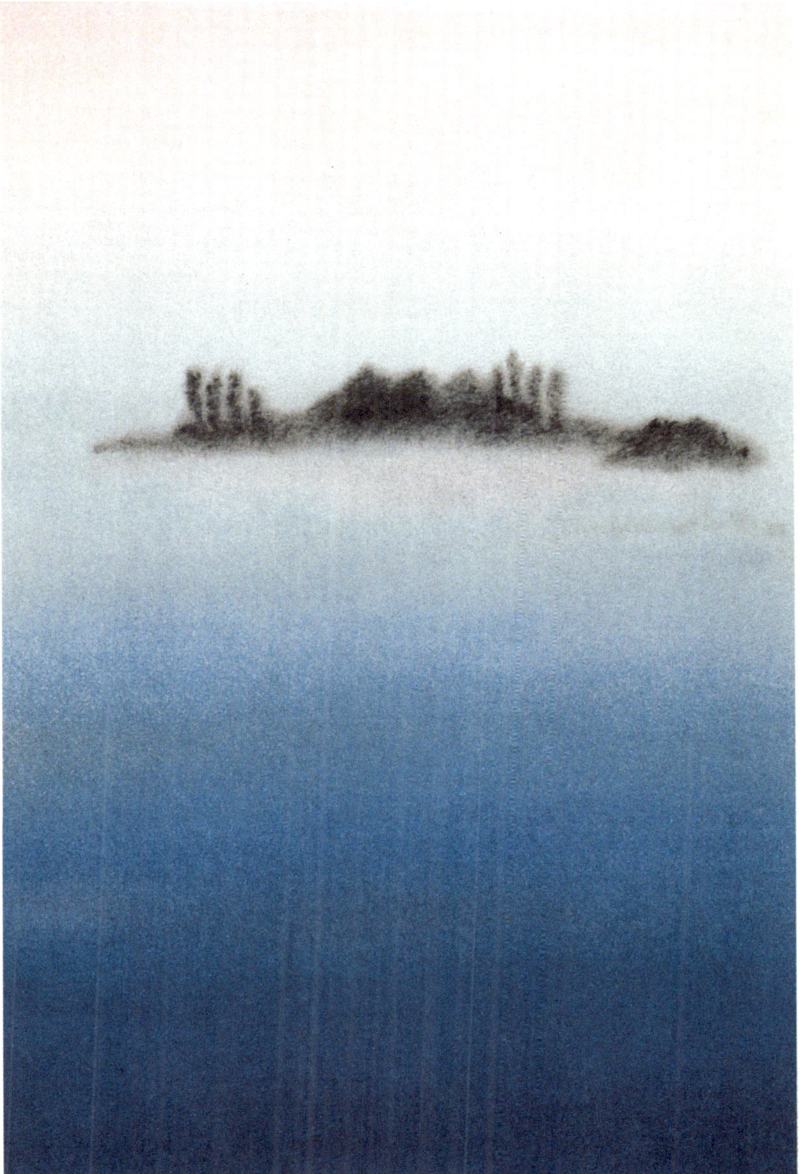

Bild 15

Lebensresümee

W. Voigt: Das ist sicherlich so. Allerdings ist dieses Wachwerden ein anderes, als wenn man in der Mitte des Lebens mit seinen bewußten Denkkräften wach ist. Die Wachheit eines älteren Menschen ist mehr eine Herzenswachheit. Das kann man bei Großeltern sehen, die mit ihren Enkeln zusammen sind. Die Enkel fühlen sich im Umkreis ihrer Großeltern einfach wohl, und man kann dabei das Gefühl haben, daß bei älteren Menschen eine Besonnenheit vorherrschen kann, die aus der Überschau über ein langes Leben mit reichlicher Erfahrung resultiert. Von dieser Kraft der Älteren werden die Kinder berührt, denn sie empfinden sie als eine wohltuende Wirkung.

Darüber hinaus können die alten Menschen mit größerer Wachheit bzw. höherem Bewußtsein auf all das blicken, was in ihrem Leben liegengeblieben ist, vor allem auf Schuld. Solche Menschen bitten dann oft um Vergebung, wenn sie allein sind, und wenn man mit ihnen darüber ins Gespräch kommt, spürt man, daß sie das Liegengebliebene gerne zu Ende führen möchten. Und es wirkt auf sie wie ein ungeheurer Trost, wenn man ihnen dann erklärt, daß gerade das einer der Gründe ist, weswegen wir wiedergeboren werden. Das Wort „wiederkommen" habe ich einmal aus dem Mund einer Sterbenden, die sonst immer nur herumgenörgelt hatte, mit seltener Begeisterung gehört: „Ja, wiederkommen, grüßen Sie alle lieben Menschen, die ich kenne, und alle guten Menschen, die ich nicht kenne."

Vielleicht erinnert man sich in diesem Zusammenhang auch an Charles Darwins Autobiographie. Er schildert im Rückblick auf sein Leben, daß er etwa bis zum 30. Jahr von Dichtung, Musik und Malerei begeistert war und sie auch praktiziert hat. Aber dann gab er sich nur noch dem Verarbeiten seiner Forschung hin und schildert, daß sein Verstand seitdem immer mehr zu einer Sortiermaschine wurde. Als er dann mit 40 Jahren wieder einmal versuchte, an seine alten Interessen anzuknüpfen, da konnte er es nicht mehr. Er empfand einen Widerwillen gegen Shakespeare und andere Dramatiker, gegen Musik und Malerei. Und als Resümee führt er aus: Wenn er noch einmal leben könnte, so würde er sich ab seinem 30. Lebensjahr jeden Tag ein wenig der Musik, Malerei und Dichtung hingeben, denn er habe erlebt, daß die reine Wissenschaft nur einen Teil seines Wesens beansprucht habe. Der andere Teil von ihm sei verkümmert. – Das sind ungeheure Erkenntnisse eines älteren Menschen.

W.W.: Haben Sie es auch erlebt, daß gerade sehr alte Menschen, die kurz vor ihrem Tod stehen, nicht mehr über diesen sprechen, selbst wenn es Anthroposophen sind?

W. Voigt: Ja, das habe ich schon erlebt. Das liegt aber daran, daß der Tod nicht mehr nur ein Gedanke ist, sondern zu einem Erlebnis wird. Er kommt herbei und ist schon wie eine Art Gegenwart. Eine neue Welt naht. Es beginnt ein Sprechen mit den Vorangegangenen. Im Umgang mit Sterbenden erfährt man, daß Namen von Menschen genannt werden, die bereits verstorben sind. Aber leider ist es dann meist so, daß die Lebenden den Sterbenden von den bereits Verstorbenen ablenken. Deswegen schweigt der Sterbende. Im Grunde ist dies ein Reifeprozeß am Ende des Lebens.

Augenblick des Sterbens

W.W.: Sollte man bestrebt sein, bereits während des Lebens alle offenen zwischenmenschlichen Fragen, Probleme und Konflikte zu klären, so daß man möglichst ohne ungelöste Probleme sterben kann?

W. Voigt: Das ist natürlich eine große Frage. In den Büchern von Klaus Raschen, „Der Mensch im Alter" (Stuttgart 1989), und von Volker Fintelmann, „Alterssprechstunde" (Stuttgart 1991), ist dies sehr gut beschrieben, und man findet dort auch eine Fülle von Verhaltensmaßregeln. Selbstverständlich sollte man bestrebt sein, offene Fragen und ungelöste Probleme während des Lebens zu klären, so daß man leichter über die Schwelle des Todes schreiten kann. Man sollte auch ein Testament machen. Die Hauptsache dabei ist, daß man loslassen kann und in einem einmal geschriebenen Testament nicht immer wieder herumbastelt. Wichtig ist auch, daß man an eine Erbschaft keine Bedingungen knüpft. Man sollte den Erben nicht seinen eigenen Willen nach dem Tod aufzwingen. Entweder regelt man noch alles zu Lebzeiten und verschenkt z.B. seine Besitztümer, oder man überläßt es seinen Erben, was sie damit zu tun gedenken.

W.W.: Und wie geht man mit den ungelösten Konflikten um?

W. Voigt: Die Klärung zwischenmenschlicher Probleme muß man während des Lebens üben. In der Bergpredigt gibt es den Hinweis: „Wenn du dir also bei der Darbringung der Opfergaben eines Unrechts bewußt wirst, das du jemandem zugefügt hast, so laß die Gaben vor dem Altar liegen und gehe zuerst hin, um dich mit deinem Menschenbruder zu versöhnen, und dann bringe deine Gaben dar." (Mt. 5, 23 f.) Das ist eine Übung, die wir abends vor dem Einschlafen praktizieren können. Niemals sollten wir mit

Bild 16

Bild 17

Zorn oder Groll in den Schlaf eintauchen. Diese Haltung gilt natürlich ganz besonders für die letzten Augenblicke des Lebens, und insofern ist es von höchster Wichtigkeit, daß man vor dem Tod möglichst viele belastende Probleme und offene Konflikte klärt.

W.W.: Sie erzählten mir einmal, daß sie erkennen können, daß ein Mensch in den nächsten drei Tagen sterben wird. Was ändert sich in diesen drei letzten Tagen?

W. Voigt: Der Blick. Auch treten gewisse Hemmungen des Sterbenden zurück. Wenn man den nahen Tod sehen darf, ist man als Helfer angerufen, und man sollte ihm mit teilnehmender Offenheit entgegentreten.

Sterbesakramente

W.W.: Das Sterbesakrament der Christengemeinschaft ist im Grunde sechsteilig, wenn man alles mit hinzurechnen will. Drei Bereiche liegen vor dem Tod, drei danach. Welche Bedeutung haben die letzte Beichte und die letzte Kommunion für den sterbenden Menschen?

W. Voigt: Wenn man zum eigenen Tod ja sagen kann, ist das für den Sterbenden bereits eine Art Kommunion, und wenn ein Mensch nach dem Christus fragt, so ist das zugleich ein Beichtgespräch. Indem er den Christus bittet, ihm beim Tod zu helfen, spricht der Mensch die tiefste Beichte aus, die man überhaupt aussprechen kann. Durch die Kommunion erfährt man eine Erlösung. Insofern können sich die Beichte und die Kommunion bei einem Sterbenden auf das Kleinste reduzieren. Es ist sogar möglich, daß man die Substanz der Beichte und der Kommunion an einen Sterbenden, der nicht mehr sprechen kann, oder an einen im Koma liegenden Menschen heranträgt. Man weiß, daß er diese Substanz empfängt und ihre Kraft empfindet.

W.W.: Hat die letzte Kommunion eine Auswirkung auf das Nachtodliche?

W. Voigt: Die Kommunion ist immer eine Verbindung mit der Erde, über die der Christus gegangen ist. Die letzte Kommunion hat als Hintergrund, daß noch ein letztes Mal der Lebensschauplatz des Christus empfunden wird. Da der Christus das einzige geistige Wesen ist, das, wie der Mensch aus der geistigen Welt kommend, auf der Erde gelebt hat, wird der Übergang für den Sterbenden von der Erde in die geistige Welt bewußter und bedeutsamer. Nach dem Tod wirkt es dann so, daß man aufgrund dieser letzten Kommunion auf die Erde als den Schauplatz von Golgatha zurückblicken kann. Das ist der große Trost nach dem Tod, daß man auf die Erde als den allergrößten Daseinsschauplatz des ganzen Weltenalls zurückschauen kann. Die Erde zeigt sich dann als der Mittelpunkt eines neuen Kosmos.

W.W.: Welche Bedeutung hat die letzte Ölung?

W. Voigt: Die letzte Ölung besteht aus zwei Teilen. Der erste Teil ist das Lesen des „Hohepriesterlichen Gebets" aus dem Johannesevangelium (17, 1–9). Wenn man sich mit diesen Worten, die wir in der Übersetzung von Rudolf Steiner sprechen, tief innerlich vertraut gemacht hat, so erfährt man, daß sie dorthin führen, wohin nach dem Prolog des Johannesevangeliums Christus die Menschen führen will. Es heißt dort: „Gott hat niemand bisher mit Augen geschaut; der eingeborene Sohn, der im Inneren des Weltenvaters war, er ist der Führer zu diesem Schauen geworden." (Joh. 1, 18) Der Lauschende kann sich wie aufgenommen fühlen in das Gespräch, das Gott, der Vater, und der Sohn Christus miteinander führen. Es tut sich so etwas wie eine goldene Bahn zu diesem Geistziel auf.

Dann folgt der zweite Teil. Er besteht aus drei Segenssprüchen, während derer jeweils ein Kreuz auf die Stirn des Sterbenden gezeichnet wird. Diese Kreuzeszeichen werden mit geweihtem Öl des Olivenbaums ausgeführt. Das Öl, das die Pflanze bildet, kann man als etwas betrachten, das über das Äußere des notwendigen Pflanzenwachstums hinausgeht. In ihm strebt die Pflanze über den Kreislauf ihrer irdischen Erscheinung hinaus: Sie ätherisiert sich im Öl. Und darin liegt bereits die Tendenz, wieder Licht zu werden. Und diese aus dem Irdisch-Notwendigen hinausstrebenden Kräfte haben eine heilende Wirkung.

Es beginnt also der erste Weihespruch mit dem „heilenden Öle", das die Tendenz zum Aufsteigen aus der Bindung an das Irdische hat. Diesem leibbefreienden Charakter des Öls wird die Seele anempfohlen. Dann wird ein Kreuz über dem rechten Auge auf der Stirn gezeichnet.

Der zweite Spruch besagt, daß in diesem Wirken der Segen des Christus lebendig ist. Ein leibfreies Leben wird dabei angesprochen. Das folgende zweite Kreuz kommt auf die Stirn über dem linken Auge.

Der dritte Spruch verkündet, daß dieser Lebenssegen von Christus selbst getragen wird. Sein starkes Seelenleben führt immer weiter. Das dritte Kreuz wird auf die Mitte der Stirn zwischen den Augen gezeichnet.

Man kann sich gut vorstellen, daß dieser Lichtvorgang aus der Kraft des Öls von einem Sterbenden, auch wenn er schon weit aus dem Leib heraus ist, erlebt wird. Dazu möchte ich noch ein Beispiel nennen.

In der Ferne war ein kleines Licht

Ein befreundeter Pfarrerkollege hat mir von einem im Koma liegenden Menschen erzählt. Als er an das Bett des Sterbenden trat, stellte er fest, daß dieser nicht mehr atmete, und folglich dachte er, daß er verstorben sei. Plötzlich kam aber wieder ein Atemzug. Dann trat wieder Stille ein. Nach einiger Zeit kam wiederum ein Atemzug, und wiederum trat längere Stille ein.

Grundsätzlich ist es immer die Frage, zu welchem Zeitpunkt man eine letzte Ölung vollziehen kann. So lange ein Mensch atmet, geht es noch. – Der Pfarrer vollzog bei diesem Menschen die letzte Ölung. Währenddessen begann der Atem des Sterbenden wieder kräftiger zu werden, und am Ende der letzten Ölung zitterten seine Augen, bis er sie letztlich aufschlug. Der Sterbende war wieder da und erzählte, daß er sich auf dem Weg durch einen dunklen Tunnel befunden hatte, in eine düstere und abgestorbene Landschaft geglitten war, aber ganz in der Ferne ein kleines Licht wahrgenommen hatte. Zu diesem Licht fühlte er sich wie hingerufen. Als er zu dem Licht hinstrebte, kam es auch näher. Mit einem Mal hörte er auch aus dem Licht heraus weltbewegende Musik und begriff das Wesen der Sphärenmusik. Gleich darauf nahm er ein Singen wahr und wußte zugleich, daß dies die Hierarchien sind. Er bemerkte noch, daß dieses Singen aus Worten bestand, und während er sich anstrengte, diese Worte zu enträtseln, kehrte er bewußtseinsmäßig in seinen Leib zurück. Daran kann man erkennen, daß ein Sterbender auch schon aus seinen Ohren heraus sein kann und trotzdem wiederkommt. Die Ohren sind meist das Organ, mit dem ein Sterbender noch zuallerletzt seine Sinnesumgebung wahrnimmt. Diesem Menschen hat die letzte Ölung geholfen, vorübergehend zurückzukommen. Er hat dann noch sechs Wochen gelebt.

W.W.: Wie findet man als Pfarrer den richtigen Augenblick für die letzte Ölung?

W. Voigt: Wenn ein Mensch so weit ist, daß er um die letzte Ölung bittet, wird man sie ihm geben. Daß die letzte Ölung in so einem Fall meist zum rechten Zeitpunkt kommt, merkt man vor allem daran, daß sich die Lösung vom Leib innerhalb der nächsten drei Tage vollzieht. Trotzdem kann man den Zeitpunkt für die letzte Ölung nicht unmittelbar festlegen. Man muß ihn aus der jeweiligen Situation ablesen. Man darf aber nicht denken, daß man nach einer letzten Ölung unbedingt sterben muß, denn es kann sein, daß man dann gerade mit neuen Kräften weiterlebt. Dann hat man eine neue Todeserfahrung miterlebt, dem Tod sozusagen einen neuen Geschmack abgewonnen.

W.W.: Kann man aus der Art, wie ein Mensch stirbt, Rückschlüsse auf sein abgelaufenes Leben ziehen?

W. Voigt: Man wird Zusammenhänge finden, wenn man auf das gesamte Leben eines Menschen als Ganzes schaut. Hin und wieder zeigt ein Mensch durch die Art seines Sterbens noch einmal einen markanten Charakterzug. Ich blicke aber nicht in dieser Weise zurück, sondern schaue in die Zukunft, denn der Tod ist ein Tor, durch das der Sterbende auf etwas Neues zugeht.

Unmittelbar nach dem Tod

W.W.: Wenn ein Verwandter oder guter Bekannter zu Hause stirbt und man in den ersten Stunden nach seinem Tod die Verantwortung für ihn trägt, was hat man dann alles zu bedenken?

W. Voigt: Selbstverständlich holt man zuerst den Arzt, damit dieser den Totenschein ausstellen kann. Einzelne Verrichtungen kann man dann selbst machen: das Betten, das Waschen, das Totenhemd ankleiden. Am besten deckt man einen Verstorbenen mit einem einfachen Leinentuch zu, nachdem man ihm die Augenlider geschlossen und das Kinn mit einer Binde hochgebunden hat. Damit vermeidet man, daß der Mund herunterfällt und bei der einsetzenden Totenstarre offenbleibt.

Man kann sich aber auch alternativ mit dem Totenschein gleich an eine Bestattungsfirma wenden, die dann diese Arbeiten sofort übernimmt. Natürlich muß dann auch die Bestattungsart – Erd- oder Feuerbestattung – geklärt werden. Für das Ritual der Christengemeinschaft ist es wichtig, daß man auch im Falle der Feuerbestattung eine Sargfeier wünscht, denn sonst wird der Verstorbene vor der Bestattung eingeäschert. Der Tote muß noch im Sarg sein. Es ist heute fast schon üblich, daß man statt der Sargfeier eine Urnenfeier durchführt.

W.W.: Was ist der Sinn der Totenwache, und wie führt man sie praktisch durch?

W. Voigt: Am besten stellt man ein Christusbild auf, zündet eine Kerze an und spricht gebetartig. Am besten nimmt man dazu das Johannesevangelium und liest es so, daß man es wie betend spricht, also in innerer Hingabe und Anschaulichkeit. Man sollte in den Bildern leben, die man liest oder die man ausspricht. Es gibt aber kein Maß, wie lange und wie oft man das machen sollte.

W.W.: Liest man das Evangelium laut oder leise?

W. Voigt: Halblaut. Es sollte schon zu hören sein, aber nicht so laut, wie man normalerweise spricht. Die Lautstärke sollte so bemessen sein, als wenn man zu einem Träumenden oder einem Kranken spricht.

W.W.: Ist die Totenwache eine Angelegenheit der Angehörigen, oder können dies auch andere Menschen machen?

W. Voigt: Das können alle Freunde durchführen, die es gerne wollen.

W.W.: Was bewirkt die Totenwache?

W. Voigt: Während der drei Tage durchlebt der Verstorbene sein Lebenspanorama. Wenn man das Johannesevangelium liest, gibt man dem Ätherleib des Verstorbenen die Möglichkeit, sich stärker zusammenzuhalten. Mit dem Vorlesen und der Totenwache tut man dem Ätherleib etwas Gutes. Man befindet sich in einem Prozeß, der dem Toten von außen her als Hilfe zugute kommt.

W.W.: Wie verändert sich der Leichnam in den ersten drei Tagen?

W. Voigt: Das ist ganz unterschiedlich. Es hängt vor allem von der Krankheit ab. Bereits Stunden nach dem Tod können die ersten Verwesungserscheinungen eintreten, so daß man den Sarg an sich schließen muß. Es kann aber auch sein, daß die Verwesungsmerkmale noch lange ausbleiben und man vor allem am Antlitz des Toten Veränderungen wahrnehmen kann. Das sind oft Spiegelungen dessen, was die Seele in der geistigen Welt gerade erlebt. Es können ganz hoheitsvolle Züge sichtbar werden, ganz einfache Menschen erscheinen plötzlich wie von hoher Würde übergossen, oder sie bekommen Züge eines Menschen, der zeitlebens ein intensives geistiges Leben geführt hat. Diese Veredelung des Antlitz kann man immer wieder erleben.

W.W.: Was ist der Sinn der Aussegnung?

W. Voigt: Sie ist der erste Teil der Bestattung, der zweite Teil ist die Bestattung selbst, der dritte die Totenweihehandlung. Die Aussegnung ist eine Art Hinausgeleiten aus dem persönlichen Verwandten- und Freundeskreis in die größeren Zusammenhänge nach dem Tod. Die Seele wandere in die Ruhe des Seelenseins, heißt es in unserem Ritual. Zuerst wird der verstorbene Mensch nur „der Entschlafene" genannt, später wird der Name des Verstorbenen genannt. Dieser Prozeß der Benennung führt am Ende des Rituals zu einer gewissen Selbständigkeit des Verstorbenen.

W.W.: Was bedeutet die Bestattungsfeier für den Toten?

W. Voigt: Während der Bestattungen, die ich selbst durchgeführt habe, hatte ich noch keine Wahrnehmungen von Verstorbenen. Ich kann mich aber gut an den Fall erinnern, wie eine Frau sich wünschte, von einem alten Pfarrer bestattet zu werden. Als Begleiter dieser Bestattung erlebte ich, wie diese Frau aus den Augen des zelebrierenden Pfarrers herausschaute und sich über alle anwesenden Menschen freute.

Die Elemente äußerten sich

Daß eine Bestattung bis in das Ätherische eines Erdenortes hineinwirken kann, erfuhr ich bei einer Kriegsbestattung in Griechenland, die ich in Ermangelung eines Divisionsgeistlichen zu halten hatte. Unter den Gefallenen war ein Leutnant, dem diese besondere Ehrung galt: Grabpredigt eines Geistlichen und drei Ehrensalven über dem Grab. In der inneren Einstellung auf dieses Begräbnis trat vor mich immer stärker die Fremdheit, daß Menschenleiber, die gar nicht von dieser griechischen Erde stammten, in sie hineingegeben werden mußten. Für die anwesenden Offiziere und Mannschaften konnte ich von der fernen Heimat sprechen. Aber dann kam die Überraschung: Bei herrlichstem Sonnenschein zogen wir an das Grab, das unter Kiefern und Pinien ausgehoben worden war und von dem man einen weiten Blick über das nicht weit entfernte Meer hatte.

Nach der Einsenkung der Gefallenen trat ich vor, und plötzlich wurde der Himmel schwarz. Begleitet von einem mächtigen Windstoß kam ein unerhörter Wolkenbruch herunter. Es vergingen nur wenige Sekunden, und das Wasser lief unter den Uniformen den Rücken hinunter. Meine Worte wurden mir vom Wind von den Lippen gerissen. Die vor mir stehenden Offiziere hörten nichts, sie sahen nur an meinen Lippen, daß ich sprach. Etwa 12 bis 14 Minuten dauerte meine Grabrede. Ich endete mit dem Vaterunser. In diesem Moment war die Regenwolke verschwunden. Der Regen endete abrupt. Die Sonne kam wieder hervor, und aus unzählbaren Tropfen in den Bäumen funkelte das farbige Sonnenlicht. Die Elemente fanden also eine Möglichkeit, sich zu äußern, wohl weil sie innerlich einbezogen waren.

Bei der Bestattungsfeier der Christengemeinschaft werden die Worte verlesen, die Christus am Grab des Lazarus spricht: „Wer mich erfühlt in sich, der lebet, auch wenn er stirbt." Das sind Worte, die der Seele und auch den Anwesenden ins Bewußtsein rufen, daß es jetzt der Christus ist, der dem Verstorbenen die Hand reicht und der ihn aus dem Todesschatten herausführt. Bei der Aussegnung haben wir das Element des Hinausgeleitens aus den persönlichen Verhältnissen, bei der Bestattung das Aufleuchten in der Beziehung zum Christus, der selbst durch den Tod gegangen ist und dadurch dem Verstorbenen die Weihe des Todes übergeben kann.

W.W.: Welche Bedeutung hat die Totenweihehandlung für den Verstorbenen?

W. Voigt: Durch sie wird der Verstorbene zum Vater geleitet: „Nimm ihn auf in deine Kraft, oh Vatergott." Es wird dann geschildert, daß die verstorbene Seele drüben aus der Kraft des Vatergottes west: im Lichte der Geisteshöhen, im Worte der Zeitenfernen, im Seelenreiche, in der Gottesoffenbarung, in Gnadenwelten. – Mit diesem dreiteiligen Bestattungsritual wird der Weg des Verstorbenen zu seinem neuen Wesen angeschaut: heraus aus dem Irdischen, durch den Christus, zum Vater hin.

Arbeit für den Verstorbenen

W.W.: Was bedeutet die übermäßige egoistische Trauer für den Verstorbenen?

W. Voigt: Trauer kann echt und ernst gemeint sein, und die Tränen fließen immer wieder. Aber dann kommt der Zeitpunkt, an dem z.B. ein verstorbenes Kind zur Mutter kommt und ihr mitteilt, daß ihm die Tränen wehtun. Ein Verstorbener wird durch die nicht bewältigte Trauer am Fortgang nach dem Tod gehindert. Unangebrachte Trauer ist immer egoistisch und bezieht sich weniger auf den Verstorbenen als auf den Trauernden selbst. Wer in der eigenen Trauer versinkt, denkt nicht an den Verstorbenen.

W.W.: Was bewirkt das Gebet für den Verstorbenen?

W. Voigt: Wenn wir für einen Verstorbenen beten, sollten wir uns an das erinnern, was Rudolf Steiner empfohlen hat. Wenn man für einen Verstorbenen betet, muß man sich klarmachen, daß er verschiedene Phasen und Prozesse durchmacht. Er hat auf der Erde Leidenschaften und Neigungen und vieles mehr gehabt, die er jetzt nicht mehr ausleben kann. Durch die entsprechenden Entbehrungen leidet er brennende Qual. Das Begehren nach dem, was er durch den Leib befriedigen konnte, verwandelt sich durch die Unmöglichkeit der Befriedigung in brennende Qual. Die Begehrlichkeiten fangen immer stärker an zu wirken, und das erlebt der Verstorbene als brennendes Feuer. Diese Begehrlichkeit muß sich im Nachtodlichen in sich selbst verbrennen.

Wenn man dann z.B. einem Verstorbenen ein Gebet mit etwa folgenden Worten zusendet: „Du bist in einer großen Hitze, und meine Gedanken und mein Beten mögen deine Hitze lindern", dann hilft man dem Verstorbenen und kühlt die Hitze, in der er brennt.

Darüber hinaus haben die Menschen auf der Erde einen starken Willen gehabt und durch diesen Willen die Erde entsprechend verändert. Sie konnten ihren Willen der Erde einprägen. Im Nachtodlichen ist die materielle Erde fort, und die Menschen haben keine Möglichkeit mehr, ihr ihren Willen einzuprägen. Ihr Wille geht fortwährend von ihnen weg ins Leere, ohne etwas ausrichten zu können. Dieser fortströmende Wille wirkt auf die Verstorbenen als Kälte, weil der Wille auf keinen Gegenstand trifft, an dem er warm werden kann. Dieses Kältegefühl der Toten kann man auch durch ein Gebet ins Auge fassen: „Ich will dir mit meiner Liebe und Dankbarkeit helfen, daß deine Kälte ein wenig erwärmt wird." Es ist sehr wichtig, sich auf diese Weise durch ein Gebet für den Verstorbenen einzusetzen.

W.W.: Zusätzlich zum Gebet kann man einem Verstorbenen auch etwas vorlesen. Wie macht man das praktisch?

W. Voigt: Im Grunde macht man es genauso, als würde der betreffende Mensch noch leben und man würde ihm vorlesen. Man kann auch dazu eine Kerze anzünden und sich ein Bild aufstellen, aber man kann auch ganz konkret sagen: „Mein lieber Freund, setze dich einmal mir gegenüber." Und dann spricht man mit ihm. Das ist eine Möglichkeit, ihn ganz konkret herbeizuholen. Natürlich muß man abwarten, ob der Verstorbene das auch will. In den meisten Fällen wird man allerdings die Anwesenheit des Verstorbenen nicht fühlen und ihm aber trotzdem vorlesen. Alles, was ich auf diese Weise für einen Verstorbenen vollbringe, ist nicht verloren. Denn ich kann es spätestens dann, wenn ich selbst sterbe, mit hinübernehmen und dem vorher Verstorbenen eigenhändig überbringen.

W.W.: Wann, wie oft und wie lange liest man einem Verstorbenen vor?

W. Voigt: Im Grunde hat das gar kein Ende. Rudolf Steiner sagt, daß man auch noch nach 30 Jahren einem Verstorbenen vorlesen kann. Alles, was man in Liebe tut, wirkt und kommt irgendwo zur Geltung.

Wenn man einem Verstorbenen regelmäßig vorlesen will, kann man dafür den Sonnabend wählen, oft ist auch die Zeit vor dem Einschlafen dafür gut geeignet.

W.W.: Angenommen, ein Verstorbener hat auf Erden nur anfänglich Kontakt zur Anthroposophie gehabt. Kann ich ihm nachtodlich noch etwas beibringen, indem ich ihm zusätzliche Bereiche aus der Anthroposophie mitteile bzw. vorlese?

W. Voigt: Wenn meine Gedanken nicht nur Rekapitulierung des Wissens sind und ich wirklich in ihnen lebe, wirken sie wie eine Art Okular für den Verstorbenen. Sie können dann so wirken, als ob sich der Verstorbene auch auf Erden schon mit der Anthroposophie beschäftigt hätte. Was man anthroposophisch denkt, nicht im Sinne des Wissens, sondern des Welterlebens, hilft einem Verstorbenen in der nachtodlichen Welt, die Bereiche der Seelen- und Geisteswelt zu sehen. Es liegt z.B. auch in derselben Richtung, ob man einem Menschen, der auf Erden kein Christ war, aus dem Evangelium vorlesen kann. Auch das ist möglich, wenn man es mit Leben, mit eigener lebendiger Substanz füllen kann. Auch jedes echte Gebet ist geeignet, auch ohne daß man dabei von dem Verstorbenen etwas spürt.

Der Selbstmörder

W.W.: Was empfindet ein Selbstmörder im Nachtodlichen, und wie kann man ihm helfen?

W. Voigt: Nach dem Tod eines Selbstmörders kam ich in der ersten Zeit überhaupt nicht an ihn heran, denn er war wie in sich selbst versunken. Ich erlebte ihn wie eine Art Feuerlohe. – Ein Selbstmörder hat sich gewaltsam aus seinem Schicksal herausgestellt. Vor allem hat er seinen Engel verlassen, und der Engel kann ihm nicht mehr helfen. Der Selbstmörder ist nicht mehr auf der Erde, aber er befindet sich auch nicht ganz in der geistigen Welt. Er muß sich in einem Zwischenreich aufhalten und durchlebt eine furchtbare Situation, in der er sich – auch das habe ich erfahren – an seine Angehörigen klammert. In diesem Fall hörte die Mutter immer eine Stimme: „Komm, komm, komm." Es war gut, daß die Mutter mir das erzählt hat, denn ich konnte ihr deutlich machen, daß es einem Selbstmörder überhaupt nicht helfen würde, wenn man ihm in den Tod folgen würde. Seine Worte bedeuteten nur, daß sich dieser Selbstmörder keinen anderen Rat wußte, als die Nähe zur eigenen Mutter zu suchen.

Aber man kann folgendes tun: Eines Tages erschien mir der Selbstmörder, und er stand vor mir in tiefer Trauer. Ich hatte das Gefühl, daß er mich bat, ihm den großen Weltzusammenhang zu vermitteln. Das erlebte ich als Aufforderung, ihm das Credo der Christengemeinschaft nahezubringen. Ich habe ihm dann das Credo ganz leise zugesprochen. – In diesem Credo liegt im Grunde eine absolute Weltengröße, denn es enthält alle wichtigen Zusammenhänge unseres Seins. Und das hat ihm geholfen. Er war wie erlöst und ist seitdem nicht mehr wiedergekommen. Aufgrund dieses Erlebnisses ist mir noch einmal klargeworden, was das Credo wirklich bedeutet.

Die Verbindung zu den Verstorbenen

W.W.: Wie stellt man Verstorbenen Fragen, und wann und wie kommen ihre Antworten?

W. Voigt: Auch das hat Rudolf Steiner als Möglichkeit hingestellt. Verstorbenen kann man echte Lebensfragen stellen. Dabei sollte man diese Fragen abends vor dem Einschlafen im Bewußtsein gegenwärtig haben, so daß man sie mit hinüber in den Schlaf nimmt. Dann muß man aufpassen, was am nächsten Morgen beim Aufwachen geschieht. Denn wenn die Frage bei den Verstorbenen angekommen ist und sie auch helfen wollen, kommt die Antwort, und zwar tönt sie wie aus dem eigenen Inneren.

W.W.: Auf welche Weise wollen die Toten im Leben der Menschen mitwirken?

W. Voigt: Das kommt darauf an, in welcher Phase sich der Verstorbene im Leben zwischen Tod und neuer Geburt befindet. Ich persönlich habe immer wieder bemerkt, daß die Verstorbenen im ersten Jahr nach ihrem Tod ganz in der Nähe ihrer Angehörigen sein wollen, und zwar bei allem, was diese tun: in der Küche, im Garten, bei allen Handhabungen. Sie leben in jeder Bewegung der auf Erden verkörperten Angehörigen mit. Diese Zeit kann auch bis zu 1.1/2 Jahre währen, aber dann kommt die Phase des Tröstens oder stillen Ratens. Später kommen Phasen, in denen man das Gefühl hat, daß die Verstorbenen bereits ganz weit weg sind. Dann muß man sie auch lassen. Natürlich darf man nicht erwarten, daß die Toten bei uns sind, sondern wir müssen uns bemühen, bei ihnen zu sein.

W.W.: Welche Auswirkungen hat es für einen Verstorbenen, wenn sich ihm kein auf der Erde lebender Mensch mehr zuwendet, weil sie alle glauben, er sei nicht mehr existent?

W. Voigt: Dann muß er auf diese Menschen verzichten, aber es sind immer noch andere Wesen in der geistigen Welt, mit denen er Kontakt aufnimmt.

W.W.: Ist das kein tragisches Einsamkeitserlebnis für den Verstorbenen, wenn niemand auf der Erde mehr an ihn denkt?

W. Voigt: Sicherlich. Rudolf Steiner schildert aus eigener Erfahrung, daß solche Verstorbenen erleben, daß sie ihre Angehörigen nur bis zu dem

Moment sehen, bis zu dem sie mit ihnen zusammenlebten. Alles, was die Angehörigen danach auf Erden ausführen, bleibt ihnen verborgen. Deswegen fühlen sich die Verstorbenen von ihren Angehörigen alleingelassen.

W.W.: Bemerken Sie Anzeichen dafür, daß die Verbindung zwischen den Lebenden und Verstorbenen in der letzten Zeit schwächer ist, oder ist es eher umgekehrt?

W. Voigt: Auf jeden Fall ist es anders geworden. Einerseits gibt es eine stärkere Verbindung zwischen Lebenden und Verstorbenen, denn die Wände zur geistigen Welt sind dünner geworden. Davon zeugen z.B. die unzähligen Nah-Todeserfahrungen, über die man in den letzten Jahren gehört hat. Auf der anderen Seite sind wir immer stärker in den Materialismus hineingeraten. Und die Seelen, die während des Lebens ihre Impulse ausschließlich im Materiellen ausgelebt haben, können nach dem Tod nicht voll in der geistigen Welt leben. Sie versuchen, sich ins irdische Leben zurückzudrängen und rutschen mit ihren Neigungen in Menschen hinein, die ihnen dafür Einschlupflöcher bieten.

W.W.: Angenommen, es verstirbt ein Elternteil von jungen Kindern. Wird dieser Verstorbene auch weiterhin aus der geistigen Welt für die Kinder Sorge tragen?

W. Voigt: Ja, aber das wird oft nicht richtig verstanden. Zunächst wird der Tod eines Elternteils als tiefer Verlust erlebt. Und die Kinder, die so etwas durchmachen müssen, haben in ihrem Leben immer das Gefühl, vereinsamt zu sein. Ich habe immer wieder erlebt, daß sich in einem solchen Fall das subjektive Leid in den Kindern festfrißt. Es müßte deshalb jemand kommen, um mit den Kindern im Gedenken an die Verstorbenen mitzuleben. Wenn die Verstorbenen nicht im Umkreis der Kinder leben können, so liegt das an den Zurückbleibenden, die das Kind zu versorgen haben.

Selbstverständlich wird ein Verstorbener auch für seine Kinder sorgen. Das kann man z.B. in Tolstois Erzählung „Wovon die Menschen leben" nachlesen. Diese Erzählung handelt von einem Engel, der die Mutter von neugeborenen Zwillingen in die geistige Welt holen soll, das aber nicht fertigbringt, weil er mit den Kindern Mitleid hat. Er läßt die Frau am Leben, und der Engel wird dazu verurteilt, so lange auf der Erde als Mensch zu leben, bis er den tieferen Sinn dieser Zusammenhänge durchschaut. Die Mutter muß aber trotzdem sterben. Der Engel wird mitten im Winter von einem Schuster aufgelesen und angelernt. Während seiner Gesellenzeit kommt eine Mutter mit zwei Kindern zu ihm, um Schuhe zu kaufen. Das sind die beiden Zwillinge, und eine Frau, die sich nach dem Tod der leiblichen Mutter der Kinder angenommen hat. Er erkennt die große Liebe der Pflegemutter zu den beiden Kindern. Der Engel erlebt also, daß die leibliche Mutter diese beiden Kinder zwar geboren hat, aber daß sie nach ihrem Tod dafür gesorgt hat, daß sie zu dieser neuen Mutter kommen.

Zu den Aquarellen von Huub Tielen

Die in diesem FLENSBURGER HEFT abgebildeten Aquarelle von Huub Tielen (Titelabbildung und Seite 82, 83, 86, 87, 90, 91, 94, 95) gehören zu einer umfassenden Reihe von 60 Aquarellen, die Huub Tielen zu den „Hymnen an die Nacht" von Novalis gemalt hat. Im folgenden geben wir die entsprechenden, zu den Bildern gehörenden Textstellen wieder. Die ursprüngliche Numerierung der Bilder ist beibehalten worden.

Im Anschluß daran finden sie eine kleine Erläuterung zu den „Hymnen an die Nacht" und die Biographie des Künstlers.

Novalis „Hymnen an die Nacht"

[Handschriftliche Fassung]

Bild I

Welcher Lebendige,
Sinnbegabte,
Liebt nicht vor allen
Wundererscheinungen
Des verbreiteten Raums um ihn
Das allerfreuliche Licht –
Mit seinen Strahlen u[nd] Wogen
Seinen Farben,
Seiner milden Allgegenwart
Im Tage.

Wie des Lebens
Innerste Seele
Athmet es die Riesenwelt
Der rastlosen Gestirne
Die in seinem blauen Meere schwimmen,
Athmet es der funkelnde Stein,
Die ruhige Pflanze
Und der Thiere
Vielgestaltete,
Immerbewegte Kraft –
Athmen es vielfarbige
Wolken u[nd] Lüfte
Und vor allen
Die herrlichen Fremdlinge
Mit den sinnvollen Augen
Dem schwebenden Gange
Und dem tönenden Munde.
Wie ein König
Der irrdischen Natur
Ruft es jede Kraft
Zu zahllosen Verwandlungen
Und seine Gegenwart allein
Offenbart die Wunderherrlichkeit
Des irrdischen Reichs.

Bild 2
Abwärts wend ich mich
Zu der heiligen, unaussprechlichen
Geheimnißvollen Nacht –
Fernab liegt die Welt,
Wie versenkt in eine tiefe Gruft
Wie wüst und einsam
Ihre Stelle!
Tiefe Wehmuth
Weht in den Sayten der Brust
Fernen der Errinnerung
Wünsche der Jugend
Der Kindheit Träume
Des ganzen, langen Lebens
Kurze Freuden
Und vergebliche Hoffnungen
Kommen in grauen Kleidern
Wie Abendnebel
Nach der Sonne,
Untergang. [...]

Bild 8–11

[Bild 8, ohne Abbildung] Einst, da ich bittre Thränen vergoß –
[Bild 9] Da in Schmerz aufgelößt meine Hoffnung zerrann und ich einsam stand an dem dürren Hügel, der in engen dunkeln Raum die Gestalt meines Lebens begrub, [Bild 10] Einsam, wie noch kein Einsamer war, von unsäglicher Angst getrieben, Kraftlos, nur ein Gedanken des Elends noch, – Wie ich da nach Hülfe umherschaute, Vorwärts nicht könnte und rückwärts nicht – und am fliehenden, verlöschten Leben mit unendlicher Sehnsucht hing – [Bild 11] da kam aus blauen Fernen, Von den Höhen meiner alten Seligkeit ein Dämmrungs Schauer [...].

Bild 15

Sehnsucht nach dem Tode. Er saugt an mir.

Bild 16

Weit und mühsam war der Weg zum heilgen Grabe und das Kreutz war schwer.

Bild 17

Oben baut er sich Hütten Hütten des Friedens, sehnt sich und liebt, schaut hinüber, bis die willkommenste aller Stunden hinunter ihn in den Brunnen der Quelle zieht. Alles Irrdische schwimmt oben auf und wird vor der Höhe hinabgespült, aber was Heilig ward durch der Liebe Berührung rinnt aufgelößt in verborgenen Gängen auf das jenseitige Gebiet, wo es, wie Wolken sich Mit entschlummerten Lieben mischt. [...]

Bild 18 (Titelbild)

Der Jüngling bist du, der seit langer Zeit
Auf unsren Gräbern steht in tiefen Sinnen –
Ein tröstlich Zeichen in der Dunkelheit
Der höhern Menschheit freudiges Beginnen.
Was uns gesenkt in tiefe Traurigkeit
Zieht uns mit süßer Sehnsucht nun von hinnen.
Im Tode ward das ewge Leben kund –
Du bist der Tod und machst uns erst gesund.

Über Novalis „Hymnen an die Nacht"
Huub Tielen

Friedrich von Hardenberg (Novalis) wurde 1772 in Oberwiederstedt in Thüringen geboren. Sein Vater, ein sächsischer Freiherr, war Direktor der Salinen. Friedrich von Hardenberg studierte u.a. in Jena, wo er Schiller und später auch Goethe kennenlernte. Während einer seiner ersten Dienstreisen als Jurist begegnete er in Grüningen der 12jährigen Sophie von Kuhn, für die er eine sehr tiefe Liebe empfand. Kurze Zeit später fand die Verlobung statt. Ihre Liebe dauerte aber nicht lange, weil Sophie starb, als sie gerade 15 Jahre alt war.

Novalis liebte Sophie so sehr, daß er sich entschloß, ihr „nachzusterben" – nicht durch Selbstmord, sondern durch den Entschluß, den Tod zu besiegen.

Er erlebte schon kurze Zeit nach ihrem Tod, während er an ihrem Grab stand, daß die Grenze zwischen Leben und Tod schwand. Er trat in das Reich ein, in dem die Toten leben, in das Reich der „Nacht", und er begegnete dort seiner Geliebten aufs neue. Dieses erste hellseherische Erlebnis führte ihn immer weiter in die Welt der „Nacht". In diese Welt eindringend, erlebte er die Geheimnisse der Gegenwart, Vergangenheit und Zukunft und die zentrale Rolle des Christentums in dieser Entwicklung. Aus diesen Erfahrungen entstanden die „Hymnen an die Nacht". Novalis starb 1801 mit 29 Jahren an den Folgen von Tuberkulose.

Huub Tielen, geb. in Blerick (Niederlande).
Ausbildung: Königliche Akademie für Kunst und Formgebung in ‚s-Hertogenbosch (1979), Akademie für künstlerische Therapie „De Wervel" in Driebergen (1986).
Kunstwerke: Perspektivische Studien in verschiedenen Räumlichkeiten (Spielen mit Projektionen, Dimensionen, Raum und Zeit, Entwicklung einer Perspektive mit sechs Brennpunkten und sechs Orientierungspunkten). Aquarelle, Ölgemälde und Zeichnungen. Ein spiralförmiger Miniatur-Farben-Tempel, basierend auf Goethes Farbenlehre (Holz, Glas, Spiegel und Farbe).
Studien über die Beziehung zwischen Klang und Farbe, inspiriert durch die Ouvertüre von Richard Wagners Parzival (Aquarelle).
12 Ölgemälde mit dem Thema „Die Sonne", die in Farbe, Sphäre und Form die 12 Monate des Jahres wiedergeben.
7 Ölgemälde mit dem Thema „Ich und meine Doppelgänger", wobei das menschliche Ich von Kräften wiedergegeben wird, die es in der Entwicklung seiner Menschlichkeit bedrohen.
Huub Tielen hat zu den „Hymnen an die Nacht" von Novalis 60 Aquarelle gemalt. Diese Aquarelle sind eine Übersetzung der „Hymnen an die Nacht" in die Sprache der Farben.
Auf Anfrage gibt er Vorstellungen mit dem Gedicht von Novalis (in deutscher Sprache) und den Bildern.

Anschrift: Huub Tielen, Jan Mosmanslaan 21, NL-5237 BB ‚s-Hertogenbosch

Wandlungen eines gemeinsamen Weges

Concordia Leimann

Über seine eigenen Erfahrungen mit Verstorbenen zu berichten ist immer sehr schwierig und persönlich. Ich werde es hier trotzdem tun, weil ich hoffe, daß es einigen Menschen Mut gibt, beim Tod eines geliebten Menschen nicht nur gelähmt vor Trauer zu verharren, sondern zu erkennen, daß es eine Möglichkeit gibt, einen neuen Anfang in der Verbindung mit einem Menschen zu finden, der nicht mehr physisch lebt.

Wir waren eine „heile", junge und glückliche Familie: Vater, Mutter und zwei Töchter. Die ältere Tochter war einunddreiviertel Jahre alt, die jüngere drei Monate, als wir erfuhren, daß mein Mann, der Vater meiner Kinder, Krebs und nur noch kurze Zeit zu leben hatte. Unseren Schock wird sich jeder vorstellen können. Wir konnten zuerst nicht begreifen, daß uns das Schicksal auf diese Weise traf. Der Tod ist doch gewöhnlich etwas, über das man nicht gern spricht, das man zwar bei alten Menschen erlebt oder wovon man in der Zeitung liest, aber daß er jetzt so mitten in unser Leben hereinbrechen sollte, war schwer zu realisieren. Unsere erste Reaktion war Furcht, und wir stellten uns die Fragen: Was passiert jetzt? Wie werden wir damit fertig?

Es kam eine sehr schwere Zeit auf uns zu, aber die Anthroposophie und das Wissen um Reinkarnation halfen uns, unser Schicksal anzunehmen und über den Tod und das Sterben zu sprechen. An erster Stelle standen die ganz praktischen Dinge: Wo möchte mein Mann sterben? Welche Art der Bestattung möchte er? Welche Behörden müssen informiert werden? Wovon werden wir später leben? Soll ein Testament geschrieben werden?

Dann gab mir mein Mann Bücher zu lesen, in denen das ganz Praktische vor und nach dem Sterben geschildert wird: alle Stufen des Sterbens, wie man nach dem Tod die Augen schließt, das Kinn hochbindet usw. Es war nicht leicht, diese Dinge miteinander zu besprechen, und es gab viele Tränen. Aber es sollte mir dann im entscheidenden Augenblick zu einer großen Hilfe werden, und ich wurde nicht plötzlich und unvorbereitet mit dem Tod konfrontiert. Denn wenigstens wußte ich, was ich tun mußte.

Die Entscheidung meines Mannes, zu Hause zu sterben, lag auf der

Hand und erschien uns ganz natürlich. Wir sprachen dann auch über die Zeit nach seinem Tod und verabredeten, daß ich ihm einen Tag in der Woche vorlesen würde. Nach einiger Zeit erschien es uns ganz normal, über diese Dinge zu sprechen, so als ob man sich über ein Ereignis, das noch in ferner Zukunft liegt, austauschen würde.

Nach einigen Monaten verschlechterte sich der Gesundheitszustand meines Mannes drastisch. Er bekam starke Schmerzen, denn es hatten sich Metastasen in der Knochenhaut gebildet. Diese Zeit verlief für mich – aus heutiger Perspektive – wie in einem Traumzustand. Ich weiß nicht, wie ich es geschafft habe, meinen Mann zu pflegen, gleichzeitig zwei kleine Kinder zu versorgen und den Haushalt ohne Hilfe zu bewältigen. Ich kann es mir nur damit erklären, daß ich die Kraft dazu von anderer Seite geschenkt bekommen habe. Heute würde ich kräftemäßig nicht eine Woche mit den damaligen Anstrengungen überstehen. Aber mein Mann und ich fühlten uns immer irgendwie beschützt und von Gutem umgeben, trotz allem Kummer und Leid.

Dann war es soweit, und ich wußte, daß die Mädchen uns nun einige Zeit verlassen mußten. Sie waren inzwischen drei bzw. fast zwei Jahre alt, und wir mußten uns zum ersten Mal trennen. Ich hielt es für das Richtige, daß sie den Tod ihres Vaters nicht direkt miterleben sollten. Das war auch der Wunsch meines Mannes. Er erzählte in seinen letzten Tagen unserer ältesten Tochter anhand des Kinderbuchs „Die Erdenreise des kleinen Engels“, daß er nun zu seinem Engel zurückgehen müsse.

Der letzte Erdentag meines Mannes war ein dunkler nebelverhangener Novembertag. Er war bewußtseinsmäßig bereits seit Tagen nicht mehr ständig ansprechbar, aber wenn, dann war er ganz klar. Ich weiß nicht, wie ich es beschreiben soll, aber er war dabei wie distanziert von der Gegenwart, von Raum und Zeit, so wie wenn jemand kurz vor einer Reise steht und ein Teil von ihm schon gegangen ist und mit seinen Gedanken in der Ferne schwebt, während der andere Teil noch Abschied nimmt und sich nicht trennen kann, weil er sich an sein Zuhause und an den dort lebenden Menschen festhält.

In dieser Nacht starb er ganz ruhig. Im ersten Moment, ich war ganz allein mit ihm in einem dunklen Zimmer, empfand ich Freude und Licht. Diese Freude spiegelte sich auch nach Monaten der Schmerzen und des Kummers in seinem Gesicht wider. Natürlich kamen Trauer und Schmerz, als mein Verstand wieder einsetzte und ich wirklich begriff, was geschehen war: Ich fühlte eine große Traurigkeit des Verlassenseins.

Jetzt erwies es sich, wie gut es gewesen war, daß wir so oft über alles, was jetzt zu tun war, gesprochen hatten: die Augen schließen, das Kinn hochbinden und die Hände falten, ehe die Totenstarre eintritt. Diese Verrichtungen vollzog ich ganz automatisch, ohne darüber nachzudenken. Dann zündete ich eine Kerze an und betete. Lange saß ich allein und schweigend bei meinem Mann. Ich hatte das Gefühl, daß er diese Ruhe wünschte. Zum ersten Mal in meinem Leben saß ich bei einem Toten, mitten in der Nacht, und es war nicht unheimlich oder gar gruselig, wie viele Menschen leider denken, sondern es war etwas ganz Natürliches und Selbstverständliches. Es lag eine ganz besondere, mir bis dahin nicht gekannte Stille im Raum. Ich hatte das Gefühl, daß da noch etwas anderes anwesend war, aber dieses andere blieb mir verschlossen.

Man erlaubte mir, meinen Mann zu Hause in einem kühlen Raum aufzubahren. Seine Geschwister und ich übernahmen abwechselnd die Totenwache, und währenddessen herrschte bereits eine andere Stimmung, als in den Stunden direkt nach seinem Tod. Mein Mann war schon etwas ferner für mich. Ich las leise das Johannesevangelium oder saß nur still da, und dabei kamen mir dann ganz wie von selbst Bilder aus unserer Vergangenheit ins Bewußtsein. Immer hatte ich das Empfinden, daß sich einige Zeit, nachdem ich den Raum betreten, gebetet oder gelesen hatte, das Licht im Zimmer veränderte: Es wurde irgendwie intensiver, wärmer.

Als wir zu seinen Lebzeiten über das Sterben und die Beerdigung sprachen, hatte ich immer Angst vor dem Augenblick, an dem der Sarg geschlossen und weggebracht werden würde. Bei einem dieser Gespräche war auch unsere anthroposophische Ärztin anwesend, und sie sagte zu mir, daß ich keine Angst zu haben brauche, denn ich würde dann ganz genau fühlen, daß das nichts mehr mit meinem Mann zu tun habe. Ich bezweifelte das sehr. Aber während einer Totenwache veränderte sich mit einem Mal die Stimmung im Raum vollkommen. Ich empfand den Raum dunkel und kühl, und unmittelbar wurde mir klar: Hier brauche ich nicht mehr zu sitzen. Ich spürte ganz deutlich, daß meine Aufgabe am Sarg beendet war, denn hier lag nur noch eine Hülle. Das, was den Menschen einmal für mich ausmachte, war nun woanders.

Von diesem Zeitpunkt an hielt ich mich an die Verabredung, die ich mit meinem Mann getroffen hatte. An einem bestimmten Abend in der Woche stellte ich ein Bild von ihm vor mich hin, zündete eine Kerze an und las ihm Steiner-Texte vor. In den ersten Wochen nach seinem Tod fühlte ich mich dabei nie allein, ich fühlte ihn so bei mir, wie zu Lebzeiten. Damit meine ich das tiefe und vertraute Gefühl der Nähe, das man hat, wenn sich der Lebenspartner – als lebende Person – im Zimmer nebenan befindet.

Später veränderte sich dieses Gefühl. Ich spürte seine Anwesenheit nicht mehr in der Bewegung von innen nach außen, sondern von außen nach innen. Zuerst war ich darüber traurig, denn es war wie ein zweiter Abschied, ein weiteres Loslassen. Als ich es aber akzeptierte, merkte ich, daß ich beim Vorlesen nicht nur etwas gab, sondern auch etwas zurückbekam. Diese Wahrnehmungen sind allerdings nur sehr schwer mit Worten auszudrücken, und ich habe auch nur einen kleinen Teil von ihnen beschrieben.

Der nächste Einschnitt in unser Leben kam neun Monate nach dem Tod meines Mannes. Plötzlich wurde meine älteste Tochter in der Nacht schwer krank. Im Laufe des nächsten Tages wurde mir plötzlich schockartig bewußt, daß sie sich zum Sterben hingelegt hatte. Nun erkannte ich den Tod. Ich rief sofort den Notarzt, obwohl wenige Stunden vorher der Kinderarzt bei meiner Tochter gewesen war, und der rief augenblicklich einen Krankenwagen, der uns mit Blaulicht und Sirene ins Krankenhaus fuhr. Dort teilte man mir mit, daß die nächsten Stunden und die folgende Nacht darüber entscheiden würden, ob meine Älteste überleben würde. Sie hatte eine bakterielle Menengitis. Ich fühlte mich, als ob mir der gesamte Boden unter den Füßen weggezogen und sich eine starke Klammer fest und schmerzhaft um mein Herz legen würde.

Da saß ich nun bei meiner Tochter allein in ihrem Krankenzimmer, während sie am Tropf angeschlossen war. Ich weinte und betete stundenlang. Auf einmal begann ich, mit meinem verstorbenen Mann zu sprechen, und ich wußte genau, daß er anwesend war und mich hörte. Ob ich laut oder nur gedanklich mit ihm sprach, weiß ich heute nicht mehr. Ich bat ihn, unser Kind noch einmal zu mir und ihrer kleinen Schwester zurückzuschicken. Ich könne ihr jetzt nicht mehr helfen, das müsse er tun, denn ihr Platz sei jetzt noch hier auf Erden bei uns und noch nicht in der geistigen Welt bei ihm.

Mein Mann und unsere älteste Tochter hatten immer eine ganz besonders enge Beziehung zueinander, und mir war klar, daß sie sich auf dem Weg zu ihm befand. Aber irgendwann wurde ich ruhiger – so, als ob mich jemand getröstet hätte. Meine Tochter wachte etwas später auf und war sofort bei klarem Verstand und ansprechbar. Sie wurde vollkommen gesund, ohne irgendwelche Behinderungen oder Spätfolgen. Der behandelnde Arzt sagte mir bei ihrer Entlassung aus dem Krankenhaus, daß es für ihn wie ein Wunder sei, daß sie alles ohne Schäden so gut überstanden hätte.

Wir hatten immer das Gefühl, daß jemand für meine Töchter und für mich sorgt. Seit die Mädchen ihr Gebet allein sprechen können, beten sie für ihren Vater jeden Abend die Fürbitte. Das hat sich bis zum heutigen Tag nicht verändert. So ist es für sie trotz der Trauer, keinen lebenden Vater mehr zu haben, doch möglich, etwas für ihn zu tun. Manchmal macht es sie traurig, weil sie keine direkte Antwort hören können, meistens aber tröstet es sie. Und diese Beziehung ist für sie ganz wichtig, sagen sie.

Ich konnte in den Jahren oft erleben, daß, wenn ich mal wieder verzweifelt war und gar nicht wußte, wie es weitergehen sollte, ich nach einiger Zeit immer wieder spürte, als ob mir jemand den Weg zeigen würde. Mir fielen sozusagen über Nacht Lösungen für manche Probleme ein, und ich erhielt frischen Mut und Kraft, um das Leben neu anzupacken und nicht weiter zu verzweifeln. Diese Hilfe in den alltäglichen Lebenssituationen wird mir aber immer erst später bewußt.

Ich lese nun schon seit über zehn Jahren meinem Mann weiter vor. Manchmal verändert sich danach die Atmosphäre und das Licht im Raum, wenn ich dann noch still dasitze. Vor Jahren spürte ich z.B. einmal eine ganz andere, fremde Atmosphäre beim Vorlesen. Als ich darüber nachsann, fiel mir auf, daß er während seiner Kamaloka-Zeit ungefähr an dem Punkt angekommen sein mußte, an dem unsere gemeinsam verbrachte Zeit vorüber war. – Seit einiger Zeit wird es mir immer deutlicher, daß das Vorlesen jetzt nicht mehr so oft geschehen muß. Das war wieder eine Stufe des Loslassens. Aber die Gewißheit, daß eine Beziehung zwischen Menschen trotz des Todes des einen nicht abreißt, gab und gibt mir viel Trost und Kraft. Und daß sich auch diese Beziehung im Laufe der Jahre verändert, halte ich für normal und gut, so wie sich alles ständig verändert und weiterentwickelt.

Oft werde ich von Menschen angesprochen, die auf einmal mit dem Tod konfrontiert werden, wie ich denn damit zurechtgekommen bin und es geschafft habe, Mensch zu bleiben und ein ganz normales Familienleben mit zwei normal entwickelten Töchtern zu leben. Ich kann dann nur jedem raten, sich darum zu bemühen, das, was Rudolf Steiner über den Tod mitgeteilt hat, als Tatsache zu erkennen und über alles zu sprechen, hauptsächlich mit dem Sterbenden, und ihn nicht allein zu lassen auf seinem Weg in die geistige Welt.

Der Tod als Wandlungsschritt

Interview mit Markus Treichler

von Klaus-Dieter Neumann

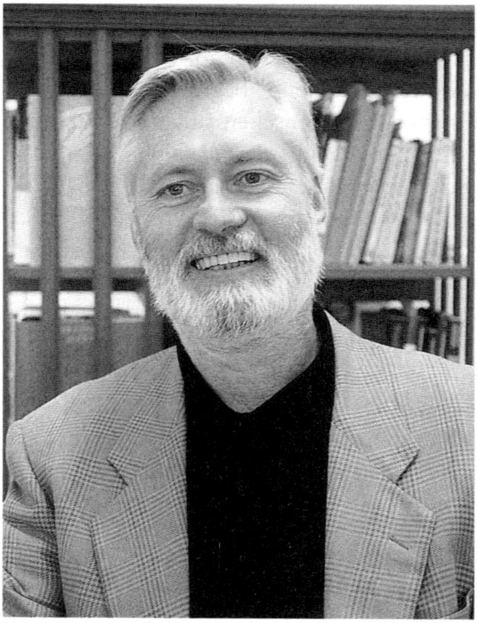

Markus Treichler, *geb. 1947 in Stuttgart; Waldorfschüler, verheiratet, einen Sohn. Studium der Theaterwissenschaft, Philosophie, Psychologie und Medizin. Nach dem Staatsexamen Facharztausbildung und ärztliche Tätigkeit in Psychiatrie, Kinder- und Alterspsychiatrie, Innere Medizin, Neurologie, Psychosomatik und Psychotherapie in verschiedenen Kliniken. Seit dem Studium im Sinne einer anthroposophisch-geisteswissenschaftlichen Erweiterung der Medizin und Psychologie engagiert. Seit 1987 Leitender Arzt der Abteilung für Psychosomatische Medizin, Kunsttherapie und Heileurythmie an der Filderklinik bei Stuttgart.*

Zahlreiche Veröffentlichungen sowie Lehr- und Vortragstätigkeit im Bereich der anthroposophischen Medizin, Psychotherapie und Kunsttherapie.

Buchveröffentlichungen: „Sprechstunde Psychotherapie. Krisen – Krankheiten an Leib und Seele. Wege zu ihrer Bewältigung“ (Stuttgart 1993); “Biographie und Krankheit“ (Hg., Stuttgart 1995); „Den Sinn des Todes fassen. Mut zur Begleitung Sterbender“ (Hg., Stuttgart 1996); „Mensch – Kunst – Therapie“, (Stuttgart 1996).

Wie wir mit einem sterbenden Menschen umgehen, ob wir ihm helfen können und ob wir die Kraft aufbringen, ihn in seinem Sterben anzunehmen, hängt nicht zuletzt auch davon ab, welches Bild wir vom Sinn des Todes haben. Wird er nur als Ende begriffen, dann kann das Sterben und der Verlust eines geliebten Menschen für die Hinterbliebenen unsäglich schwer werden. Erfassen wir ihn aber als einen Wandlungsschritt des Lebens, kann die Schwere gelindert werden und uns nach dem Tod auch die Kraft erwachsen, die Trauer umzuwandeln und die Beziehung zu dem Verstorbenen weiter zu pflegen.

Markus Treichler schildert in dem folgenden Interview u.a. verschiedene Aspekte der Begegnung mit dem Tod im persönlichen Leben und in der Arbeit an der Filderklinik. Er beschreibt die Phasen des Sterbens, die konkreten Schritte der Sterbebegleitung und die Trauerarbeit mit Hinterbliebenen. Dabei wird deutlich, daß das Verständnis vom Sinn des Todes als einem Wandlungsschritt nicht nur für den Umgang mit dem Sterben und der Trauer von Bedeutung ist, sondern auch ein Licht auf unser gesamtes Leben wirft.

Aspekte der Begegnung mit dem Tod

Klaus-Dieter Neumann: Was war Ihre erste Begegnung mit dem Tod?

Markus Treichler: Im Laufe meiner Biographie hatte ich einige mir wesentliche und nahegehende Begegnungen mit dem Tod. Die erste war der Tod meines Großvaters, den ich sehr geliebt und verehrt habe. Das war für mich der erste Anlaß, mich bewußt mit dem Phänomen des Todes auseinanderzusetzen. Ich habe dabei aber nicht an meinen eigenen Tod gedacht, sondern mich mehr mit dem Leben nach dem Tod, der nachtodlichen Existenz meines Großvaters und dem, was ich damals unter diesem geistigen Leben verstand, beschäftigt. Dabei wurden mir die zwei verschiedenen Qualitäten von Leben sehr intensiv bewußt: auf der einen Seite das Erdenleben, das wir bis zum Tod führen, und auf der anderen Seite das Leben nach dem Tod.

K.-D.N.: Wie alten waren Sie da?

M. Treichler: Damals war ich 25 Jahre alt. – Diese intensive Auseinandersetzung mit dem Tod eines mir sehr nahestehenden Menschen erfuhr ich dann noch zweimal in meinem Leben: durch den Unfalltod eines Freundes und durch den Suizid einer Freundin. Diese drei Erfahrungen waren, jede auf andere Weise, sehr tief und nahegehend.

K.-D.N.: Sie sind Leitender Arzt der Abteilung für Psychosomatische Medizin, Kunsttherapie und Heileurythmie an der Filderklinik. Wie werden Sie in Ihrer ärztlichen Tätigkeit mit dem Tod konfrontiert?

M. Treichler: In meiner Arbeit als Psychiater und Psychotherapeut gibt es da verschiedene Aspekte. Der erste Aspekt ist die Sterbebegleitung von körperlich kranken, sterbenden Menschen. Durch ihre Krankheit ringen sie mit dem Tod, sie gehen auf den Tod zu. Und meine Aufgabe ist es dann, sie in ihrem seelisch-geistigen Erleben darauf einzustimmen und auf den Tod vorzubereiten, indem wir auch gemeinsam damit umgehen, was sie davon wissen, ahnen, befürchten oder erhoffen. Die Sterbebegleitung ist eine Hilfe bei der Lösung des Seelisch-Geistigen, die sich durch die Krankheit und den nahenden Tod ankündigt. Das ist ein Aspekt der Begegnung mit dem Tod in meiner ärztlichen Tätigkeit.

Ein weiterer Aspekt, gewissermaßen unter umgekehrten Vorzeichen, ist die Arbeit mit seelisch-kranken, z.B. depressiven Menschen, die lebensmüde und suizidgefährdet sind, die nicht mehr leben wollen und vielleicht auch schon einen Suizidversuch unternommen haben. Hier besteht die Aufgabe darin, diese Menschen wieder mit ihrem Leben anzufreunden und zu verbinden, ihnen dabei zu helfen, ihre Angst und ihren Unwillen weiterzuleben zu überwinden und neuen Lebensmut zu finden.

Ein dritter Aspekt ist die Arbeit mit Hinterbliebenen, die einen nahen Angehörigen durch Tod verloren haben und mit dem Verlust in ihrer Trauer nicht fertig werden und dabei Hilfe brauchen.

Ein vierter Aspekt ist dann noch die psychiatrische, psychotherapeutische Hilfe für Menschen, die ohne eine akute Todesbedrohung in ständiger Todesangst leben. Sie leiden an einer Tanatophobie, d.h. an einer so starken Angst, sterben zu müssen, daß sie eigentlich gar nicht mehr richtig leben können. Ihre ständige Todesangst nimmt ihnen die Möglichkeit, ihr Leben zu führen. Sie bedürfen dann der psychotherapeutischen Hilfe, um mit ihrer Todesangst fertig zu werden.

Das sind also vier wesentliche Aspekte, wie ich in meiner Arbeit als Psychiater und Psychotherapeut mit dem Tod konfrontiert werde, ihm begegne und mit ihm umgehe. Der Umgang mit Sterbenden und deren Angehörigen, auch in der Trauerarbeit nach dem Tod, ist dabei jeweils immer eine besondere Erfahrung und eine intensive Begegnung mit dem Tod.

Den Sinn des Todes fassen

K.-D.N.: Was ist der Sinn des Todes, und wie kann man ihn erfassen?

M. Treichler: Beim Sinn des Todes kann man immer auch an den Sinn des Lebens denken. Das ist eine ebenso große Frage, die auch ähnlich schwer zu beantworten ist. Man kann darauf sehr verschieden antworten. Aber abgesehen von allem Individuellen im Leben und im Tod gibt es auch das Allgemeine. Und zur allgemeinen Bedeutung des Todes würde ich in Anlehnung an den Sinn des Lebens sagen: Der Tod ist ein existentieller Wandlungsschritt des Lebens. Er verändert unsere Existenz radikal. Der Tod beendet die physisch-leibliche Existenz des Erdenlebens, und es beginnt das nachtodliche Leben, das vollkommen anders weitergeht, weil es sich nicht mehr auf den physisch-materiellen Leib stützen kann.

K.-D.N.: Wenn ein Sinn des Todes die Lebenswandlung ist, dann kann man auch den Sinn des Lebens ohne eine Erkenntnis des Todes nicht umfassend verstehen.

M. Treichler: Ja, dieser Zusammenhang wird deutlich, wenn man den Tod nicht mehr als Abschluß und Ende, sondern als einen Wandlungsschritt auffaßt, durch den sich unser Leben radikal und total verwandelt, der unsere Existenz aber auch so verändert, daß wir nach dem Tod in einer anderen Form weiterleben. Während des Erdenlebens haben wir nur keine richtig konkreten Vorstellungen bzw. Erfahrungen vom Leben nach dem Tod und auch keine Erinnerung an unsere vorgeburtliche Existenz. Trotzdem besteht selbstverständlich ein enger Zusammenhang, und wir nehmen auch Wesentliches aus dem jetzigen Leben in das nachtodliche Dasein mit, so wie wir auch aus früheren Inkarnationen und dem geistigen Leben zwischen Tod und neuer Geburt etwas in das jetzige Erdenleben mitgebracht haben.

Wir wissen alle, daß wir geboren worden sind, obwohl wir uns nicht daran erinnern, denn unsere Erinnerung setzt erst etwa im dritten Lebensjahr ein. Natürlich zweifelt niemand daran, daß alle Menschen geboren sind, weil wir die Geburt an anderen Menschen beobachten können und es auch wissen, ohne uns an die eigene Geburt zu erinnern. Wir wissen aber auch, daß diese ersten drei Lebensjahre, an die wir uns nicht erinnern können, ganz wesentliche prägende Einflüsse auf unsere Persönlichkeit und unsere Biographie haben. Wir wissen heute sogar, daß schon vor der Geburt, in der pränatalen Phase, wesentliche Einflüsse stattfinden. Dieses Wissen nehmen wir auch an, obwohl unsere Erinnerung nicht bis dahin zurückreicht. Und wenn wir uns daran nicht erinnern können, was in den ersten drei Lebensjahren und in den neun Monaten der Schwangerschaft geschehen ist und welchen prägenden Einflüssen wir dort ausgesetzt waren, erscheint es doch immerhin möglich – und so ist es auch –, daß es auch noch eine Zeit davor gibt, an die wir uns auch nicht erinnern können, in der sich aber ebenfalls Wichtiges in unser Wesen einprägt, das sich später auslebt.

Das Leben nach dem Tod ist ein Stufengang, ein Aufstieg und ein Abstieg, der wieder zum vorgeburtlichen Dasein, zu einer neuen Geburt und einer neuen Erdeninkarnation führt. Auch vor der jetzigen Inkarnation sind wir also durch das Leben zwischen Tod und neuer Geburt hindurchgegangen. Wir haben zwar jetzt keine Erinnerung an diese Zeit, müßten aber intellektuell redlich, zumindest hypothetisch, davon ausgehen, daß es diese Zeit gibt und daß sie sehr wesentliche prägende Einflüsse auf unsere Persönlichkeit hat. Den Sinn des Todes erfassen heißt demnach zu akzeptieren, daß es diese andere Existenz gibt, die sehr wesentlich für die menschliche Individualität und ihre Entwicklung ist, und die auch einen bedeutenden Einfluß auf unser Erdenleben und unsere Persönlichkeit hat.

Durch die Sterbebegleitung für das eigene Leben lernen

K.-D.N.: Welche positiven Konsequenzen kann es für das eigene Leben haben, wenn man sich für Erfahrungen des Todes öffnet, z.B. indem man sich bemüht, einen Sterbenden zu begleiten?

M. Treichler: Man kann in der Sterbebegleitung viel lernen. Das gilt auch für die Begleitung von Menschen, die zwar noch nicht direkt im Sterben liegen, die aber durch ihre Krankheitssituation wissen, daß sie bald auf ihren Tod zugehen. Man kann an ihnen eine Intensivierung der Wahrnehmung des Lebens und eine Vertiefung erleben und vor allem auch miterleben, daß Sterbende und Schwerkranke, die bewußt auf ihren nahen Tod zugehen, viel klarer zwischen Wesentlichem und Unwesentlichem unterscheiden können als Menschen, die ihren Tod nicht vor Augen haben. Das ist etwas ganz Wichtiges. Wenn wir uns einmal vergegenwärtigen, wie wenig wir im normalen Alltagsleben die Frage nach dem Wesentlichen oder Unwesentlichen stellen, wie wenig wir das Wesentliche im Alltag deutlich im Bewußtsein haben, es fühlen oder ahnen, und dann erleben, wie nahe es einem Sterbenden liegt und wie gut ihm die Unterscheidung gelingt, dann ist das eine ganz beeindruckende Erfahrung, die auch im eigenen Leben nachwirkt. Hier sind uns die Sterbenden ein großes Stück voraus, und indem man das erlebt, kann man sich auch gefordert fühlen.

Wenn ich mit einem Sterbenden spreche, erlebe ich auch immer wieder etwas von der Frage, die der sterbende Mensch auch an mich hat: Was ist eigentlich echt an dir? Was kommt nur aus der Profession, aus dem Gelesenen und Gelernten, und was ist wirklich echt? Der Sterbende lebt mit der Frage, was echt an ihm selbst ist, was wesentlich in seinem Leben gewesen ist, und versucht, es immer tiefer zu ergründen und zu erfahren. Und mit dieser existentiellen Erfahrung schaut er auch die anderen Menschen an. Wenn man das spürt, fühlt man sich getroffen, und deswegen wird man selbst auch ein anderer, wenn man einen Sterbenden begleitet. Für das eigene weitere Leben ist diese Erfahrung sehr wertvoll, daß man auf das Wesentliche, das Echte im eigenen Innern angesprochen, daß man getroffen wird. Dadurch kann man reicher werden.

K.-D.N.: Gibt es weitere positive Erfahrungen, die besonders zu erwähnen wären?

M. Treichler: Es gibt viele positive Erfahrungsqualitäten, wenn man sich darauf einläßt, sich für einem Sterbenden zu öffnen, ihn zu begleiten und darauf einzugehen, was er uns sagen kann. Man sollte nicht meinen, daß man dem Sterbenden etwas beibringen muß, sondern wir sollten vielmehr auch zulassen, daß er uns etwas mitteilt. In der Begegnung erfährt man oft ein fast unerklärliches Gefühl von Beglückung, Erhebung oder Schönheit, und später erlebt man die Bereicherung, die man durch diese Erfahrung gewonnen hat. Eine dieser bereichernden Wirkungen läßt sich vielleicht mit den Begriffen umschreiben, daß man dadurch klarer sieht, einen klareren Blick für das Eigentliche bekommt. Die umfassenden Qualitäten dieser Begegnung lassen sich schwer in Worte fassen, man muß sie erleben.

K.-D.N.: Geht das in die Richtung, daß man auch den eigenen Tod deutlicher in sein Leben aufnimmt, etwa im Sinne des Wortes des Angelus Silesius: „Wer nicht stirbt, bevor er stirbt, der verdirbt, wenn er stirbt"?

M. Treichler: Ja, aber das kann man in verschiedener Weise verstehen. Zum einen könnte man darunter verstehen, daß man immer an den eigenen Tod denken und ständig im Bewußtsein haben sollte, daß das Leben einmal endet. Aber das halte ich für relativ unfruchtbar. Zum anderen kann man es auch so auffassen – und so wird es auch wohl Angelus Silesius gemeint haben –, daß der Wandlungsschritt, der sich mit dem Sterben und dem Tod vollzieht, auch schon im Leben durchgemacht werden muß. Auch im Leben müssen wir ständig Wandlungsschritte, Verwandlungen, Abschiede, Todeserlebnisse im übertragenen Sinn durchmachen, entweder ganz bewußt herbeigeführt oder unbewußt erlitten. Jede Entwicklung beinhaltet auch ein Todeserlebnis, aus dem wir verwandelt hervorgehen können. Den Tod in dieser Weise in das eigene Leben aufzunehmen ist sicher notwendig, und um sich dessen bewußt zu werden, kann die Begleitung eines sterbenden Menschen natürlich sehr hilfreich sein. Aber das hängt sehr stark damit zusammen, welches Bild wir vom Tod haben. Dafür müssen wir ihn als Wandlung sehen und dürfen ihn nicht als endgültigen Abschluß auffassen.

Der Zusammenhang von menschlicher Erkenntnis und Tod

K.-D.N.: In welchem Zusammenhang stehen menschliche Erkenntnis und Tod?

M. Treichler: Das ist eine spannende Frage, die auf verschiedene Ebenen weist. Ob man nun die Genesis nimmt, die Biologie, Psychologie oder Neurophysiologie, überall gibt es Zusammenhänge, die darauf hinweisen, daß Erkenntnis und Tod etwas miteinander zu tun haben.

In der Genesis wird der Zusammenhang zwischen Erkenntnis und Tod so aufgezeigt, daß dort der Mensch gemahnt wird: „Wenn du vom Baum der Erkenntnis ißt, wirst du des ewigen Todes sterben" (vgl. 1. Mose 2, 17). Damit ist nicht nur gemeint, daß der Mensch sterblich wird, sondern auch, daß er einen immerwährenden Todesprozeß in sich aufnimmt, der die Grundlage für den Erkenntnisprozeß bildet. Das findet seinen Ausdruck in der Devitalisierung unseres zentralen Nervensystems. Im Gegensatz zu allen anderen Körperzellen vermehren sich die Gehirnzellen, die sich in der Embryonalzeit gebildet haben, nicht weiter, sie teilen sich nicht mehr. Und im Laufe des menschlichen Lebens sterben die Gehirnzellen schrittweise ab. Wir haben genügend viele Gehirnzellen, so daß sich dieser Absterbevorgang nicht schädigend auswirkt, aber dadurch, daß sie ihre Vitalität, ihre Regenerationskraft aufgeben, wird überhaupt erst die Grundlage für die Erkenntnisfähigkeit geschaffen. Erst durch diesen Verzicht, durch das Zurückdrängen der Lebensprozesse im Nervensystem, wird Erkenntnis möglich. Wir verdanken unsere Erkenntnisfähigkeit diesem immerwährenden Todesprozeß in uns.

Aus der Biologie wissen wir darüber hinaus, daß man vom Tod eines Lebewesens nur in bezug auf Organismen sprechen kann, die ein Nervensystem ausgebildet haben. Pflanzen können zwar absterben, aber sie leben in anderen Pflanzen weiter. Es gibt keinen individuellen Tod im Pflanzenreich. Und auch im Tierreich leben einfache Organismen, Einzeller oder Mehrzeller, in anderen Exemplaren weiter, indem sie ihr eigenes Dasein durch Zellteilung aufgeben. Das ist aber nur bei den einfachsten tierischen Organismen der Fall. Alle anderen Tiere sterben einen spezifischen Tod. Und je höher und differenzierter das Nervensystem eines Lebewesens ausgebildet ist, desto spezifischer und individueller ist sein Tod. Beim Menschen, der über das ausgeprägteste Nervensystem als Erkenntnisorgan verfügt, ist der Tod am individuellsten. Der Mensch kann mit seinem Sterben und mit seinem Tod ringen, und wir können bei ihm Wandlungen seines Wesens im Sterbeprozeß erleben, die beim Tier nicht zu beobachten sind. Ein Tier kann leiden, und wir leiden mit, aber diese Wandlungsschritte kann es sicher nicht vollziehen.

Den sterbenden Menschen in seiner Würde achten

K.-D.N.: Was verstehen Sie unter einem würdevollen Sterben?

M. Treichler: Wenn wir einen Menschen in seiner Würde achten, dann heißt das, daß wir ihn auch in der Zeit seines Sterbens so respektieren und annehmen, wie er nun mit allen seinen Unzulänglichkeiten, Schwierigkeiten, Hoffnungen oder Ängsten mit dem Tod ringt. Ein würdevolles Sterben zu ermöglichen beinhaltet immer, den Menschen bedingungslos und vorurteilslos so anzunehmen, wie er jetzt ist, während er auf seinen Tod zugeht, ihn bejaht oder vor ihm zurückschreckt. Dazu gehört auch, daß wir alle noch so gutgemeinten Absichten, ihm etwas beibringen zu wollen, zurückstellen. Wenn wir den Sterbenden in seiner Würde achten wollen, dann ist die elementarste Stufe, ihn so zu nehmen, wie er ist, ohne etwas anderes von ihm zu wollen.

Im Moment des Sterbens ist das deswegen ganz besonders wichtig, weil es ein existentieller und nicht wiederholbarer Vorgang ist. Im Gegensatz zu vielen anderen Situationen des Lebens können wir vom Sterben nicht sagen, daß der Mensch es das nächste Mal besser machen könnte. Deswegen kommt es in der Sterbebegleitung darauf an, daß wir auch von der existentiellen Einmaligkeit der Sterbesituation getragen sind und dies in unserer Achtung und unserem Respekt zum Ausdruck bringen. Wenn der Sterbende erlebt, daß ein Mitmensch bei ihm ist – ob das nun ein Angehöriger oder ein professioneller Helfer einer Klinik oder Einrichtung ist –, der wirklich in der Lage ist, ihn vorbehaltlos zu akzeptieren und anzunehmen, dann tut ihm das gut.

Die Sterbebegleitung sollte mit einer Offenheit, Ehrlichkeit und auch gewissen Natürlichkeit geschehen, und nichts Routinemäßiges, Gespieltes oder gar Geheucheltes darf dabei zum Tragen kommen. Man sollte auch keine zwanghafte und falsche Ernsthaftigkeit an den Tag legen, sondern sich auf die ganz konkrete Situation, die man beim jeweiligen Menschen erlebt, einlassen. Da kann es sehr schöne und auch heitere Momente geben, die auch befreiend wirken können und etwas ganz anderes zeigen als das Vorurteil, um einen Sterbenden läge nur Traurigkeit und betretene Niedergeschlagenheit. Das muß überhaupt nicht so sein. Man muß an jeden einzelnen Menschen vollkommen offen herangehen.

Ein würdevolles Sterben würde ich also zunächst ganz unter dem Gesichtspunkt der menschlichen Begegnung sehen. In der Art, wie man einem Sterbenden begegnet, kann sich die Würde entfalten.

K.-D.N.: Oft wird unter der Ermöglichung eines würdevollen Sterbens verstanden, daß man einen sterbenden Menschen durch Medikamente von Schmerzen freihalten, daß man ihm aktive oder passive Sterbehilfe gewähren sollte. Was halten Sie von dieser Auslegung eines würdevollen Sterbens?

M. Treichler: Ob man einen Menschen im konkreten Fall von seinen Schmerzen befreien sollte, kann man erst aus der Begegnung mit ihm näher beurteilen. Wenn er eine Schmerzbefreiung wünscht, wenn er sie braucht, wird man auch für eine entsprechende Behandlung sorgen. Das ist eine sinnvolle Maßnahme, wenn man sie aus dem Kontakt mit dem Betreffenden gestalten kann. Wenn der Sterbende seinen Willen nicht mehr äußern kann, wird es dann schon schwieriger.

Den Begriff der Sterbehilfe halte ich für problematisch, wenn man ihn auf Maßnahmen anwendet, durch die der Sterbevorgang beschleunigt wird. Denn Sterbehilfe heißt nach meinem Verständnis, dem sterbenden Menschen auf dem Weg zu einem geistig-seelischen Schritt der Verwandlung zu helfen und ihn in seinem individuellen Sterben zu unterstützen. Und das bedeutet eben anzunehmen, was im Sterben mit ihm geschieht, was dabei in seiner Seele und in seinem Bewußtsein vorgeht, und darauf zuzugehen.

Auf die körperlichen Vorgänge einzugehen, steht dabei nicht im Vordergrund. Und im Beschleunigen des Sterbevorgangs würde ich unter Umständen sogar das Gegenteil von Sterbehilfe sehen, denn vielleicht ist dann der Mensch in seinem Seelisch-Geistigen noch gar nicht auf den Tod gefaßt. Er hat dann womöglich die verschiedenen Phasen und Schritte des Sterbens noch gar nicht in einer inneren Entwicklung vollzogen, und man würde ihm dann diesen seelisch-geistigen Entwicklungsweg des Sterbens verbauen, wenn man in dieser Situation den körperlichen Sterbevorgang beschleunigte.

Die fünf Phasen des Sterbens

K.-D.N.: Elisabeth Kübler-Ross hat fünf Phasen des Sterbens beschrieben: 1. Nicht-Wahrhabenwollen und Isolierung, 2. Zorn und Auflehnung, 3. Verhandeln, 4. Depression, 5. Zustimmung. Können Sie diese Phasen einmal näher erläutern?

M. Treichler: Diese Phasen sind ja ziemlich bekannt. In der ersten Phase will der Sterbende einfach nicht wahrhaben, daß sein Tod bald bevorsteht. Er leugnet z.B. die Schwere einer Erkrankung und die therapeutischen Mißerfolge, wird aber durch seine Krankheit so stark beeinträchtigt, daß er sich zunehmend von den angenehmen Seiten des Lebens isoliert fühlt. – In der zweiten Phase reagiert er dann mit Auflehnung, Zorn und Aggression auf den Zustand des Sterbenmüssens. Es wird vielleicht auch als ungerecht empfunden, daß man selbst sterben muß, während die anderen Menschen um einen herum weiterleben können, und daraus entstehen Neid und Wut gegenüber den Mitmenschen. – Dann kommt die Phase der Verhandlung, in der der Betroffene den tödlichen Ausgang seiner Erkrankung nicht mehr leugnen kann, aber noch einmal Hoffnung schöpft, daß durch sein Verhalten oder durch ein medizinisches Wunder doch noch eine Wende eintritt oder der Tod zumindest aufgeschoben wird. Er setzt dann vielleicht noch auf weitere, ungewöhnliche therapeutische Maßnahmen oder beschwört innerlich die Veränderung seines Verhaltens, und so verhandelt er in dieser Zeit mit dem unausweichlichen Schicksal des Todes.

Da dies aber keinen Erfolg zeigt, resigniert er schließlich, und es entsteht in der vierten Phase beim Sterbenden eine Depression. Jetzt kommt ihm zum Bewußtsein, daß alles nichts genützt hat und jeder weitere Versuch, das Sterben abzuwehren, vollkommen aussichtslos ist. Alles ist verloren. Diese Depression kann nun verschiedene Inhalte annehmen, indem sie sich z.B. auf das vergangene Leben oder die Angehörigen richtet; Schuldgefühle können in den Vordergrund treten, die Trauer über den Verlust der Schönheit des Lebens oder auch die Angst vor dem Kommenden. – Aber schließlich fällt eines Tages auch diese Resignation und Depression ab, und der Sterbende kommt in eine Phase der inneren Ruhe, Akzeptanz und Zustimmung. Er hat sein Schicksal angenommen und ist mit seinem Tod einverstanden. Bei manchen kann das erst unmittelbar vor dem Tod eintreten, bei anderen schon längere Zeit davor. Überhaupt können diese geschilderten Phasen individuell von sehr verschiedener Zeitdauer und Intensität sein. Es muß auch nicht immer eine klare Abgrenzung deutlich werden.

Diese Phasen, die Elisabeth Kübler-Ross zum ersten Mal systematisch beschrieben hat und die von anderen Forschern vielfach bestätigt wurden, sind keine Erfindung der Tanatopsychologie, sondern man kann ihre Beschreibung auch schon in der Novelle Leo Tolstois „Der Tod des Iwan Iljitsch" nachlesen. Tolstoi hat sie dort schon vor etwa 100 Jahren wunderbar und eindrücklich beschrieben. Der Dichter war der modernen Todespsychologie um 100 Jahre voraus. Ich denke, daß dieses Buch auch für uns heutige Menschen immer noch eine der besten Hilfen zur Sterbebegleitung ist.

K.-D.N.: Durchläuft jeder Mensch diese Phasen?

M. Treichler: Ich würde nicht sagen, daß jeder diese Phasen durchlaufen muß, zumal es ja auch sehr verschiedene Todesarten gibt. Es gibt sehr plötzliche Tode, z.B. Unfalltode, die die Menschen mitten aus dem Leben reißen. Dann ist es auch noch ein gravierender Unterschied, ob jemand an einer schweren Krankheit stirbt oder als Greis aus Altersgründen. Wenn der Sterbevorgang sich über einen gewissen Zeitraum hinzieht, z.B. infolge einer schweren Erkrankung, dann denke ich schon, daß jeder Mensch diese Phasen durchläuft, auch wenn man sie als Begleitender nicht immer in ihrer typischen Deutlichkeit erlebt.

Der Durchgang durch diese Phasen gehört auch mehr zu den allgemeinen Gesichtspunkten des Todes, und ihre Beschreibung hat hauptsächlich eine Bedeutung für die Angehörigen, Freunde und Helfenden, die dadurch bestimmte Äußerungen eines Sterbenden besser verstehen können. Die Beschreibung hilft ihnen, bestimmte Verhaltensweisen des Sterbenden besser zu deuten und adäquater mit ihnen umzugehen, z.B. indem sie in der zweiten Phase die Aggressionen nicht persönlich nehmen und auf sich beziehen. Sie können dann wissen, daß sich in diesen Aggressionen eine bestimmte Phase des Ablösungsprozesses ausdrückt. – Das Eigentliche ist aber, *wie* der Sterbende diese Phasen durchläuft, was er innerlich noch tun und wie er sich wandeln kann.

Brücken bilden – Sterbebegleitung in der Filderklinik

K.-D.N.: Was wird in der Filderklinik konkret für einen Sterbenden getan?

M. Treichler: Wir bemühen uns, aus dem Verständnis des Sterbens als einem Wandlungsschritt vom physisch-leiblichen zu einem geistigen Leben hin auch alle praktischen Handhabungen entsprechend einzurichten. Wir richten die Umgebung und die ganze Situation der Sterbenden so ein, daß sie ruhig und angenehm für ihn ist, daß er von der Aktivität, dem Trubel und der Hektik, die manchmal in einer Klinik anzutreffen sind, abgeschirmt wird. Wir versuchen, die Bedingungen zu schaffen, daß er zu seiner inneren Ruhe finden kann. Das kann auch in der Gestaltung des Raumes seinen Ausdruck finden, in dem außer dem Sterbenden keine weiteren Patienten liegen. Hier können den sterbenden Menschen seine Angehörigen besuchen, die auch längere Zeit bei ihm bleiben und dort übernachten können. Die äußere Umgebung wird also so gestaltet, daß sie angemessen und dem Sterbenden und seinen Angehörigen angenehm ist.

Desweiteren bekommt er selbstverständlich die Gespräche, die er wünscht und die für ihn wichtig sind, mit dem Arzt oder mit dem Seelsorger. Darüber hinaus geben wir als eine besondere Maßnahme dem Sterbenden gerne Musiktherapie, mit der wir in unserer Klinik gute Erfahrungen gemacht haben. Wir erleben dabei immer wieder, daß die Musiktherapie so etwas wie eine Brücke zwischen dem Hier und dem Jenseits bilden kann. Die Musik erleichtert den Menschen das Loslassen des Leibes und das Verwandeln der Krankheits- und Sterbeprozesse in ein seelisches Erleben. Die Musik ist besonders gut dazu geeignet, ganz ohne Sprache und Begriffe diese Vorgänge einzuüben.

Oft wird auch die Todesstunde, wenn das vorher gewünscht wurde, durch eine Musiktherapeutin begleitet. Daran schließen sich dann die Tage der Aufbahrung in besonderen Aufbahrungsräumen in unserer Klinik an. Auch in diesen Tagen gibt es unter Umständen noch eine musikalisch-therapeutische Begleitung, und natürlich die Begleitung durch die Angehörigen und auch durch einen Pfarrer der entsprechenden Konfession. Diese Zeit bis zur Bestattung wird also noch einmal in besonderer Weise gestaltet, auch unter Beteiligung der Menschen, die sich als Ärzte und Pflegende vor seinem Tod um ihn bemüht haben, so daß sich hier noch einmal eine Gemeinschaft aller derjenigen Menschen bildet, die zuletzt in seinem Leben mit ihm zu tun hatten. Die Bemühung um den Menschen hört nicht mit dem letzten Herzschlag auf, sondern sie geht über diesen Schwellenschritt des Todes hinaus weiter, sie setzt sich in die Tage der Aufbahrung fort, in denen ganz wesentliche Lösungsprozesse und Wandlungen des Verstorbenen geschehen. Das halten wir für ganz wichtig.

K.-D.N.: Was ist Ihr Anteil als Therapeut an der Sterbebegleitung in der Klinik?

M. Treichler: Das ist sehr unterschiedlich. Nicht immer werde ich als Psychiater oder Psychotherapeut zu einem Sterbenden gerufen, oft machen es die anderen Ärzte, die Pflegenden und Pfarrer. In den Fällen, in denen ich dazugebeten werde – meistens schon vor dem unmittelbaren Sterbevorgang –, um die schwer- oder sterbenskranken Menschen zu begleiten, gehöre ich dann einfach zum Team dazu, wie alle anderen auch.

K.-D.N.: Gibt es außer der Musiktherapie weitere besondere Gestaltungen der Todesstunde?

M. Treichler: Ja, aber das hängt natürlich immer von der Persönlichkeit des Sterbenden ab, z.B. welche religiöse Begleitung er jetzt noch möchte und bekommt, inwiefern er möchte, daß Angehörige oder Pflegende anwesend sind usw. Das gestalten wir natürlich immer ganz individuell in Anbetracht des Menschen, der da stirbt. Je nachdem, wie wir den Menschen erlebt und verstanden haben, versuchen wir, zusammen mit den Angehörigen die Situation so einzurichten, daß sie ihm gerecht wird.

Typische Fehler im Umgang mit Sterbenden

K.-D.N.: Gibt es typische Fehler im Umgang mit Sterbenden?

M. Treichler: Ja, einige Fehler kann man schon benennen. Nach meiner Erfahrung ist ein typischer Fehler, wenn man aus der eigenen Unsicherheit heraus meint, man müsse irgend etwas tun, und dann in einen falschen Aktionismus gerät, indem man ständig zu viel tut und die Ruhe nicht zulassen und gestalten kann. Solche Fehler resultieren verständlicherweise aus der eigenen Unsicherheit oder Angst, wenn jemand nicht weiß, wie er mit einem Sterbenden umgehen soll.

Ein weiterer Fehler ist daher, einem Sterbenden gegenüber Allgemeinplätze, phrasenhafte Redewendungen auszusprechen und etwas Unverbindliches zu sagen. Das wird einer echten Begegnung mit dem Sterbenden nicht gerecht. Floskeln, Binsenweisheiten, Banalitäten und allgemeine unverbindliche Redewendungen sind wohl die schlimmsten Fehler, die man im Gespräch mit Sterbenden machen kann, denn es kommt ja nicht darauf an, daß man irgend etwas sagt, sondern man sollte wirklich als Mensch anwesend sein. Mit seinem echten Wesen und seiner ganzen Geistesgegenwart sollte man anwesend sein, denn diese Anwesenheit spürt und braucht der Sterbende.

Dazu bedarf es nicht immer irgendwelcher Taten, und dazu muß man auch nicht immer etwas sagen. Wenn man diese reine Anwesenheit zuläßt und aushält, dann kann man auch darauf vertrauen, daß man, wenn es nötig ist, auch das Richtige tut oder sagt. Aus dieser Situation heraus ergibt sich ganz selbstverständlich, ob man den Sterbenden vielleicht einmal berührt, ihm die Hand hält, ob man etwas sagt oder auch nicht. Man kann auch im schweigenden Zwiegespräch mit dem Sterbenden ausdrücken, nachempfinden und verstehen, was er erlebt.

Die Lüge ist für den Sterbenden eine besondere Qual

K.-D.N.: In dem Buch „Den Sinn des Todes fassen“ (Stuttgart 1996) nennen Sie unter den Dingen, die man falsch machen kann, auch noch das Lügen. Das ist auch in der Tolstoi-Novelle gut beschrieben, daß Angehörige dazu neigen, einen sterbenden Menschen zu belügen, indem sie seinen sicheren Tod möglichst lange nicht ansprechen und wider besseren Wissens so tun, als würde alles wieder gut werden. Sie beachten sein Sterben nicht, haben kein Mitgefühl und gehen nicht darauf ein. Das ist nach Tolstoi für den Sterbenden eine besondere Qual.

M. Treichler: Ja, das ist richtig. Und wir erleben auch häufig, daß Angehörige den Tod verdrängen und den Sterbenden belügen, indem sie ihm etwas vorspielen, das nicht mehr den Tatsachen entspricht. Auch in den medizinischen Berufen kennt man dieses Phänomen, daß Ärzte und andere den Sterbenden lange im Unklaren lassen, weil sie ihn nicht belasten und vielleicht auch sich selbst nicht der Auseinandersetzung mit dem Tod stellen wollen. Das war früher wohl noch häufiger der Fall als heute. Die Erfahrung zeigt aber, und das geht auch aus den Untersuchungen von Elisabeth Kübler-Ross und anderen Forschern hervor, daß Sterbende oft früher als die Angehörigen wissen, daß sie sterben müssen. Und dann ist es für sie natürlich überhaupt keine Erleichterung, wenn man das übergeht und überspielt, sondern im Gegenteil: Das kann sehr quälend für einen Sterbenden sein, weil er sich dadurch in seinem Wesen und in seiner Würde mißachtet fühlt.

Daher ist es eher eine Erleichterung, wenn man den nahen Tod anspricht oder wenn man durch sein Verhalten, durch Blicke, Gesten usw. zu verstehen gibt, daß man weiß, daß dieser Mensch auf den Tod zugeht, und daß man ihm dabei beisteht. Man muß es also nicht unbedingt verbal ausdrücken, aber es sollte für den Sterbenden und den Angehörigen spürbar werden, daß beide es wissen. Man braucht aber keine Angst davor zu haben, den Tod anzusprechen. Das Verdrängen, Überspielen oder Verleugnen des Todes geschieht noch viel zu häufig, und daß dies dem Sterbenden weh tut, ist ganz eindeutig. – Auch dieser Fehler hat wieder mit der eigenen Unsicherheit, Angst und dem eigenen Bild vom Tod zu tun.

Mit Bewußtlosen so umgehen, als wären sie anwesend

K.-D.N.: Auf der Intensivstation werden die Patienten oft im bewußtlosen Zustand eingeliefert, und die Ärzte haben es dort generell häufig mit bewußtlosen und komatösen Patienten zu tun. Welche Möglichkeiten gibt es da noch, adäquat mit dem Sterbenden umzugehen?

M. Treichler: Die Kollegen, die in der Intensivmedizin tätig sind, Ärzte wie Pflegende, müssen selbstverständlich zunächst einmal handeln, z.B. wenn ein Unfallopfer bewußtlos eingeliefert wird, um das Leben zu erhalten. Das ist gar keine Frage, das muß getan werden. Im Laufe dieses Tuns gibt es dann auch hier die Möglichkeit, etwas von diesem Menschen wahrzunehmen. Und es ist wichtig, daß man sich auch in dieser Situation dafür öffnet und sich nicht hinter der eigenen Tätigkeit, den Apparaten und Medikamenten versteckt. Die Kollegen von der Intensivstation berichten das auch so, daß es dann trotz der ganzen Aktivitäten und Apparate möglich ist, etwas von dem Wesen dieses Menschen wahrzunehmen. Dann kann man manchmal auch schon erspüren, in welche Richtung es gehen wird, ob das Leben gerettet werden kann oder nicht. Diese Wahrnehmungen können auch eine entscheidende Hilfe für das weitere Tun sein. Wenn man sich dafür öffnet, kann einem aus der Umgebung dieses Patienten etwas entgegenkommen, das man erspüren kann und das einem weiterhilft. Natürlich herrscht im behandelnden Team nicht immer sofort Übereinstimmung, aber durch den Austausch der Wahrnehmungen und Beurteilungen stimmt das Team sich ja immer wieder ab, um Entscheidungen über die weiteren Maßnahmen zu treffen.

K.-D.N.: Jörg Bitterle, der als Krankenpfleger auf der Intensivstation in der Filderklinik arbeitet, beschreibt in seinem Beitrag des schon genannten Buches „Den Sinn des Todes fassen", daß es immer wieder Fälle gibt, daß aus der Bewußtlosigkeit erwachte Menschen sich an bestimmte und auch zutreffende Wahrnehmungen während ihres Zustands der Bewußtlosigkeit erinnern können. Aus diesen Erfahrungen hat man in der Filderklinik die Konsequenz gezogen, daß auf der Intensivstation oft auch mit bewußtlosen Patienten gesprochen wird, um die Maßnahmen oder das weitere Vorgehen zu schildern.

M. Treichler: Ja, das ist richtig. Wir haben hier den Eindruck gewonnen, daß das Bewußtsein dann nicht mehr im Körper lokalisiert ist, wie im Falle des normalen Wachbewußtseins, sondern sich vom Körper etwas in die Peripherie gelöst hat. Dadurch empfindet der Betroffene zwar seinen Körper nicht mehr, kann aber durchaus noch Wahrnehmungen dessen haben, was um ihn herum im Raum geschieht. Und manche erinnern sich tatsächlich später, wenn sie aus der Bewußtlosigkeit wieder erwacht sind, an diese Wahrnehmungen, die auch von den seinerzeit im Raum Anwesenden bestätigt werden. Daher hat es auch eine Bedeutung, wenn man sagt, daß man da ist und was man vor hat, weil der Betroffene das aus der Umgebung eher wahrnimmt als die Tätigkeit der Ärzte und Apparate am Körper selbst. Wir müssen lernen, mit diesem peripheren, mehr leibfreien Bewußtsein umzugehen, das in solchen Fällen auftritt, wenn schon eine Lockerung der Wesensglieder und ein Schritt in Richtung der Exkarnation stattgefunden hat.

Wann ist der Mensch tot?

K.-D.N.: Im Zusammenhang mit der Gesetzgebung zur Organtransplantation hat die Definition des Todes beim Menschen eine große Rolle gespielt. Wann ist der Mensch tot?

M. Treichler: Ich neige dazu, daß man es neben allen Definitionen auch noch davon abhängig machen sollte, was man am sterbenden Menschen erlebt. Früher war die Bestimmung des Todeszeitpunkts immer damit verbunden, daß andere den Tod eines Menschen eindeutig erlebt haben: Er atmete nicht mehr, hatte keinen Herzschlag mehr, veränderte sich, wurde kalt usw. Das konnte man immer ganz deutlich erleben und kann es natürlich auch heute noch. Die derzeitige Diskussion, ob der Mensch bereits tot ist, wenn der Hirntod eingetreten ist, wenn die Hirnfunktionen unwiderruflich erloschen sind, wird unter einem zweckorientierten Gesichtspunkt geführt.

Das Gehirn ist dasjenige Organ, das als erstes abstirbt, was auch nicht verwunderlich ist, wenn man bedenkt, daß es eigentlich von Geburt an in einem ständigen Absterbeprozeß begriffen ist, weil es gar keine eigene Vitalität hat, sondern belebt werden muß. Wenn das Gehirn stirbt, ist das der Beginn des Todesprozesses des Menschen. Aber der Mensch ist damit noch nicht tot. Wenn dieses Organ, das dem Tod immer am nächsten ist, gänzlich abstirbt, dann ist der Mensch ein Sterbender, und wir können davon ausgehen, daß die anderen Organe auch sterben werden, aber das kann noch einige Zeit dauern. Und während seiner weiteren Sterbeprozesse bedarf er dann auch noch ganz wesentlich der Hilfe und Begleitung.

Tote Organe kann man nicht transplantieren

K.-D.N.: Die Organe eines Menschen sind ja auch nur für eine Transplantation zu gebrauchen, wenn sie noch lebendig sind.

M. Treichler: Ja, tote Organe kann man nicht transplantieren. Und daraus folgt eben auch ganz eindeutig, daß ein Mensch noch nicht vollständig tot sein darf, wenn man ihm Organe für eine Transplantation entnehmen will. Sein Gehirn ist dann zwar tot, aber die Organe müssen noch leben. Deswegen hat man auch nur diese zweckorientierte Differenzierung vorgenommen, daß man den Tod des Gehirns zum Tod des Menschen erklärt.

K.-D.N.: Würde daraus nicht folgen, daß eine Organentnahme unter ethischen Gesichtspunkten eigentlich nur dann vorgenommen werden dürfte, wenn die Einwilligung des betroffenen Menschen in Form eines Spenderpasses oder einer Patientenverfügung vorliegt?

M. Treichler: Für mein Verständnis wäre das ganz eindeutig die angemessene Lösung.

K.-D.N.: Kann es für einen hirntoten sterbenden Menschen durch eine Organentnahme zu Problemen und Beeinträchtigungen seines Sterbeprozesses kommen?

M. Treichler: Das halte ich zumindest für denkbar. Diese Zusammenhänge sind noch viel zu wenig erforscht, aber es scheint mir insbesondere auch naheliegend zu sein, wenn der Betreffende nicht vorher einen bewußten Entschluß gefaßt und seine Zustimmung zur Organspende erklärt hat.

K.-D.N.: Wie stehen Sie persönlich dazu: Würden Sie Organe spenden?

M. Treichler: Im Moment würde ich weder Organe spenden noch empfangen wollen. Das hat auch mit meinem persönlichen Gefühl und Erleben zu tun, daß ich insbesondere auch auf den Empfang eines Organs verzichten möchte, weil das für mich nichts mit dem zu tun hat, was ich unter meinem Leben verstehe. Ich kann mir durchaus vorstellen, daß in meinem Leben unter Umständen eine schwere Krankheit auftreten und dann zum Tod führen könnte. Diese Möglichkeit akzeptiere ich auch jetzt schon, und ich würde in dem entsprechenden Fall keine Verlängerung meines Lebens durch eine Organtransplantation wünschen. Ich kann das respektieren, wenn andere das wollen, und es ist auch keine Frage, daß man eine Transplantation durchführt, wenn sie gewollt wird. Zu meiner Biographie sehe ich da aber keinen Bezug.

Die Trauer zulassen und verwandeln

K.-D.N.: Sie erwähnten eingangs schon die Trauerarbeit mit Hinterbliebenen. Was ist dabei der Grundgedanke?

M. Treichler: Ich halte es für wichtig, daß Menschen, die einen nahen Angehörigen durch den Tod verloren haben, in ihrem Trauerprozeß Hilfe bekommen. Vor allem kommt es dann auch darauf an, daß sie es lernen, Trauer zuzulassen. Man muß ihnen die Erfahrung vermitteln, daß sie trauern dürfen, daß sie ihre Trauer nicht überspielen, übergehen oder ablenken müssen. Denn Trauer ist ja nichts Ungesundes, Krankhaftes oder Negatives, sondern etwas durchaus Sinnvolles und Positives.

K.-D.N.: Was ist Trauer, wenn man sie näher charakterisieren will? Können Sie einmal den seelischen Zustand eines schwer trauernden Menschen beschreiben?

M. Treichler: Trauer ist zunächst einmal ein schweres und dunkel erlebtes Gefühl, das in der Regel ungerufen und ungewollt kommt und in der Seele des Menschen Einzug hält. Die Trauer lebt sich gewissermaßen in den Menschen ein und vertreibt seine Leichtigkeit, seine Freude und seine bisherige alltägliche Stimmung. Durch die Trauer werden seine Interessen eingeengt, und der Mensch wird sehr stark auf sich selbst und den Grund seiner Traurigkeit zurückgeworfen. Er wird vom Grund der Trauer angezogen, der oft ein Verlusterlebnis ist.

Da der Verlust etwas unbezweifelbar Reales ist, ist es auch wichtig, diesen Grund der Trauer und den Schmerz zu erleben und dann zu bemerken, daß diese Trauer etwas mit einem selbst zu tun hat, aber auch mit dem anderen Menschen, den man durch den Tod verloren hat, und schließlich auch mit der Beziehung zu ihm. Diese drei Qualitäten gilt es in jeder Trauer zu ergründen: Sie hat immer mit mir selbst, mit dem Wesen des anderen Menschen und mit meiner Beziehung zu ihm zu tun. Durch das Zulassen der Trauer und den Fragen, die man an die Trauer stellt, kann man dann im seelisch-geistigen Erleben und im Verhältnis zu diesem anderen Menschen sehr viel weiterkommen.

Wenn wir die Trauer aber unterdrücken, weil sie schmerzhaft und unangenehm ist, weil sie uns einengt und uns in unserer normalen oberflächlichen Fröhlichkeit behindert, dann verdrängen wir etwas, das uns in unserem Innersten berührt hat. Und das kann nicht richtig sein, wenn wir ein Ereignis, das uns im Innersten berührt hat, einen Verlust oder das Erlebnis mit einem Menschen, der uns wichtig war oder ist, verdrängen. Infolge einer verdrängten Trauer stellt sich dann auch oft etwas Schwereres ein, nämlich eine echte Depression, die als Krankheit dann deutlich macht, daß der Betroffene es allein nicht geschafft hat und jetzt Hilfe braucht. Der Depressive braucht Hilfe, weil er es nicht geschafft hat, die Trauer zuzulassen und sie zu befragen: Was hat das mit mir, mit dem anderen und mit meiner Beziehung zu ihm zu tun?

Durch die Trauer zum anderen Menschen finden

Durch die Trauer können wir etwas vom anderen Menschen erkennen, und wenn es sich um die Trauer nach einem Todesfall handelt, ist es wichtig, daß wir in dieser Trauer nicht bei uns bleiben und nur trauern, weil wir jetzt allein sind und zurückbleiben. Wenn es dabei bliebe, wäre das sicher eine unfruchtbare Trauer, sie wäre egozentrisch. Wenn wir aber durch die Trauer der Beziehung und dem Wesen des anderen Menschen nachspüren, dann können wir schließlich auch in eine Beziehung zum Verstorbenen kommen und ihm helfen. Die Trauer wandelt sich dann in eine helfende Beziehung zu dem Verstorbenen.

Dazu ist es allerdings nicht nötig, Schwarz zu tragen und traurig auszusehen, sondern man beginnt dann, nachzuspüren und mitzuerleben, was der Verstorbene gerade durchmacht. Dann steht nicht mehr der Verlust im Vordergrund oder das Gefühl, verlassen zu sein, sondern dann geht es um die Wandlung und Neugestaltung der konkreten Beziehung zu diesem Menschen.

K.-D.N.: Gibt es verschiedene Phasen der Trauer?

M. Treichler: Hier kann man sicher verschiedene Phasen unterscheiden. Zunächst wird natürlich der Schmerz erlebt. Dann tritt das Ringen mit diesem Schmerz ein, wobei manchmal auch Aggressionen auftreten können. Und schließlich muß sich die Trauer verwandeln, indem die Beziehung und das Wesen des anderen immer mehr zum Erlebnis wird. Das Eigene darf nicht als Zentrum des Erlebens der Trauer bestehen bleiben.

Diese Phasen sollte man meines Erachtens aber nicht mit einer bestimmten Zeitdauer verknüpfen. Es gibt da zwar Angaben, die sind aber nach Kulturkreis, Alter und Ursache der Trauer sehr verschieden. Viel wichtiger ist, daß die Trauer als ein Entwicklungsprozeß gesehen wird, in dem sich die Trauer wandelt und der zum Wesen des Menschen, um den man trauert, hinführen soll. Solange die Trauer eine Entwicklung durchmacht, ist es in Ordnung. Wenn aber eine Erstarrung und ein Verharren in der Trauer erfolgt, dann ist es gut, wenn jemand da ist, der helfend eingreifen kann, damit die Trauer wieder in Bewegung kommt.

K.-D.N.: Welche konkreten Schritte können dabei hilfreich sein? Kann es z.B. hilfreich sein, wenn man sich immer mal wieder einen Freiraum schafft, um sich ganz gezielt auf das Wesen dieses Menschen zu besinnen und sich an sein Leben und die gemeinsamen Erlebnisse zu erinnern?

M. Treichler: Es ist sicher gut, das Leben des Verstorbenen und die gemeinsamen Erlebnisse zu erinnern und im eigenen Bewußtsein lebendig zu erhalten. Dadurch werde ich von mir selbst weggeführt, und es ist ein wichtiger Schritt auf dem Weg zum anderen Menschen hin. Man muß diesen Schritt aber nicht unbedingt allein tun, oft ist es einfacher, die Erinnerung im gemeinsamen Gespräch mit anderen Angehörigen oder Freunden aufleben zu lassen. Das kann zu zweit oder auch in einer Gruppe geschehen. – Darüber hinaus kann man auch das Gespräch mit einem Priester, Therapeuten oder einem anderen Menschen, der professionell mit diesen Fragen umgeht, aufsuchen und hier weitere Hilfen und Anregungen erfahren, um die Trauer zu verarbeiten und zu verwandeln.

Die Unfähigkeit zu trauern

K.-D.N.: Was geschieht, wenn Menschen über den Tod eines Angehörigen einfach nicht hinwegkommen?

M. Treichler: Das äußert sich dann am häufigsten in Form von depressiven Erkrankungen. In der Folge sind auch andere psychosomatische Erkrankungen denkbar, die man im Zusammenhang mit den depressiven Zuständen sehen muß. Je nach Temperament und Charakter des Betroffenen kann das die verschiedensten Formen annehmen, wenn der Verlust und die Trauer nicht bewältigt und angemessen erlebt werden können. In jedem Fall ist dann aber eine psychotherapeutische Hilfe angezeigt.

In der Therapie geht es dann zunächst darum, diesen Menschen in seiner Unfähigkeit zu trauern zu erleben, herauszufinden, warum er in seiner Niedergeschlagenheit gefangen ist. Wie war seine Beziehung zu dem Verstorbenen? Welche Gefühle machen sich jetzt geltend, so daß er mit seiner Trauer nicht fertig wird bzw. nicht trauern kann? Sind das bestimmte Erinnerungen, Schuldgefühle oder Ängste? Häufig spielen Schuldgefühle im Erleben des Hinterbliebenen eine große Rolle, die nicht zugelassen oder bewältigt werden können und die ihn überfordern.

Es geht also darum, gemeinsam herauszufinden, was ihn in seine ausweglose Situation gebracht hat, und diese Dinge bewußtzumachen, anzuschauen und zu verarbeiten. Und bei aller Verschiedenheit der individuellen Gründe sollte der Weg dann vom eigenen Schmerz und ausschließlichen Verlusterleben wegführen und in eine reale Beziehung zum Verstorbenen münden.

Träume von Verstorbenen

K.-D.N.: Der Mensch kann auf vielerlei Weise mit Verstorbenen in Verbindung treten, sei es durch das Gebet, sei es, daß er ihm vorliest oder daß er Fragen an den Verstorbenen richtet. Der Verstorbene seinerseits ist oft um die Lebenden herum und möchte sich ihnen mitteilen. Das kann z.B. durch Träume geschehen. Kennen Sie Fälle, daß Verstorbene den Angehörigen in Träumen erscheinen und sich mitteilen?

M. Treichler: Ja, ich kenne viele solcher Fälle, sowohl aus dem privaten Umkreis als auch von Patienten, die mir davon berichten. Das ist eine Möglichkeit, wie diese Beziehung zunächst einmal weiterleben kann. Solche Träume sind nicht völlig außergewöhnlich und erst recht nicht pathologisch, sondern sie sind ein Ausdruck für die intensive Beziehung, die zwischen beiden Menschen bestand und noch besteht.

K.-D.N.: Kennen Sie Beispiele, in denen Verstorbene durch Träume helfend in das Leben von Hinterbliebenen hineingewirkt haben?

M. Treichler: Ja, das geschieht z.B., indem sich in Träumen bestimmte Lebenssituationen zeigen, die für den Hinterbliebenen wichtig sind. Der Träumende empfindet das Traumgeschehen als Antwort auf seine Fragen, kann sie auf seine Situation und sein Verhalten beziehen, Bestärkungen oder auch Warnungen erfahren. Er kann sich in einem Beschluß bestärkt fühlen oder auch auf bestimmte Zusammenhänge aufmerksam werden, an die er vorher nicht gedacht hat.

K.-D.N.: Kann es hier auch zu Täuschungen mit negativen Auswirkungen kommen?

M. Treichler: Das hängt immer von dem Betreffenden ab. Möglich ist z.B., daß solche Träume in ihrer Bedeutung einen zu großen Raum einnehmen, daß sich das Ganze mehr oder weniger verselbständigt und es zu Unklarheiten im Bewußtsein und im Erleben eines Menschen kommen kann. Das gilt nicht nur für Träume, sondern auch für Erlebnisse des Verstorbenen im Wachzustand. Da können natürlich auch Täuschungen, Einbildungen oder Verzerrungen auftreten. Man muß mit einbeziehen, daß darin auch eigene Wünsche, Bedürfnisse oder Ängste zum Ausdruck kommen können. Es muß nicht immer nur der Verstorbene sein, der sich in entsprechenden Träumen oder Wahrnehmungen ausdrückt.

K.-D.N.: Wie kann man hier zu einer Klarheit im Urteil kommen?

M. Treichler: Das ist schwer. In meiner Arbeit enthalte ich mich in der Regel einer Beurteilung. Im Gespräch mit einem Menschen, der solche Träume oder Wahrnehmungen hat, versuche ich, sie so zu besprechen, daß es für ihn selbst aufleuchtet, welche Bedeutung und welchen Gehalt diese Erlebnisse tatsächlich haben. Eine Beurteilung von meiner Seite ist nur dann notwendig, wenn diese Erlebnisse ganz eindeutig pathologische Züge tragen.

K.-D.N.: Tut man auch etwas für den Verstorbenen, wenn man sein Leben und die gemeinsamen Erlebnisse mit ihm in der Erinnerung durchgeht?

M. Treichler: Wenn man die Biographie des Verstorbenen und seine Persönlichkeit in der Erinnerung verlebendigt, bietet man ihm in einem irdischen Spiegel eine Hilfe zur Selbstwahrnehmung und Selbsterkenntnis. Der Verstorbene kann im Spiegel der Angehörigen seine Selbsterkenntnis ein Stückweit vervollständigen. Das hilft dem Verstorbenen in der ersten Zeit seines nachtodlichen Lebens, in der er damit beschäftigt ist, sein vergangenes Erdenleben aufzuarbeiten und mit Selbsterkenntnis zu durchdringen.

Im Wartezimmer zum lieben Gott

Interview mit Christian H.*

von Bernd Hansen

Christian H. ist ein 47 Jahre alter HIV-positiver Mann, der mit Rücksicht auf seine Familie und Freunde anonym bleiben möchte. Bis zu seiner völligen Erblindung im Sommer 1997 war er in einem künstlerisch-handwerklichen Beruf selbständig tätig. Seit dem Ausbruch seiner Krankheit ist er zweimal in letzter Minute ins Krankenhaus gekommen und noch einmal davongekommen.

Er lebt im eigenen Haus und wird von einem Pflegedienst betreut, bei dem sich zwölf Mitarbeiter abwechseln und der sich um das Frühstück und die Medikation (50 Tabletten täglich) kümmert. Außerdem hat er eine Haushälterin und Freunde, die sich um in kümmern.

Christian H. ist ein wacher, aktiver und intensiv wahrnehmender Mensch, der in seinem Umfeld unablässig verändernd und gestaltend wirkt: Willensstark hat er die Fäden in der Hand. Er hat seine Erkrankung angenommen und ist nicht an ihr verzweifelt. Ich glaube, daß er durch die Art, mit seinem Schicksal umzugehen, eine Stärke gewonnen hat, die auf seine Besucher ausstrahlt. Dadurch hilft er auch ihnen, mit ihren eigenen Ängsten umzugehen. – Im Gespräch zeigt er sich sehr lebendig und humorvoll. Seine Augen, seine Blicke fixieren das Gegenüber – zumindest dann ist seine Blindheit nicht bemerkbar.

Während eines unserer Treffen in letzter Zeit meinte Christian H.: „Ich sitze im Wartezimmer zum lieben Gott, und es muß von mir aus nicht mehr lange dauern, bis ich aufgerufen werde. Ich habe ein reiches und schönes Leben gehabt."

Bernd Hansen: Wie hast Du von Deiner Krankheit erfahren?

Christian H.: Ich habe mich vermutlich 1987 mit dem HI-Virus infiziert. Von meiner Ansteckung erfuhr ich aber erst 1993, als die Krankheit ausbrach. Damals wurde im Hamburger Tropenkrankenhaus festgestellt,

* Der Name wurde von der Redaktion geändert.

daß ich HIV-positiv bin und daß mein Immunsystem bereits so gut wie zusammengebrochen war.

B.H.: Wie kam es zu dieser Untersuchung?

Christian H.: Zu Weihnachten 1993 bekam ich eine Grippe, und mein Arzt riet mir, ein Antibiotikum zu nehmen, was ich in meinem ganzen Leben noch nicht getan hatte. Auch diesmal wollte ich darauf verzichten, spürte aber, daß die Grippe viel stärker war und tiefer ging als jemals zuvor. Irgend etwas stimmte nicht mit mir, das spürte ich ganz deutlich. Schließlich wurde die Erkrankung so heftig, daß ich ins Krankenhaus mußte, und dort stellte man fest, was mit mir los war.

Ich muß dazu sagen, daß ich lange schon ahnte, daß HIV und Aids mich selbst betreffen würden, eigentlich schon, als ich Anfang der 80er Jahre in der *Zeit* einen Artikel über diese Krankheit gelesen hatte. Ich bin homosexuell und bewegte mich damit in einer sogenannten Risikogruppe. Meine Ansteckung ist vermutlich durch meinen Lebensgefährten erfolgt, zu einem Zeitpunkt, als er von seiner Erkrankung noch nichts wußte. Selbst wenn man vorsichtig war und weitgehend monogam lebte, konnte ein falscher Kontakt zu einer Ansteckung führen, und das war mir eigentlich immer klar. Seit ich dann 1982 von der Existenz von Aids erfuhr, lebte ich ständig mit der unterschwelligen Angst, es könne auch mich treffen.

B.H.: Wußte Dein Lebensgefährte, daß er HIV-positiv ist, und hat er mit Dir darüber gesprochen?

Christian H.: Er hat es wohl gewußt, aber nichts gesagt. Im nachhinein konnte ich mir einiges zusammenreimen und mir gewisse merkwürdige Verhaltensweisen erklären. Aber erst, als ich selbst die Gewißheit hatte, infiziert zu sein, konnte er sich mir gegenüber äußern. Mich machte es traurig, daß er nicht das Vertrauen fand, offen mit mir zu sprechen, und ich weiß nicht, warum er es nicht tat. Wahrscheinlich hatte er Angst, mich zu verlieren, hatte Angst, ich würde ihn verlassen.

„Ich hatte wahnsinnige Angst"

B.H.: Wie hast Du reagiert, als Du von Deiner Erkrankung erfuhrst?

Christian H.: Im Tropenkrankenhaus sagte man mir, ich müsse damit rechnen, daß ich nur noch ein halbes Jahr zu leben hätte. Damit war die Gewißheit eines baldigen Todes in mein Leben getreten, und das war für mich ein Schock.

Ich hatte meine Eltern lange Zeit gepflegt und sie beim Sterben begleitet. Dem Tod ins Angesicht zu sehen war für mich also keine neue Erfahrung. Daher dachte ich, daß ich mit der Tatsache, tödlich erkrankt zu sein, und der Aussicht, bald sterben zu müssen, relativ gut hätte umgehen können, aber das war nicht der Fall. Nun war ich selbst direkt betroffen, und damit kam ich überhaupt nicht zurecht. Ich bekam wahnsinnige Angst, konnte wochenlang nicht mehr schlafen und lag nachts schweißgebadet in meinem Bett. Diese erste Zeit war für mich die Hölle auf Erden.

B.H.: Bekamst Du irgendwelche Medikamente?

Christian H.: Ja, man stellte für mich eine Therapie zusammen, die aus zwei Medikamenten bestand, wobei sich das eine von beiden noch in der Erprobungsphase befand. Ich nahm so zwei Jahre lang an einer Studie teil, in der die Wirkungsweise und Verträglichkeit dieses Medikamentes festgestellt werden sollte. Mir ging es während der Therapie wesentlich besser, und mein Immunsystem stabilisierte sich.

Aber nach zwei Jahren kam ich ins Tropenkrankenhaus, und mein Arzt zeigte mir ein Regal voller Aktenordner. „In diesen Ordnern", sagte er, „sind alle Fälle dokumentiert, die an der Studie teilgenommen haben. Sie und noch eine Frau sind die einzigen, die bis heute überlebt haben. Alle anderen sind verstorben." Diese Mitteilung hat mich natürlich sehr erschreckt und auch betroffen gemacht. Damit war die Studie beendet, diese Therapie wurde abgebrochen.

B.H.: Wie viele Menschen haben an der Studie teilgenommen?

Christian H.: Ich glaube, es waren etwa 200.

B.H.: Hast Du Deine Krankheit zu diesem Zeitpunkt stark gespürt, hat sie Dich damals schon körperlich erheblich beeinträchtigt?

Christian H.: Nein, ich spürte sie nur wenig.

Als der Freund starb

B.H.: Wie ging es mit Deinem Freund weiter? Hattet Ihr noch länger Kontakt, nachdem Du über Deine Krankheit Gewißheit hattest?

Christian H.: Ja, natürlich. Aber dem wurde bald durch den Tod ein Ende bereitet. 1994 starb mein Freund, nachdem er ein halbes Jahr lang sehr krank gewesen war. Ich hatte mich um ihn gekümmert und ihn in der Zeit gepflegt, in der er nicht im Krankenhaus war. An dem Tag, an dem er starb, wollte ich ihn im Hamburger Krankenhaus besuchen, doch als ich losfahren wollte, kam seine Mutter, die die ganze Geschichte sehr mitnahm und die große Schwierigkeiten hatte, das Schicksal ihres Sohnes zu ertragen. So sprach ich intensiv mit ihr und versuchte, sie zu trösten. Dadurch kam ich zwei Stunden zu spät ins Krankenhaus. Mein Freund war bereits verstorben. Ich empfand es aber nicht als bedrückend, daß ich in seiner Todesstunde nicht bei ihm war, denn die Krankenschwester, die ihn betreute, sagte mir, er sei sehr friedlich eingeschlafen.

Außerdem durfte ich mich zu ihm ins Zimmer setzen und so lange bei ihm bleiben, wie ich wollte. Also setzte ich mich zu ihm, zündete eine Kerze an und streichelte ihn zärtlich. Ich schaute auch manchmal nach oben, weil ich das Gefühl hatte, er würde über mir schweben und auf mich herunterschauen. Plötzlich bekam ich das Bedürfnis, mich zu waschen, und das tat ich auch. Ich sah dabei die ganze Zeit über zu meinem toten Freund. Erst viel später erfuhr ich, daß es in vielen Kulturen ein ganz übliches Ritual ist, sich im Angesicht eines Toten zu waschen.

Der Umgang mit dem Sterben anderer

B.H.: Hat sich Dein Verhältnis zum Tod nach dem Tod Deines Freundes verändert?

Christian H.: Ich hatte ja kurz zuvor den Tod meiner Eltern miterlebt. Mein Vater starb, während ihn ein Pfleger wusch, indem er einfach in sich zusammensackte.

Meine Mutter starb zwei Monate später. Ich war bei ihr und sprach mit ihr, als sie auf einmal eine sehr intensive Freude ausstrahlte. Es war beinahe so, als ob von ihr ein Licht ausging, und mir war klar, daß sie jetzt sterben würde. Sie muß einen sehr schönen Tod gehabt haben, denn sie machte den Eindruck, als hätte sie etwas unvorstellbar Schönes gesehen oder gehört.

Nach ihrem Tod bahrte ich sie drei Tage lang auf, holte jeden Tag Blumen aus ihrem Garten und legte sie auf ihr Bett, zündete eine Kerze an und ließ schöne Musik spielen. Auch sprach ich zu ihr und streichelte sie, denn obwohl sie nicht mehr lebte, war in mir ihr Bild ganz lebendig, und ich hatte das Gefühl einen starken Bezug zu ihr zu haben.

B.H.: In anderen Kulturen und auch in christlichen Kreisen ist es ja bis heute üblich, daß Menschen unmittelbar nach ihrem Tod drei Tage lang aufgebahrt werden, um Angehörigen und Bekannten die Gelegenheit zu geben, von den Verstorbenen Abschied zu nehmen. Das hängt mit dem Wissen zusammen, daß der Verstorbene drei Tage braucht, um sich vom

Körper zu lösen. Hast Du Dich von derartigen Vorstellungen leiten lassen, als Deine Eltern starben?

Christian H.: Als mein Vater starb, war ich darum bemüht, daß er möglichst schnell begraben wird, weil ich mit der Pflege meiner Mutter so beansprucht war, daß ich mir um die Bestattung meines Vaters keine großen Gedanken machen konnte. Als meine Mutter dann starb, war es mir ein inneres Bedürfnis, ausgiebiger von ihr Abschied zu nehmen, so daß ich aus einer Art innerem Instinkt heraus handelte. Ich habe auch Menschen, die zu meiner Mutter kamen und sich nach ihrem Zustand erkundigen wollten, hereingebeten. Oft hatten diese Menschen eine große Scheu, meiner verstorbenen Mutter gegenüberzutreten, aber im nachhinein empfanden es viele als wohltuend und richtig. Einige haben sich sogar bei mir dafür bedankt, daß ich ihnen die Möglichkeit gegeben habe, in dieser Weise von meiner Mutter Abschied nehmen zu dürfen. Es sei, so sagten sie, eine sehr friedliche und erhebende Stimmung auf sie übergegangen.

Ich wünschte, diese Art des Abschiednehmens würde wieder allgemein üblich werden, und für meinen eigenen Tod wünsche ich mir, daß ich von Freunden begleitet werde.

Der weitere Krankheitsverlauf

B.H.: Nach dem Tod Deines Freundes wurdest Du wieder mit Dir und Deiner Krankheit konfrontiert. Wie ging es weiter?

Christian H.: Ich nahm weiter Medikamente, und im Frühjahr 1996 verschlechterte sich mein Gesundheitszustand dramatisch. Ich litt an einer Durchfallerkrankung, die über mehrere Wochen anhielt und mich mehr und mehr auszehrte. Zu dieser Zeit wurde mein Blut nicht mehr regelmäßig untersucht, und buchstäblich in letzter Sekunde wurde ich dann ins Krankenhaus eingeliefert, wo man feststellte, daß diese Erkrankung von einem der Medikamente, die ich damals nahm, mitverursacht wurde. Das Medikament wurde dann sofort abgesetzt. Aber ich stand bereits an der Schwelle des Todes. Gegen Abend bekam ich heftiges Fieber und hatte das deutliche Gefühl, sterben zu müssen. Immer wenn ich die Augen schloß, sah ich um mich herum 30 Frauen in alter russischer Tracht, die beständig mit mir in Kontakt zu treten suchten und mir etwas geben wollten. Später sagte mir jemand, das seien wohl die Klageweiber gewesen.

Mit der Tatsache, zu diesem Zeitpunkt sterben zu müssen, hatte ich mich bereits abgefunden, aber eine Sache hatte ich noch nicht erledigt, und das störte mich. Obwohl diese Sache nicht so wichtig war, fehlte mir der innere Friede. Ich war noch nicht wirklich bereit zu gehen. Die Ärzte hatten mir zu diesem Zeitpunkt nur noch drei Tage zu leben gegeben, aber ihre Voraussage traf dann nicht ein, und ich erholte mich von der Krankheit.

Nachdem das betreffende Medikament abgesetzt worden war, ging es mir dann bald besser, und mir ging es auch noch eine ganze Zeit lang sehr gut. Später wurden meine Augen von einem Virus befallen, woraufhin ich wieder sehr starke Medikamente nehmen mußte. Auch einige Operationen wurden erforderlich. Aber trotz dieser Maßnahmen war ich Ende 1996 auf einem Auge nahezu erblindet. Diese Krankheit schritt immer weiter fort. Heute bin auf beiden Augen vollständig erblindet.

B.H.: Ab wann konntest Du gar nicht mehr sehen?

Christian H.: Im Sommer dieses Jahres (1997) erkrankte ich wieder schwer an den Augen und mußte operiert werden. Aber es half nichts, danach war ich blind.

Der Tunnel in die Ewigkeit

B.H.: Du hast mir erzählt, daß sich nach Deiner Erblindung andere Arten der Wahrnehmung einstellten. Kannst Du darüber etwas sagen?

Christian H: Es begann eigentlich damit, daß ich während meiner schweren Erkrankung im Jahr 1996 einen Tunneltraum hatte. Damals wußte ich noch nichts über Tunnelträume, wußte nicht, daß sie eine typische Erfahrung von Menschen sind, die an der Schwelle des Todes stehen.

Ich träumte, daß ich zu einem Tunnel kam, auf den viele Menschen zueilten. Ich hatte unmittelbar das Empfinden, daß dies der Tunnel in die Ewigkeit sei. Ich dachte: „Auf diesem Weg brauchst du dich nicht zu beeilen", und beschloß, ganz gemächlich in diesen Tunnel hineinzugehen und abzuwarten, was auf mich zukommen würde. Hier brach der Traum dann ab.

Kurz vor Weihnachten 1996, also etwa ein dreiviertel Jahr später, sollte ich aus dem Krankenhaus entlassen werden. Damals lag ich in meinem Zimmer im Krankenhaus auf meinem Bett und hatte die Augen geschlossen. Aber ich denke, daß ich nicht geschlafen habe. Mit einem Mal hatte ich das Empfinden, durch das Weltall zu fliegen. Ich sah die Dunkelheit und die Sterne und kam dann an den Tunnel, den ich bereits kannte. Aber

Die Reaktion der Mitmenschen

B.H.: Wie war die Reaktion Deiner Mitmenschen? Wie gehen sie mit Dir und Deiner Krankheit um?

Christian H.: Lange Zeit habe ich niemandem etwas gesagt, weil ich Angst vor der Reaktion hatte. Als ich dann aber den Mut fand, mich auszusprechen und mitzuteilen, hat zu meiner Überraschung niemand negativ oder ablehnend reagiert. Viele zeigten sich schockiert und fragten sich, was werden sollte, wenn ich immer schwächer werden würde. Insbesondere nach der Erblindung tauchte die Frage der Pflege auf. Es war klar, daß ich allein nicht mehr zurechtkommen würde. Heute kann ich ohne Hilfe nicht mehr sein, ich würde zugrunde gehen.

Aber das stellte sich eigentlich nicht als Problem heraus. Ich habe eine Haushaltshilfe, die sich um mich kümmert und die es mir ermöglicht, Gäste zu bewirten. Im Grunde geht mein Leben weiter, wie es vorher gewesen ist. Meine Freunde kommen auch nach wie vor zu Besuch.

Ein Pfarrer sagte einmal zu mir, daß ich jetzt nichts mehr zu tun brauche. Alles, was es zu erledigen gab, hätte ich getan, und nun könne ich loslassen. Mein Leben lang war ich vorwiegend handwerklich und künstlerisch tätig. Soweit es mir möglich ist, tue ich das auch heute noch, aber das Gefühl, etwas auf die Beine stellen zu müssen – ein Gefühl, das mich mein ganzes Leben begleitete –, dieses Gefühl habe ich nicht mehr.

B.H.: Gab es eine Veränderung in der Intensität der Begegnung mit anderen Menschen?

Christian H.: Ich lerne nach wie vor neue Menschen kennen, darunter auch viele gläubige Menschen. Zum Teil sind die Begegnungen sehr innig und nah, und ich wundere mich eigentlich, daß trotz meiner Krankheit und meiner Erblindung solche Nähe in der Begegnung noch möglich ist.

Zeitweise ist hier ein regelrechter Betrieb an Besuchern. Mitunter nimmt das Ausmaße an, die einem gesunden Menschen zuviel werden könnten, aber ich habe das gern und freue mich über jede Begegnung.

„Ich weiß, daß ich geborgen bin“

B.H.: Gibt es Dinge, die Du trotz der Fülle Deiner Begegnungen vermißt?

Christian H.: Seit mein Freund gestorben ist, gab es für mich keine ·gegnung mehr, in der Zärtlichkeit eine tragende Rolle gespielt hätte, und das vermisse ich doch sehr. Die zärtliche Berührung durch einen anderen Menschen fehlt mir, und ich meine damit wirklich Zärtlichkeit, keine Sexualität – an mir ist ja nicht mehr viel dran! Ich versuche diese Sehnsucht dadurch zu kompensieren, daß ich viel mit anderen Menschen spreche, viel telefoniere und geistigen Kontakt suche.

Anderthalb Jahre nach dem Tod meines Freundes habe ich es nicht mehr ausgehalten und habe die Aids-Hilfe aufgesucht, ein Kontakt, den ich lange Zeit gemieden habe. Aber die Unterstützung, die ich dort fand, hat mir sehr geholfen. Ich führte viele Gespräche mit anderen Betroffenen und Psychologen und lernte, meine Krankheit und ihre Begleitumstände zu akzeptieren.

B.H.: Wenn Du Deine Lebenssituation zusammenfaßt: Wie geht es Dir damit?

Christian H.: Ich weiß, daß ich an der Schwelle des Todes lebe. Vielleicht sterbe ich noch nicht morgen, aber irgendwann in naher Zukunft ist es soweit. Doch ich fürchte mich nicht, sondern bin mit meiner Lage zufrieden. Ich kämpfe nicht gegen meine Krankheit, das hätte ja auch keinen Sinn, sondern ich akzeptiere sie und akzeptiere auch den Tod. Wenn ich sterbe, so weiß ich, daß ich nach Hause gehen werde. Ich werde nicht einfach vergehen oder irgendwo in der Kälte des Weltalls aufgehen, sondern ich weiß, daß ich geborgen bin. Jeder von uns kann eines Tages nach Hause gehen, und das macht mir Mut.

Trauer – das Tor in ein anderes Leben

Hannelore Ingwersen*

Mein Anliegen in diesem Artikel ist es, mit konkreten Erfahrungen beizutragen, was in der Trauer auf die Angehörigen nach dem Tod eines nahen Menschen zukommt und welche Möglichkeiten in der Verbindung mit den Verstorbenen liegen können. Die öffentliche Aufmerksamkeit ist sehr auf die sterbenden Menschen gerichtet. Aber die Not der mitleidenden Angehörigen oder trauernden Hinterbliebenen ist nicht geringer, und hier wäre nach meiner Beobachtung noch sehr viel Arbeit und Hilfe nötig.

Es gibt ein Gedicht von Mascha Keléko, das diese Situation treffend beschreibt:

„Vor meinem eigenen Tod ist mir nicht bang.
Nur vor dem Tod derer, die mir nahe sind.
Wie soll ich leben, wenn sie nicht mehr da sind?
... Das Gehen schmerzt nicht halb so wie das Bleiben.

Der weiß es wohl, dem Gleiches widerfuhr,
– und die es trugen, mögen mir vergeben.
Bedenkt: Den eignen Tod, den stirbt man nur,
doch mit dem Tod der anderen muß man leben."

Mit dem Tod der anderen muß man leben. Von den Schwierigkeiten, Hilfen und Möglichkeiten des Weiterlebens soll dieser Beitrag handeln.

Seit gut einem Jahr bin ich Leiterin eines Hospizes. Vorher war ich als Sozialpädagogin fast sieben Jahre in einem Krankenhaus in Seelsorge und Sozialdienst tätig. In diesen Arbeitsbereichen konnte ich Erfahrungen mit kranken, sterbenden und trauernden Menschen sammeln. Meine persönlichen Erfahrungen mit diesem Thema haben mein Leben sehr geprägt, und ich möchte aus diesen Erfahrungen auch einige Beispiele beitragen. Die Veröffentlichung persönlicher Erfahrungen fällt mir nicht leicht, weil ich mich damit auch verletzbar mache. Aber ich denke, daß es an der Zeit ist,

---

* Hannelore Ingwersen, geb. 1953, ist seit 1996 Leiterin des Katharinen-Hospizes am Park, Flensburg. Davor war sie in einem Krankenhaus als Sozialpädagogin in Sozialdienst und Seelsorge tätig.

daß wir lernen, über diese Erfahrungen zu sprechen. Es wird später noch deutlich werden, warum. Von den Menschen, deren Erfahrungen ich hier auch erwähne, habe ich mir das Einverständnis für diese Veröffentlichung geholt.

Es sind einige meiner Freunde und auch mein Vater gestorben. Aber der große Einschnitt in meinem Leben war, daß ich zwei meiner drei Kinder sehr schnell wieder verloren habe. Das hat mich in eine große Not gebracht, die mir aber Erfahrungen und Einsichten möglich gemacht hat, die ich sonst wahrscheinlich nicht so hätte erleben können. In dieser Not ist bei mir der Impuls entstanden, in diesem Bereich tätig zu werden. Ich habe damals häufig gedacht: Wenn ich durch diese Krise jemals durchkommen sollte, dann will ich etwas mit meinen Erfahrungen für andere Menschen tun.

Seit fünf Jahren biete ich Trauergruppen im Rahmen des Hospizes an. Zum Konzept des Hospizes gehört es, die Angehörigen der Menschen, die bei uns im Haus verstorben sind, über den Tod des Patienten hinaus zu begleiten. Bei uns im Flensburger Katharinen-Hospiz am Park geschieht es in der Form, daß die Angehörigen zweimal jährlich zu einem Kaffeetrinken und einem Gedenkgottesdienst sowie zur Teilnahme an einer Trauergruppe eingeladen werden. Selbstverständlich können die Angehörigen auch sonst jederzeit kommen oder um ein Gespräch bitten.

Bevor ich näher auf das Thema Trauer eingehe, möchte ich noch etwas über den Rahmen sagen, der die Trauerarbeit fördert – über die Hospizbewegung.

Die Hospizbewegung

Die Hospizbewegung ist – wie der Name schon sagt – eine Bewegung, die aus der Bevölkerung heraus und als eine Antwort auf gesellschaftliche Zustände bzw. Notstände entstanden ist. Das ist wichtig zu wissen, und ich denke, daß das auch lange noch so bleiben wird, denn die Hospizarbeit lebt von dem lebendigen Engagement der Menschen, die wirklich etwas wollen, die sich bis zuletzt für das Ideal eines würdevollen Lebens und eines würdevollen Sterbens einsetzen. Beschrieben wird dieses Ziel häufig mit dem Satz: „Wir können dem Leben nicht mehr Stunden geben, aber den Stunden mehr Leben."

Darin zeigt sehr gut die Haltung der Hospizbewegung. Es geht nicht um eine Lebensverlängerung in jedem Fall, aber auch nicht um Lebensverkürzung, sondern es geht darum, die Zeit, die noch gegeben ist, so gut und so mit Leben erfüllt wie möglich zu erleben. Es geht um die Lebensqualität des letzten Lebensabschnitts für den Kranken selbst und für seine Angehörigen.

Hospiz heißt Herberge. Im Mittelalter unterhielten die kirchlichen Orden Hospize, um den Pilgern auf ihren Reisen Unterkunft, Pflege, Rast und Stärkung zu bieten. Diesen Begriff hat die moderne Hospizbewegung übernommen. Sie will dem Menschen für den letzten Abschnitt seiner Lebensreise Unterkunft, Pflege, Rast und Stärkung bieten. Heute würden wir sagen: Es handelt sich um ein Konzept einer medizinischen, pflegerischen, sozialen und spirituellen Betreuung.

Zur Geschichte der Hospizbewegung

1967 wurde in London das St. Christopher's Hospice durch die Ärztin Cicely Saunders gegründet. Cicely Saunders war Krankenschwester und Sozialarbeiterin, und sie studierte Medizin, um sich besonders der Schmerztherapie zu widmen. Durch ihr Vorbild breitete sich die Hospizbewegung in England sehr schnell aus. Der andere Name, der in diesem Zusammenhang genannt werden sollte, ist Elisabeth Kübler-Ross. Sie erlebte die Not der kranken Menschen in den Krankenhäusern von Amerika, die im krassen Gegensatz zu den Erfahrungen stand, die sie vorher als Schweizer Landärztin gemacht hatte. Sie widmete sich ganz der Arbeit mit sterbenden Menschen und unterrichtete darüber in Kursen, z.B. für Medizinstudenten. Darüber schrieb sie ihr erstes Buch, „Interviews mit Sterbenden". Auch dieses Buch erschien 1967. – Neben diesen beiden Frauen hat es sicher noch viele andere Menschen gegeben, die sich auch damals schon der Arbeit mit sterbenden Menschen gewidmet haben, die aber nicht so bekannt geworden sind. Man kann also beobachten, daß sich zeitgleich an zwei verschiedenen Orten der Welt – England und USA – die Arbeit zum Thema Tod und Sterben so verbreitet und entwickelt hatte, daß sie 1967 an die Öffentlichkeit kommen konnte.

Ich finde es übrigens sehr interessant, daß es beides Frauen waren, die den Anfang machten, dieses gesellschaftliche Tabu zu durchbrechen. Ich würde auch schätzen, daß heute ca. 90 % der Menschen, die in der Hospizbewegung tätig sind, Frauen sind.

Es dauerte etwa 16 Jahre länger, bis wir in Deutschland für den Hospizgedanken wach wurden. Trotz dieser „Verspätung" hat sich dann aber auch in Deutschland viel getan.

Hospizarbeit in Deutschland

Im wesentlichen sind es drei verschiedene Arbeitsbereiche, die bisher aus der Hospizbewegung hervorgegangen sind: 1. die stationären Einrichtungen; 2. die ambulanten Hospizdienste bzw. Hausbetreuungsdienste; 3. die Schulungs- und Öffentlichkeitsarbeit.

Stationäre Einrichtungen

In Deutschland gibt es zur Zeit 71 stationäre Einrichtungen mit 624 Betten, wobei es zwei verschiedene Arten von Einrichtungen gibt: das stationäre Hospiz und die Palliativstation. Der Unterschied liegt vor allem in der ärztlichen Versorgung. Während der Bewohner im stationären Hospiz von seinem Hausarzt weiterbehandelt wird, ist die Palliativstation eine spezielle Krankenhausstation, auf der ein Arzt mit Erfahrungen und Schwerpunkt in der Schmerztherapie arbeitet.

Ambulante Hospizdienste

Die Zahl der ambulanten Hospizdienste – an einigen Orten heißen sie Hausbetreuungsdienste – ist wesentlich größer. Die 329 ambulanten Hospizdienste begleiten ca. 13.700 Patienten pro Jahr, die zu Hause schwerkrank und sterbend sind. Dabei geht es um eine psychosoziale Begleitung und um die Entlastung der Familie, damit der kranke Mensch möglichst zu Hause bleiben kann. Im Hausbetreuungsdienst arbeiten wenig hauptamtliche und viele ehrenamtliche Mitarbeiter/innen. Zur Zeit gibt es zusätzlich 69 Hospizinitiativen, die meistens das Ziel haben, einen ambulanten Dienst aufzubauen.

Schulungs- und Öffentlichkeitsarbeit

Neben der konkreten Hilfe für kranke Menschen und deren Angehörige ist der andere große Bereich die Öffentlichkeitsarbeit zu diesem Thema. Unsere vom Materialismus gekennzeichnete Gesellschaft, die eine Illusion von ewiger Jugend und, daß alles machbar sei, aufbaut, hat den Tod verdrängt und ein großes Tabu über Sterben und Trauern verhängt. Es geht darum, das Thema Tod wieder in unser Leben und Denken hineinzunehmen. Das wird auch Auswirkungen auf das Leben haben. Eine Gesellschaft, die den Tod annimmt, wird auch das Leben selbstverständlicher bejahen können.

Die Hospizbewegung arbeitet dafür, dem Sterben wieder einen natürlichen bzw. gesunden Platz in unserem Leben und Bewußtsein zu geben und somit dazu beizutragen, daß wir den Tod, aber auch das Leben annehmen lernen.

Was ist Trauer?

Trauer ist der Prozeß, der einen Abschied begleitet. Abschied nehmen fällt uns meistens schwer, denn in uns lebt eine starke Tendenz, daß alles so bleiben soll, wie es ist und wie wir es gewohnt sind. Von daher ist Abschied meistens mit Schmerz verbunden. Wir kennen viele Arten von Abschied: Scheidungen, Trennungen, Abschied von der Gesundheit, vom Arbeitsplatz, von der Heimat, von den Kindern u.v.m. Hier soll es um den Abschied durch Tod gehen.

Der zweite Aspekt wird vielleicht überraschen: Trauer hat etwas mit Liebe zu tun. Wo Liebe ist, ist unweigerlich auch Trauer. Mit jeder Liebe ist verbunden, daß es eines Tages auch Abschied geben wird und damit auch Trauer. Erich Fromm schreibt: „Trauer und Liebe erfordern beide ein Erlebnis innerer Kraft." Da spürt man etwas von dem Unterschied einer gesund durchlebten Trauer und einer Depression.

Die Unfähigkeit zu trauern

Heute werden an vielen Orten Trauergruppen und Trauerbegleitungen angeboten. Man kann sich fragen, warum das sein muß. Das hat es früher auch nicht gegeben, und die Menschen mußten ohne fremde Hilfe mit ihrem Schmerz fertig werden. Es gibt das Buch von Alexander Mitscherlich mit dem Titel „Die Unfähigkeit zu trauern", das auf unsere Erfahrungen mit dem Nationalsozialismus bezogen ist. Der Titel hat auch heute seine Berechtigung. Denn viele Menschen haben es heute sehr schwer, wirklich zu trauern. Viele verschleppte, nicht ausgelebte Trauerprozesse führen zu Depressionen und anderen Krankheiten. Es ist not-wendig (es wendet die Not), daß wir trauern lernen. Zum Trauern braucht man Mut und auch Kraft. Fritz Zorn, ein junger Mann, der an Krebs erkrankt ist, schreibt ein Buch mit dem Titel „Mars", das ein Wettlauf mit seiner Krankheit wird. In diesem Buch beschreibt er, daß sein Krebs die ungeweinten Tränen sind.

Die Tatsache, daß sich heute Menschen in Gruppen finden, z.B. den Trauergruppen, die durch ein gemeinsames Schicksalsereignis verbunden sind, ist für mich eine Antwort auf die veränderte Gesellschafts- und Familiensituation. Früher war der Verlust eines Menschen der gemeinsame Verlust einer großen Familie. Vieles wurde in der Gemeinschaft ertragen. Heute stehen die Menschen in ihrer Not häufig sehr allein da. Es bilden sich neue Gemeinschaften, die nicht mehr durch Blutsbande bestimmt sind, sondern durch eine Gemeinsamkeit im Schicksal. Die Selbsthilfegruppen spielen hier eine wichtige Rolle, und die Aids-Hilfe ist ein großartiges Beispiel. Auch die Hospizbewegung würde ich in gewisser Weise dazu zählen.

Wenn ich sage, die Trauer sollte ausgelebt werden, dann bedeutet es nicht, daß man die ganze Zeit nur weinen soll. Das ist auch in den Trauergruppen nicht der Fall. Das ist häufig eine Befürchtung oder Angst. Es gibt ein Sprichwort: „Wir lachen und wir weinen aus demselben Brunnen." Wer trauern kann, kann auch unbeschwert lachen. Wenn man einen Raum schafft, in dem Emotionen sein dürfen, dann kommt beides: Traurigkeit und Freude bzw. Dankbarkeit.

Trauer hat heilende Kraft

Ich möchte hier nichts pauschalieren. Der Tod eines Menschen führt für die Hinterbliebenen nicht immer zu einer Krise, aber doch häufiger und stärker, als wir allgemein denken. Es kommt auf viele Faktoren an: z.B. die Art der Beziehung, seelische Stabilität, mehrfache Verluste, Erschöpfung, sonstige belastende Faktoren und vieles mehr.

In der ersten Woche, in der ich im Krankenhaus arbeitete, hatte ich folgendes Erlebnis: Ich ging mit einer 84jährigen Frau über den Krankenhausflur. Die alte Frau erzählte mir von dem Tag, als ihr Mann gestorben war. Sie beschrieb in allen Einzelheiten diesen Tag: wie das Wetter war, daß sie von Nachbarn kamen und wie ihr Mann im Hausflur zusammenbrach. Dieser Tag war in ihrer Erinnerung so lebendig präsent, daß ich dachte, es sei vor einigen Monaten gewesen. Ich fragte sie, in welchem Jahr ihr Mann gestorben sei. Sie antwortete: „Ja, war es 1948 oder 1958?" Es war so lange her, daß zehn Jahre nichts ausmachten.

Das war ein Schlüsselerlebnis für mich. Diese Erfahrung des Verlustes eines nahen Menschen bleibt außergewöhnlich präsent und ist prägend für das weitere Leben. Nur wenige Ereignisse geben dem Leben eine solche

Farbe wie die Erfahrung mit dem Tod. Von daher ist es wichtig, was um den Tod herum geschieht.

Viele Menschen kommen durch den Tod eines lieben Menschen in eine Krise und könnten Hilfe gebrauchen.

Das Wort „Krisis“ kommt aus dem Griechischen und heißt: Entscheidung, entscheidende Wende. Im Chinesischen hat dieses Wort zwei Bedeutungen: Gefahr und Chance. Es gibt ein beliebtes Buch von Jörg Zink mit einem Titel, der diese zweite Bedeutung, also die Chance, verdeutlicht. Es heißt „Trauer hat heilende Kraft“ (Stuttgart [11]1993). Vielleicht wundert man sich anfangs darüber. Aber ich finde diesen Titel ausgezeichnet. Trauer hat mit seinen zwei Seiten der Krise – Gefahr und Chance – eine wichtige Rolle auf unserem Weg zur Heilung, zum Heil-Werden.

Drei wichtige Helfer in der Trauer

Für diesen Weg zum Heil-Werden gibt es drei wichtige Helfer:

1. *Selbstheilungskräfte:* Dort, wo wir den Boden unter den Füßen zu verlieren drohen, graben wir unsere Wurzeln tiefer – bis weit in das Unbewußte hinein. In der Tiefe unserer Seele wohnen Selbstheilungskräfte, die wir vorher vielleicht nicht vermutet oder erahnt haben. Jeder kennt es, daß uns in außergewöhnlichen Belastungssituationen ungeahnte Kräfte zufließen können.

Es ist mir die Frage, ob die Hilfe des Engels eine innere oder äußere Hilfe ist. Ich würde sie hier zu der inneren Hilfe zählen. Es gibt ein sehr schönes Beispiel in der Bibel bei dem Propheten Elias. Elias ging in die Wüste, setzte sich unter einen Ginsterstrauch und wollte sterben. Er sagte: „Es ist genug, Herr. Nimm mein Leben“, und schlief ein. Doch ein Engel rührte ihn an und sprach: „Steh auf und iß. Sonst ist der Weg zu weit für dich.“ Als Elias sich umschaute, standen neben seinem Kopf Brot und ein Krug Wasser. (1. Kö. 19, 4–7)

Ich selbst habe es häufig erlebt, daß diese Nahrung, die mir Kraft zum Weitergehen gab, wenn ich nur noch Ohnmacht spürte, plötzlich da war. Sehr häufig kam sie in der Nacht.

2. *Hilfe von außen* (z.B. Menschen, Worte, Bücher): Durch die Verzweiflung, den Schmerz, den man nicht mehr auszuhalten scheint, kommt der Mensch oft in solch eine Bedrängnis, daß er wirklich offen und suchend wird; nicht als Freizeitbeschäftigung, sondern aus der Not heraus, weiterleben zu wollen oder zu müssen. Wir kennen alle das Bibelwort

„Suchet, so werdet ihr finden". Es klingt so einfach, aber es ist so schwer, weil wir uns im Gewohnten, Bekannten vertraut und gemütlich fühlen. Kahlil Gibran schreibt sehr schön in dem Buch „Der Prophet": „Schmerz bedeutet das Brechen der Schale, die euer Verstehen umschließt." Der Schmerz muß die Schale aufbrechen, damit wir lernen zu verstehen. Wenn die alten Lebenskonzepte und Vorstellungen nicht mehr tragen, dann entsteht eine neue Offenheit. Und dann steht häufig z.B. ein neuer Mensch da, der hilfreich ist. Oder es wird das richtige Wort zu einem gesprochen, ein hilfreiches Buch gebracht, oder man durchlebt eine Reise, ein Musikstück, einen Übungsweg, die einen zu sich selbst führen. Es kann sehr unterschiedlich sein, was einem im entscheidenden Moment wirklich zur Lebenshilfe werden kann.

3. *Hilfe von dem Verstorbenen selbst:* Sehr oft kommt die entscheidende Hilfe von dem Verstorbenen selbst. Ich habe viele Menschen erlebt, die eine Erfahrung oder einen Traum von dem Verstorbenen hatten, und daß dieses Erlebnis der entscheidende Wendepunkt in der Trauer war.

Was ist denn Trauriges an einer leeren Hülle?

Auf diesen dritten Punkt möchte ich näher eingehen und einige Beispiele nennen:

Meinen ersten bedeutenden Traum von einem verstorbenen Menschen hatte ich gleich in der Nacht, nachdem mein Kind gestorben war: Ich sah das Gesicht unseres Sohnes und war überglücklich, daß er wieder lebte. Doch plötzlich merkte ich, daß nur der Kopf lebendig war und daß sein Körper wie bei einer Kasperlpuppe schlaff, ohne Leben herunterhing. Ohne daß Worte fielen, war die Botschaft meines Kindes: „Du mußt nicht traurig sein. Es geht mir gut. Es ist doch nur der Körper, den ich zurückgelassen habe. Eine leere Hülle! Was ist denn Trauriges an einer leeren Hülle?"

Ich hatte noch nie vorher einen Traum von dieser Qualität gehabt. Obwohl ich mich damals noch nie mit der Verbindung zu Verstorbenen beschäftigt hatte, fühlte ich mich doch recht sicher, daß es sich hier wirklich um eine Begegnung mit meinem Kind handelte, weil der Traum ganz anders war als meine bisherigen Träume. Es wurden keine Worte gesprochen. Ich konnte sie nur innerlich hören. Aber sie waren sehr klar, es gab keinen Zweifel darüber. „Was ist denn Trauriges an einer leeren Hülle?" Das war vielleicht aus seiner Sicht so. Für mich als Mutter ohne Kind hier auf der Erde blieb es schwierig. Aber der Traum war ein großer Trost. Ich wußte, daß es dem Kind gut ging. Und da das verstorbene Kind mit mir in Kontakt treten konnte, konnte ich auch sicher sein, daß es in einer anderen Weise, für uns nicht sichtbar, lebte. Das war meine erste persönliche Erfahrung damit, daß eine Beziehung zu einem Verstorbenen weiterbesteht und etwas davon in mein Leben hinein wirken kann.

Ich habe später ein Beispiel erlebt, bei dem ohne böse Absichten versucht wurde, die Beziehung zu unterbinden. Ich wurde zu einer schwangeren Frau ins Krankenhaus gerufen. Sie hatte eine Tochter, die bereits zur Schule ging, und war jetzt wieder schwanger. Im letzten Jahr hatte sie einen Sohn gehabt, der mit sechs Wochen gestorben war. Am ersten Todestag des Sohnes bekam die Mutter Blutungen. Sie kam ins Krankenhaus, weil sie gefährdet war, auch dieses Kind zu verlieren. Sie hatte Ängste und Alpträume und konnte nicht mehr allein sein. Alle redeten ihr zu, sie müsse ihren verstorbenen Sohn vergessen und solle sich auf das Kind freuen, das sie erwartete. Sie müsse nun in die Zukunft schauen und nicht mehr in die Vergangenheit. Alle meinten es gut mit ihr und wollten ihr helfen, die Erfahrung mit dem Tod zu verdrängen. Ich fragte die Frau, welcher Art ihre Alpträume seien. Sie erzählte mir, daß sie ihren verstorbenen Sohn immer rufen höre: „Vergiß mich noch nicht!" Ich riet ihr, dieses verstorbene Kind in der Familie mitleben zu lassen. Ich regte sie dazu an, ihre drei Kinder im Gebet zu begleiten: ihre Tochter, die zu Hause beim Vater war, ihren verstorbenen Sohn und das Kind, das sie erwartete. Damit hörten die Alpträume auf. Die Schwangerschaft blieb zwar schwierig, aber das dritte Kind konnte gesund geboren werden. Das war für mich ein Beispiel dafür, wie wichtig es ist, die Verstorbenen in unser Leben und unsere Gedanken mit einzubeziehen; natürlich in einer angemessenen Form. Denn es gibt auch bedenkliche Formen, daß man z.B. jeden Tag den Tisch für den Verstorbenen mitdeckt. Da erkennt man die Tatsache des Todes nicht an.

Viele Menschen, die Erfahrungen machen, die man aus der materiellen Welt nicht erklären kann, haben Angst, daß sie nun nicht mehr normal sind. Das ging mir auch so. Selbst als ich meine Sicherheit wiedererlangte, hatte ich noch große Angst davor, daß andere mich für verrückt halten würden. Ich fürchtete, daß Leute denken oder sagen würden: „Das hat sie nicht verkraftet, und nun fängt sie an zu spinnen", oder: „Das ist billige Trostsuche". Ich habe auch manchmal solche Äußerungen gehört, allerdings nicht auf mich selbst bezogen.

In den Trauergruppen mache ich folgende Beobachtung: Wenn ich einen Raum für die Akzeptanz dieser Erfahrungen schaffe, erlebe ich immer wieder, daß mehr Menschen Erfahrungen mit Verstorbenen haben, als ich früher dachte. Ich weiß nicht, von welchen Faktoren es abhängig ist, daß man irgendeine Form von Verbindung erleben kann. Vielleicht setzt es die Offenheit voraus, daß so etwas möglich sein kann. Vielleicht ist es auch ein bißchen Veranlagung, Konstitution, wie empfänglich der Mensch ist. Aber es scheint mir auch ein Stück Gnade zu sein, denn ich kenne auch Menschen, die sich eine Antwort oder Begegnung wünschen, und es geschieht nichts oder erst viel später.

Träume von Verstorbenen

Eine Bekannte verlor ihren Freund durch einen Autounfall. Der Freund war 20 Jahre alt, und sie war sehr traurig über den Verlust. Aber ein Traum – von dem sie mir berichtete – veränderte ihr Lebensgefühl:

„Ich unterhielt mich mit meinem Freund P. Plötzlich bekam ich einen Schreck und sagte: ‚Das geht doch gar nicht, daß wir uns unterhalten. Du bist doch tot.‘ P. antwortete: ‚Na und? Das macht doch nichts. Deshalb können wir doch trotzdem miteinander sprechen.‘ Ich sagte wieder, daß das doch nicht gehe, wenn er tot sei. P. meinte daraufhin: ‚Das verstehst du vielleicht jetzt noch nicht. Aber es geht wirklich. Und irgendwann wirst du es verstehen. Wir werden uns ganz bestimmt wiedersehen.‘“

Es war eine große Bestimmtheit in dieser Aussage, daß sie sich wiedersehen würden. Einen anderen Traum hatte ich selbst. Er handelte von meinem Vater, der während seiner Krankheit im Krankenbett des Schlafzimmers lag. Ich träumte:

Ich schaute durch die Tür in das Schlafzimmer. Da sah ich meinen Vater im Bett liegen, und ich machte die Tür schnell wieder zu, weil ich dachte, daß es nicht sein könne. Ich öffnete die Tür wieder einen Spalt. Aber mein Vater lag wirklich in seinem Krankenbett. Nur hing über dem Bett ein hellblauer Himmel. Ich sagte: „Papa, du bist wieder da? Geht das denn?“ Mein Vater antwortete: „Natürlich geht das! Ich war schon so oft hier und wollte mich euch zeigen und mit euch Kontakt aufnehmen. Aber ihr glaubt es ja immer nicht oder meint, ihr seid geblendet.“ Ich dachte, das sei die Chance, jetzt könnte ich ihn alles fragen, und ich fragte: „Wie ist es denn mit dem Sterben, mit dem Tod und mit dem Danach?“ Mein Vater antwortete: „Das ist schon ganz richtig so, wie du das denkst. Aber letztlich ist der Tod eine Einweihung, die jeder selbst machen muß. Meine Seele findet keine Ruhe, weil du so unglücklich bist.“

Ich möchte von zwei weiteren Träumen berichten, die auch zeigen, daß unsere Verfassung für den Verstorbenen eine große Bedeutung haben kann:

Eine ältere Frau war nach einer langen glücklichen Ehe traurig nach dem Tod ihres Mannes, den sie so sehr liebte. Eines Nachts träumte sie, daß ihr Mann bei ihr ist. Der Mann sagte im Traum: „Meine Seele findet keine Ruhe, weil du so unglücklich bist. Ich kann nicht zurückkommen. Du mußt deinen Weg allein gehen!"

Einen sehr ähnlichen Traum hatte eine Gruppenteilnehmerin. Ihr Mann sagte im Traum: „Du mußt jetzt aufhören zu weinen, sonst kann ich keine Ruhe finden."

Ich bin etwas vorsichtig mit dem Erzählen dieser Beispiele. Es gibt Menschen, bei denen das Weinen erstickt ist. Ihnen muß man Mut machen, damit die Tränen sich lösen können. Da wäre es verkehrt, solch einen Traum zu erzählen. Auf der anderen Seite ist es wahrscheinlich so, daß wir in einer nicht endenden Trauer nur uns selbst sehen und nicht im Blick haben, daß unsere Niedergeschlagenheit nach einer gewissen Zeit für den Verstorbenen vielleicht schwer zu tragen ist. Es geht uns Lebenden ja auch so: Wenn ein Mensch, den wir sehr lieben, z.B. ein Partner oder ein Kind, ständig weint und unglücklich ist, dann finden auch wir keine Ruhe.

Das nächste Beispiel schildert einen konkreten Auftrag. Ähnlich wie bei den beiden letzten Beispielen geht es darum, daß der Trauernde das Leben wieder ergreift und in die Hand nimmt.

Eine Bekannte von mir verlor während des Krieges bei einem Bombenangriff ihre Eltern. Sie war sehr verwirrt und traurig über diesen Verlust. Eines Nachts träumte sie: „Meine beiden Eltern standen plötzlich vor meinem Bett und sagten zu mir: ‚F., so kann es nicht weitergehen. Du mußt jetzt wieder zu dir kommen und dich um deine Geschwister kümmern.'"

Die nächsten beiden Träume, die ich anführen möchte, enthielten Ansporn und Hilfe, sowohl für mich als auch für meine Freundin Cilly. In der Familie meiner Freundin gab es mehrere Todesfälle in kurzer Zeit. Beide Eltern starben innerhalb weniger Monate, in der Familie herrschte daraufhin Chaos, und alles wuchs ihr über den Kopf. Eines Nachts träumte ich:

Ich kam in die Wohnung von Cilly. Überall herrschte Chaos, und sie war völlig erschöpft und konnte nicht mehr weiter. Ich riet ihr, sich eine Hilfe zu nehmen. Aber sie sagte, das könne sie sich nicht leisten. Ich ließ mir von ihr ihren Mietvertrag geben, denn ich wollte ausrechnen, ob sie eine Unterstützung vom Sozialamt bekommen könnte. Plötzlich kam ihre verstorbene Mutter in die Wohnung und begann, ganz leise und unauffällig überall aufzuräumen. Ich ging mit dem Mietvertrag in ein Zimmer, das man sonst nicht betrat. An einem großen Schreibtisch, überhäuft mit Papieren, saß ihr Vater und ordnete ihre Sachen. Ich sprach ihn an, daß ich hier auch noch den Mietvertrag habe. Er antwortete, daß ich ihn auf den Schreibtisch legen solle. Dazu würde er erst nach Mitternacht kommen. Als ich wieder in die anderen Zimmer kam, hatte die Mutter alles aufgeräumt.

Es war für mich ein schönes Bild dafür, daß Verstorbene mithelfen können, unser Leben zu ordnen.

Und in der nächsten Nacht, es war ein Karfreitag, träumte ich dann, daß mein verstorbener Vater zu mir sagte: „Du hast vergessen, eine Rechnung über 191 DM zu bezahlen."

Nach diesem Traum dachte ich spontan: Nicht nur Cillys Eltern wollen, daß ihre Sachen geordnet werden, auch mein Vater hilft mir, meine Dinge in Ordnung zu bringen. In der folgenden Zeit fragte ich mich immer wieder, was für eine Rechnung das wohl sei, die ich nicht beglichen hätte. Diese Frage wurde über einige Wochen immer dringlicher. Ich wußte nicht, was mit dem Bild der offenen Rechnung gemeint war, aber es mußte mit einer Schuld zusammenhängen. Ich spürte innerlich, daß ich diese Schuld ins Bewußtsein bekommen und die Sache in Ordnung bringen müßte, daß ich sonst nicht weiterkommen würde. Ich bemühte mich sehr herauszufinden, worum es ging. Und nach sieben Wochen wußte ich es. Das Bewußtwerden meiner Schuld und das Klären dieser Angelegenheit veränderte mein Leben völlig. Es wurde viel positiver und verlor die Schwere.

Hilfe von Verstorbenen

Ich habe aber auch erlebt, daß die Hilfe nicht durch einen Traum kommt, sondern daß ein Verstorbener direkt helfend in mein Leben hineingewirkt hat, und zwar meine verstorbene Tochter Sophia. Eines Abends spielte ich in der Kirche Theater. Immer wieder hörte ich eine Stimme neben mir: „Sophia wird dir helfen." – Ich dachte gleich an einen Unfall oder etwas ähnliches und fuhr an diesem Abend sehr vorsichtig nach Hause. Alles verlief glatt, aber ich war beunruhigt. Als ich schlafen ging, hatte ich mich so weit beruhigt, daß ich dachte: Was auch geschehen soll, ich kann es sowieso nicht ändern, aber dann ist jedenfalls jemand da, der dir hilft.

Drei Tage später fing mein Partner ein Gespräch mit mir an. Bei seinen ersten Worten hörte ich wieder die Stimme neben mir: „Sophia wird dir helfen." – Das war es also. Er trennte sich von mir, was zu diesem Zeitpunkt völlig überraschend für mich kam. Die Hilfe habe ich dann über ein halbes Jahr sehr deutlich gespürt. Dabei hatte ich immer das Gefühl, daß etwas Schützendes zwischen mir und dem Abgrund ist.

Viele Menschen beschreiben eine Art Schutz durch Verstorbene gerade in schwierigen Situationen oder in Entscheidungssituationen. Allerdings mache ich auch Beobachtungen, bei denen ich das Gefühl habe, daß der Einfluß des Verstorbenen auf die Hinterbliebenen nicht nur gut ist. Ich kenne z.B. einen Mann, der psychisch sehr krank wurde, nachdem sein Vater Suizid begangen hatte. Ich hatte sehr stark das Gefühl, daß der Vater den Sohn krank machte. In einer solchen Situation muß der betreffende Mensch lernen, sich durch eine innere Haltung und Gebete zu schützen, und sich gegebenenfalls Hilfe suchen.

Ich beobachte manchmal auch, daß die Angehörigen von einer extremen Unruhe oder einem innerlichen Getriebensein geplagt sind. Vermutlich besteht hier ein Zusammenhang, wenn der Verstorbene sich absolut nicht vom Leben lösen kann. Aber ich kenne das nicht aus meiner persönlichen Erfahrung und möchte deshalb auch nicht mehr dazu sagen.

Es gibt eine Stelle in der Bibel, in der für mich sehr deutlich wird, wie unterschiedlich das Leben nach dem Tod aussehen kann. In der Geschichte vom reichen Mann und vom armen Lazarus in Lukas 16 wird das jenseitige Leben des Lazarus als Ruhen in Abrahams Schoß beschrieben, während der Reiche, der sich im Leben nicht um das Leid des Lazarus gekümmert hat, große Qualen im Feuer erleiden muß (vgl. Lk. 16, 19–31). Man darf das allerdings nicht schematisch verstehen, etwa nach dem Motto: „Bist du hier arm, kommt drüben die Belohnung", oder umgekehrt. Wichtig an dieser beispielhaften Geschichte finde ich, daß es nach dem Tod nicht für jeden gleich ist, sondern daß es große Unterschiede gibt und daß die etwas damit zu tun haben, wie man gelebt hat. Und wenn wir davon ausgehen, daß es diese Unterschiede für die Verstorbenen gibt, dann wird das auch Auswirkungen auf die Hinterbliebenen haben können.

Helfen in der akuten Trauer

Zuallererst sollte man die Trauer zulassen und sie akzeptieren lernen. Das ist viel schwieriger, als es sich anhört. Denn es ist ein Zustand, der fürchterlich weh tut und den man nicht haben will. Am Anfang steht meistens der Schock, man kann den Tod nicht begreifen, vor allem bei einem plötzlichen Tod nicht. Der Schock kann wochenlang dauern. Dann ist die Tatsache nicht bis an das Gefühl herangekommen, und der Schock wirkt zuerst als Schutz. Danach kommen die meisten Menschen in sehr starke Gefühle hinein, auch in Gefühle, die man bis dahin gar nicht kannte und in dieser Stärke erlebt hat. Man kennt sich dann selbst nicht mehr und ist orientierungslos. Es ist schon schwierig genug, wenn im äußeren Leben alles nicht mehr so ist, wie man es gewohnt war, aber wenn man spürt, daß man sich auch nicht mehr auf sich selbst verlassen kann, dann kann man schon den Boden unter den Füßen verlieren.

Trauer ist ein Zustand, der uns stark mit unseren Schattenseiten konfrontiert: Wir lernen nicht nur die Schwäche, die Verzweiflung, die Unentschiedenheit an uns kennen, sondern auch Wut, Zorn, Trotz, Neid, Egoismus und Angst. Das alles und noch viel mehr kann dazu gehören. Häufig sind es Seiten, die wir bis dahin nicht gelebt haben, aber die auch zu uns gehören. Man lernt ein Stück seiner dunklen Seite kennen. Ich habe schon erwachsene Menschen kennengelernt, die mit dem Fuß auf den Boden gestampft und gesagt haben: „Ich will ihn aber wiederhaben.“ Das ist normal und gar nicht schlimm. Man sollte es meiner Meinung nach zulassen und erkennen: Auch diese Seite gehört zu mir. Man muß sich selbst mit seinen schwachen und dunklen Seiten aushalten lernen. Aushalten ist eigentlich der erste Schritt, ich würde sogar sagen, daß man sich mit diesen Schattenseiten akzeptieren oder sogar lieben lernen muß. Und das ist eine enorm große Herausforderung, denn es braucht sehr viel Liebeskraft.

Leider wird dieser Prozeß, sich selbst in seinem Schmerz auszuhalten, oft durch die Gabe von Psychopharmaka verhindert. Das kann in Einzelfällen berechtigt sein, aber in der Weise, wie Psychopharmaka heute als Droge gegen seelischen Schmerz eingesetzt werden, verhindert und verschleppt man Prozesse, denn der Mensch kommt aus der Trauer nicht wirklich wieder heraus. Viele Menschen sind auf der Beerdigung ihrer Angehörigen gar nicht anwesend, weil sie starke Medikamente genommen haben. Das mag oberflächlich wie eine Hilfe aussehen, aber später fehlt das bewußte Miterleben eines Abschiedsrituals. Ich beobachte, daß Abschiedsrituale eine sehr große Bedeutung haben und daß es eine große Hilfe ist, wenn die Aussegnungen, Trauerfeiern oder sonstigen Rituale gelingen, d.h. wenn die Hinterbliebenen sich und den Verstorbenen darin erkennen.

Manchmal sagen die Trauernden über ihren Zustand: „Das ist ja eigentlich nur Selbstmitleid." Darin liegt dann eine Härte gegen sich selbst. Man kann es natürlich häufig so sehen. Man beweint dann nicht den Menschen, der gestorben ist, sondern sich selbst in seinem Schmerz und seiner Einsamkeit. Aber ist das nicht verständlich? Wir fühlen doch auch mit einem anderen Menschen mit, der sein Liebstes verloren hat! Dann dürfen wir es doch auch mit uns selbst. Eigentlich muß man ein liebendes Mitgefühl mit sich entwickeln, dann verliert man die Härte gegen sich selbst.

In dieser ersten Zeit, in der man die starken Emotionen erlebt, geht es meines Erachtens für den schwer Trauernden erst einmal nur ums Überleben. Ich empfehle, alles zu tun und zu suchen, was zum Weiterleben hilft. Der eine muß vielleicht täglich mehrmals zum Friedhof gehen, der andere nie. Einige Menschen wollen sofort alle Sachen weggeben oder sogar umziehen, andere bewahren alles bis zum eigenen Tod auf. Es gibt kein Richtig und kein Falsch, keine allgemeinen Ratschläge, sondern richtig ist, was dem Hinterbliebenen hilft, sein Leben weiterzuführen. Trauer ist auch eine Aufforderung, den eigenen Weg zu finden. In dieser schweren Zeit unterstütze ich die Menschen, sich darauf zu besinnen, was ihnen früher in Krisen geholfen hat und wo ihre Kraftquellen sind.

Den allermeisten Menschen hilft das Gespräch: die Möglichkeit, sich ausdrücken, weinen, immer wieder das gleiche erzählen zu können. Trauernde Menschen haben häufig das Gefühl, daß niemand ihre Geschichte hören will, und sie kommen dann in eine Isolation. Ich empfehle den Trauernden sehr, selbst auf die Menschen zuzugehen, die hilfreich sein könnten. Man muß lernen zu sagen, was man braucht. Die anderen Menschen können es nicht ahnen und haben oft auch Ängste, sich für die Situation zu öffnen. So baut sich eine Wand zwischen den Trauernden und den anderen Menschen auf, und man isoliert sich.

Eine andere Frage ist: Wohin mit der Wut, mit dem Schrei? Wenn Sie jetzt gemütlich im Sessel sitzen und diesen Artikel lesen, dann denken Sie vielleicht: Was für eine merkwürdige Frage. Aber es ist oft ein Problem. Wir ersticken – manchmal denke ich: sogar als Gesellschaft – an dem Schrei, der uns im Halse steckenbleibt. Elisabeth Kübler-Ross sagte einmal: „Wir können herrlich auf dem Sofa sitzen und ganz ruhig über Tod und Sterben sprechen. Aber wenn es uns betrifft, dann zittert und bebt der ganze Mensch."

Sie hat in Amerika dafür gesorgt, daß es Schreiräume in den Kliniken gibt. Bei uns im Norden Deutschlands kann man vielleicht ans Meer gehen, und einige Menschen haben mir sogar erzählt, daß sie im Auto schreien. In einer Etagenwohnung traut man sich das eher selten.

Es spielt auch eine Rolle, daß wir den Schmerz körperlich ausagieren: wandern, den Garten umgraben, Sport treiben. Eine Gruppenteilnehmerin ging jeden Tag zum Sport und erzählte mir: „Das ist der einzige Moment, in dem ich mich gut fühle, wenn ich körperlich an meine Grenzen komme." Andere finden ihre Hilfe z.B. im Steinbehauen oder in einem Trommel-Workshop. Die vielen Verspannungsprobleme, die wir heute haben, sind oft Schmerzen und Trauer, die sich im Körper festgesetzt haben.

Für viele Menschen ist das Schreiben eine Hilfe. Wenn einem das Schreiben liegt, sollte man es vielleicht versuchen: Tagebuch schreiben, Briefe an den Verstorbenen, Gedichte. Es ist eine gute Möglichkeit, daß sich das, was sich in die Seele eingedrückt hat, wieder ausdrücken kann. Manchmal mache ich mit Menschen auch eine Notfall-Liste für Momente, in denen man z.B. nachts wach wird und das Gefühl hat, man müßte aus dem Fenster springen. In solchen Momenten kann man sich meistens nicht überlegen, was einem guttun würde.

Wichtig ist es auch, wieder einen regelmäßigen Rhythmus von Schlafen und Essen zu bekommen. Auch da kann man sich von anderen durch Anrufe, Einladungen und Besuche unterstützen lassen.

Radikale Geduld lernen

Der Trauernde muß eine radikale Geduld mit sich selbst lernen. Er muß sich mit seinen dunklen Seiten in der Dunkelheit ertragen lernen. In dieser Dunkelheit wird vieles sichtbar, was vorher vielleicht nicht sichtbar war: Schwäche, Weinerlichkeit, Neid, Angst, Wut, Trotz, Hader, Bitterkeit. Dieses alles als zu mir gehörig zu erkennen und zu akzeptieren, ist ein harter Weg. Wir sprechen immer von Verwandlung der Trauer als einem Ziel. Aber dafür muß erst einmal etwas da, erfahrbar und durchlitten sein, das dann verwandelt werden kann. Das ist anstrengende Schwerstarbeit, und es ist häufig eine sehr menschliche Tendenz, daß wir versuchen, ihr zu entfliehen.

Was geschieht in den Trauergruppen?

Eine große Hilfe kann die Arbeit in den Trauergruppen sein. Der erste Schritt dabei ist das Erzählen, Ausdrücken, Mitteilen. Durch das Mit-

Teilen teilt man den Schmerz und trägt ein Stück des Weges gemeinsam. Den meisten Menschen tut es ausgesprochen gut, mit jemandem zu sprechen, der eine ähnliche Erfahrung gemacht hat, bei dem man sich verstanden fühlt. Es ist normal bei einem akut Trauernden, daß das Gesichtsfeld sich sehr auf den eigenen Verlust beschränkt. Was sonst noch in der Welt geschieht, bekommt man nicht mit. In den Gruppen entdeckt man, daß der eigene Schmerz nicht der einzige und vielleicht auch nicht der größte ist. Das schafft eine Solidarität. Das ist dann keine Beschwichtigung von außen, in dem Sinne, daß einem gesagt wird: „Es gibt Menschen, die noch viel mehr leiden", sondern es wird durch die Begegnung mit anderen Menschen erlebbar. Man erfährt auch schnell, daß vieles normal ist, was man vielleicht für krankhaft hielt und das Anlaß war, sich in seiner Gesundheit und Normalität in Frage zu stellen.

Die Klage

Ein weiterer wichtiger Punkt in diesem Prozeß ist die Klage. Es gibt einen weitverbreiteten Mythos: Ein guter Christ nimmt sein Schicksal an, ohne zu klagen. Doch in den Psalmen gibt es viele Klagepsalmen, und die drücken die menschliche Verzweiflung recht deutlich aus: „Das Wasser geht mir bis an die Kehle. Ich habe mich müde geschrien", oder: „Gott, mein Gott, warum hast du mich verlassen? Ich schreie, aber meine Hilfe ist fern." Ich beobachte, daß das wirkliche Klagen den Menschen heute sehr schwerfällt.

Ich habe einmal den Tod in einem arabischen Land erlebt, in dem es die Sitte der Klageweiber gibt. Das sind nicht nur Verwandte und Nachbarinnen, sondern es sind auch Frauen aus dem Ort, die als Klageweiber beim Tod eines Menschen hinzugebeten werden. Und da hört man kein Schluchzen oder Weinen, sondern lautes Geschrei. Viel später habe ich verstanden, was durch diese Sitte geschieht: Die Klageweiber helfen den Hinterbliebenen, in den Schmerz zu kommen. Dahinter steht eine sehr einfache Weisheit: Wenn man aus dem Schmerz wieder herauskommen will, muß man erst einmal tief hineinkommen. Ich erzähle in diesem Zusammenhang gern ein afrikanisches Märchen:

Ein Mann aus dem Urwald hat seine Frau verloren. Jede Nacht singt er in einem hohlen Baum, der bis zum Himmel reicht, sein Klagelied. Irgendwann will Gott wissen, wer da die ganze Nacht trommelt und klagt, und es entwickelt sich ein Dialog. Gott fragt: „Warum singst und klagst du jede

Nacht?“ Der Mann antwortet dann mit seinem Leid und fragt: „Du bist doch Gott! Dir ist alles möglich. Warum hast du den Tod erdacht?“ Da antwortet Gott sehr einfach: „Ohne den Tod wäre das Leben nicht gut.“ – Wenn man darüber nachdenkt, merkt man, daß es stimmt. – Und er sagt weiter: „Ich darf den Tod machen, weil ich Gott bin, und du darfst klagen, weil du ein Mensch bist.“

Ich lasse auch Klagetexte schreiben, damit man sich den Druck von der Seele schreiben kann, ohne daß es jemand hört.

Beziehung zu einem Verstorbenen

Desweiteren versuche ich das Bewußtsein dafür zu fördern, daß neue Beziehungsformen entstehen, und zwar sowohl zu den Lebenden (Familie, Freunde usw.) als auch zu dem Verstorbenen. Wenn ein Mensch aus einem Gemeinschaftszusammenhang gerissen wird, vergleiche ich die Situation der Zurückgebliebenen manchmal mit einem Mobile, in dem ein Teil fehlt. Dann müssen alle anderen Teile neu ausbalanciert werden. Alle übrigen Familien- und Umkreisbeziehungen müssen sich neu gestalten und finden, damit wieder eine Balance hergestellt wird. Auch die Beziehung zu dem Verstorbenen muß sich erst entwickeln. Wir sagen immer, wir müßten lernen, *ohne* den Menschen zu leben. Das stimmt. Aber andererseits müssen wir auch lernen, *mit* dem Verstorbenen in einer neuen Form zu leben. Die Beziehung ist durch den Tod nicht beendet. Ich habe noch keinen Menschen getroffen, der nicht mit den Verstorbenen spricht. Viele denken, schon das sei krankhaft. Ungelöste Konflikte sind durch den Tod nicht beendet, schon gar nicht gelöst, manchmal werden sie sogar massiver. Es ist ein Klischee, daß man immer in Liebe auseinandergeht. Auch nach dem Tod des Angehörigen kann man Dinge in Ordnung bringen, klären, um Verzeihung bitten. Ich kenne viele Beispiele, in denen sich durch einen Traum oder eine Einsicht auch nach dem Tod noch ein Konflikt löst. Deswegen rege ich dazu an, auszusprechen oder aufzuschreiben, was man dem Verstorbenen gerne noch sagen wollte.

Schuld und Vergebung

In vielen Fällen – ich glaube sogar bei den meisten – spielt das Thema der Schuld eine Rolle. Das tragen viele Menschen lange als eine große Last, manche sogar bis zu ihrem eigenen Tod. Da gibt es einmal Dinge, die man meint, falsch gemacht oder versäumt zu haben. Es sind aber häufig auch Dinge, die man als Außenstehender nicht als Schuld bezeichnen würde und bei denen man geneigt ist, schnell zu beschwichtigen. Diese Dinge, wie z.B. daß man nicht auch die dritte Nacht noch wachgeblieben ist, werden aber als Schuld erlebt. Und da kommt man an das grundsätzliche Schuldigsein heran, das schon dadurch entsteht, daß wir als Menschen unvollkommen sind. Wir könnten uns jeden Abend fragen: Wo bin ich heute schuldig geworden? Was habe ich falsch gemacht? Wo habe ich etwas versäumt? Wen habe ich durch meine menschliche Unvollkommenheit verletzt? – Nur im Alltag sind wir etwas großzügiger mit uns selbst. Aber wenn wir durch den Tod vor der Endlichkeit des irdischen Lebens stehen, ist unser Bewußtsein für diese Fragen sehr erhöht. Ich arbeite daran unter der Fragestellung: Was würde der Verstorbene zu meinem heutigen Leben sagen? Da geschieht sehr viel Vergebung. Wesentlich scheint mir, daß man auch lernt, sich selbst zu vergeben.

Ich hatte zum Thema Schuld einmal einen Traum. Nach dem Tod meines Kindes hatte ich große Schuldgefühle, mit denen ich mich lange auseinandersetzte. Der Traum war folgendermaßen:

Ich hatte etwas verbrochen, und alle waren hinter mir her. Ich versteckte mich in einem Haus, aber sie waren gleich da. Ich schluckte noch einen Zettel herunter, der mich verraten konnte, aber es nützte nichts. Ich wurde abgeführt. – In der zweiten Szene war ich in einem Raum mit vielen dickbäuchigen, sich wichtig fühlenden Männern. Die sollten über mich urteilen. Sie holten ihre Aktenkoffer heraus, legten sie auf die Tische, aber es geschah weiter nichts. Irgendwie hatte sich alles in Luft aufgelöst. Ich hatte gar nichts getan.

Am nächsten Morgen grübelte ich über diesen Traum nach. Ich spürte sofort, daß er wichtig war. Irgendwann wurde mir bewußt, daß es der dritte Todestag meines Kindes war. Das war es also. Da wußte ich, daß es nun gut und mir vergeben worden war.

Schuld und Vergebung sind bei den meisten Verlusten ein Thema. Und auch in diesem Bereich der Beziehung zu einem Verstorbenen kann durch Träume Wesentliches geschehen. Es gibt ein sehr gutes Buch von Anselm Grün: „Bis wir uns im Himmel wiedersehen" (Stuttgart 1997). Er schreibt darin: „Bitte Gott darum, daß du dem Verstorbenen im Traum begegnen darfst."

Wir pflegen die Beziehungen zu Verwandten und Freunden. Aber wie können wir die Beziehung zu einem Verstorbenen pflegen? Die katholische

Kirche hat z.B. die Tradition des Kerzenanzündens und der Messen für die Verstorbenen. Neben den mehr persönlichen, individuellen Möglichkeiten, z.B. dem Vorlesen, ist es das Gebet, das diese Verbindung pflegt. Dazu sagt Anselm Grün wieder sehr schön: „Dein Gebet ist der letzte Liebesdienst an dem geliebten Toten, deine Fürbitte, daß sein Tod gelingt, der ja nicht abgeschlossen ist mit dem, was du als Sterben seines Leibes beobachtet hast. [...] Du wirst in dem Gebet eine neue Form von Gemeinschaft mit dem Toten erfahren." (S.18)

Dann kann noch eine Bedeutung haben, welches geistig-seelische Vermächtnis der Verstorbene hinterläßt. Das kann bei einem Säugling die Hoffnung sein, bei einem älteren Menschen vielleicht die Ruhe, die Gelassenheit, der Humor oder bestimmte Gedanken. Die meisten Menschen leben harmonischer, wenn sie versuchen, etwas von diesem Vermächtnis in das eigene Leben zu integrieren. Es wird dabei deutlich, daß es kein Leben gibt, das sinnlos ist.

Die Frage nach dem Sinn spielt eine große Rolle. Zunächst muß man die Fragen einfach stellen dürfen und die Abwesenheit von Sinn aushalten lernen in dem Vertrauen, daß es Sinn gibt und man ihn vielleicht irgendwann erkennen kann. Der Weg von der Frage „Warum?" zu der Frage „Wozu?" ist häufig lang.

Gegen Ende eines Trauerkurses geht es dann um das Thema: Wie kann ich mit meiner neuen Situation nach dem Verlust im Leben stehen? Es sind die Fragen: Was will ich loslassen, was will ich bewahren, was will ich lernen und entwickeln? Häufig entstehen neue Fähigkeiten, neue Beziehungen und Bezüge, aber auch neue Not-Wendigkeiten.

Das Licht findet man in der Dunkelheit

All diese Themen können Hilfestellungen sein, seinen Weg in die Trauer hinein, durch die Trauer und aus der Trauer heraus zu finden. Viele finden ihren Weg, aber andere finden ihn auch nicht. Die Kraftlosigkeit, die Depression, die Verzweiflung, der Schmerz bleiben zu groß. Manche Faktoren spielen dabei eine Rolle: die Gesundheit, die Stabilität, die Biographie, die Schwere des Verlustes, das Alter usw. Und manches bleibt vielleicht Gnade. Man darf darüber nicht urteilen.

Häufig höre ich die Frage: „Hast du die Trauer überwunden?" Die allermeisten Menschen antworten: „Man überwindet die Trauer nie." Ich finde das verständlich, würde dem aber nicht zustimmen. Für mich hat man die Trauer überwunden, wenn das Ich stärker ist als der Schmerz. Bei jedem Trauernden steht für mich die Frage im Raum: Wie schafft es der Mensch, die Trauer in eine neue Kraft zu verwandeln?

Das bedeutende Beispiel für diesen Verwandlungsprozeß ist für mich Christus. Er ist durch den Tod gegangen, durch die Hölle gegangen und auferstanden. Es wird immer wieder ausgesprochen, daß die Trauer so erlebt wird, als ginge man durch den Tod und durch die Hölle. Jeder, der tief an dem Verlust eines geliebten Menschen leidet, weiß, was die Hölle ist.

Kommen wir auch zu der Erfahrung der Auferstehung? Ich kann dazu nur beschreiben, wie ich es selbst erlebt habe. Als ich in diesen Verwandlungsprozeß kam und spürte, daß der alte Mensch, der ich gewesen war, gestorben ist und daß ich mit einer vollkommen neuen und viel stärkeren Kraft wieder im Leben stehe, da spürte ich deutlich: Diese Kraft kann unmöglich aus mir kommen. Diese Kraft kommt durch den Christus in mein Leben. Die Frage ist, wie kann der Mensch sich mit diesen Auferstehungskräften verbinden? Das beschäftigt mich bei jedem Menschen wieder neu.

Die Antwort ist vielleicht individuell, aber ich wage doch eine Antwort, die für die Verbindung mit dem Christus nach meiner Beobachtung ein wesentlicher Aspekt ist.

Zuvor muß ich einschränken, daß das nichts mit Kirchen- oder Glaubenszugehörigkeiten zu tun hat. Ich erlebe sogar manchmal das Gegenteil, nämlich daß Menschen, die sehr in ihrem Glauben gebunden sind, schwer in einen Prozeß kommen, weil sie zu sehr wissen, wie alles geht, und ihnen die suchende Offenheit fehlt.

Die Antwort liegt für mich in dem wirklichen Suchen, in dem Fragen, in dem wahrhaftigen und oft verzweifelten Ringen in seelischen Tiefen und Finsternissen. Dieses Licht findet man in der Dunkelheit.

Die letzten Wochen und Tage

Eine Hilfe zur Begleitung in der Zeit des Sterbens

Daniela Tausch-Flammer*

> „O Herr, gib jedem seinen eigenen Tod.
> Das Sterben, das aus jenem Leben geht,
> darin er Liebe hat, Sinn und Not."
>
> (Rainer-Maria Rilke)

Die Zeit des Sterbens ist für viele Angehörige und Freunde eine Zeit der Krise, der Angst und der Unsicherheit. Vielleicht geht es auch Ihnen so, daß Sie Fragen belasten, wie z.B.: Was geschieht denn im Sterben? Wie kann ich helfen? Ist es normal, daß der sterbende Mensch meint, schon verstorbene Menschen zu sehen? Was mache ich im Moment seines Sterbens?

Wir möchten Sie in diesen Fragen und Zweifeln begleiten und Sie mit unseren Gedanken unterstützen. Wir möchten mit diesem Artikel jedoch keine Regeln aufstellen, keine starren Abfolgen benennen, sondern Ihnen Hilfen geben und Wegbegleiter sein. Denn jeder Mensch nähert sich seinem Tod auf seine ihm ganz eigene Art und drückt so in seinem Sterben seine Einmaligkeit aus. Der Tod ist so einzigartig, wie jeder Mensch einzigartig ist.

Der Weg des Sterbens ist für jeden Menschen sehr unterschiedlich. Und so kann es sein, daß vielleicht nur wenige der hier beschriebenen Zeichen auftreten werden, vielleicht aber auch alle oder sogar gar keine. Für manche ist es sehr schwer, sich von ihrem Körper zu lösen; sie brauchen vielleicht Monate, Monate der Pflege und der Zuwendung. Für andere mag es

---

* Dr. Daniela Tausch-Flammer, Dipl.-Psychologin, leitete viele Jahre den Hospizdienst „Begleitung Sterbender und ihrer Angehörigen" in Stuttgart. 1994 wurde ihr die psychosoziale Leitung des stationären Hospizes in Stuttgart übertragen. Heute in freier psychotherapeutischer Praxis tätig. – Zahlreiche Artikel, Vorträge in Rundfunk- und Fernsehen haben sie auf dem Gebiet der Sterbegleitung und Hospizbewegung weithin bekannt gemacht.

leichter sein. Es ist wichtig, daß wir dem Sterbenden die Zeit lassen, die er braucht, um seinen Weg des Sterbens zu gehen. Das mag manchmal schmerzlich und schwer für uns sein, wenn wir meinen, der Sterbende könne doch einen leichteren Weg gehen, er müsse „doch nur loslassen". Wir müssen immer wieder bereit sein, die Art und Weise, die der Sterbende für sich wählt, als die für ihn richtige Art anzunehmen und innerlich bereitwillig mitgehen, auch wenn sie unseren eigenen Vorstellungen widerspricht. – Es ist *sein* Sterben. Und wir wissen nicht, wie wir selbst diesen Weg gehen werden.

Die letzte Lebenszeit

In dieser Zeit hat der sterbende Mensch immer weniger körperliche Energie. Er zieht sich mehr und mehr von der Außenwelt zurück, schläft oder ruht viel. Er hat vielleicht kein Interesse mehr an der Zeitung oder dem Fernsehen oder auch an Menschen. Er möchte nicht mehr, daß Nachbarn und Bekannte kommen. Er möchte nur noch wenige, ihm vertraute Menschen um sich haben, manchmal auch ganz allein sein. Es ist eine Zeit, in der er sich von allem, was außen geschieht, zurückzieht und sich nach innen wendet.

In Träumen, im Halbschlaf oder auch im monologhaften Gespräch hält er Rückblick auf sein Leben, zieht gleichsam Bilanz. Einige machen diesen Rückblick in der Stille, ganz für sich allein – anderen wiederum hilft die stille Anteilnahme einer anderen Person. Er möchte dann in uns den Raum finden, sich selbst, seinem Leben, seinen Erinnerungen zu begegnen. Es mag ein Raum der teilnehmenden Stille sein, der es ihm ermöglicht, Erinnerungen in sich aufsteigen zu lassen. Es kann dann geschehen, daß für den Sterbenden Ordnungen, Zusammenhänge und Sinnhaftigkeit erkennbar werden, daß Ereignisse sich zueinanderfügen und alte Schulden in einem anderen Sinnzusammenhang angenommen werden können.

Der Sterbende schläft möglicherweise mehr, als daß er wach ist. Es scheint so, als ob er *nur* schläft, aber häufig verarbeitet er in dieser Zeit viel, für uns ist es unerkennbar.

Mit der Hinwendung nach innen hat der Sterbende weniger das Bedürfnis zu sprechen. Worte verlieren ihre Wichtigkeit. Still sein wird wichtiger. Zeitlosigkeit entsteht.

Wenn wir uns als Begleiter auf das schweigende Zusammensein einlassen können, so können wir die heilende Kraft der Stille erfahren, und auch wir werden aus der Zeit unseres Alltags herausgehoben, dürfen teilhaben an einer Art Zeitlosigkeit, in der wir einen Hauch von Ewigkeit erfahren.

Oftmals ist die Unsicherheit der *Zeit* gegenüber belastend. Für den Sterbenden entstehen Fragen, z.B.: Wieviel Zeit bleibt mir noch? Wird es noch lange gehen? Muß ich noch lange leiden?

Für Sie, als Angehörige, mag es bedeuten: Wie lange kann ich die Belastung noch tragen? Wie lange halte ich noch durch? Oder auch: Wann wird der geliebte Mensch endlich von seinem Leiden und seinen Schmerzen erlöst? Gedanken, die uns vielleicht erschrecken, aber sehr verständlich und normal sind. Wichtig ist, daß Sie als Begleiter auch für sich sorgen, also auch Zeit für sich allein oder mit Freunden haben, um wieder Kraft für die Begleitung zu bekommen.

Wenn wir mit unseren Gedanken zu sehr in die Zukunft gehen – wie lange wir das noch mittragen können –, so belastet uns dies mehr, als wenn wir uns vergegenwärtigen, daß wir für den jetzigen Moment die Kraft bekommen. Der jeweilige Moment ist leichter zu ertragen als die gedachte Zukunft.

Wenn wir jemanden in der Zeit des Sterbens begleiten, kommen wir auch an unsere eigenen Grenzen der Belastbarkeit. Auch wenn Sie spüren, daß Sie mehr Kraft haben, als Sie sich je vorgestellt haben, ist die Zeit auch für Sie schwer. Zum einen sind da die praktischen Fragen, der Pflege, der Organisation – zum anderen die Ungewißheit, wie es weitergehen wird, die Ungewißheit, ob die eigene Kraft reicht, und die Angst vor dem Moment des Todes. – Außerdem wühlt das Sterben ja auch in uns vielfältige Gefühle der Trauer, der Angst, der Zweifel, der Wut und der Ohnmacht auf. Oft gerät der Boden, der uns sonst getragen hat, ins Schwanken.

Wir leben in einer ganz anderen Welt. Auch wir als begleitender Angehöriger brauchen Hilfe und Unterstützung. Das kann einmal die ganz praktische Hilfe beim Einkaufen, Kochen usw. sein, oder daß jemand einige Zeit bei dem Sterbenden ist, damit wir selbst uns wieder erholen können. Manchmal brauchen wir auch das Gespräch mit einem anderen Menschen, ein Gespräch, in dem wir über unsere Sorgen und Ängste sprechen können. Scheuen Sie sich nicht, andere um Hilfe zu fragen. Vielleicht meinen Sie, alles allein schaffen zu müssen. Aber oftmals können wir dem Sterbenden wieder ein hilfreicherer Begleiter sei, wenn wir auch für uns wieder auftanken können. Fragen Sie Freunde oder Nachbarn, so daß sie guten Gewissens ja oder nein sagen können. Wenn wir anderen das Gefühl geben, daß sie gebraucht werden, helfen sie häufig gerne.

Berührung

Manchmal möchte der sterbende Mensch die sanfte Berührung Ihrer Hand spüren, da möchte er gehalten werden und die körperliche Nähe eines anderes Menschen wahrnehmen. Dann, zu anderen Zeiten, ist vielleicht die Berührung für ihn störend. Versuchen Sie zu erspüren, was der andere möchte. Vielleicht können Sie ihn auch fragen. Mißverstehen Sie die Ablehnung oder Distanz nicht als ein Zeichen mangelnder Liebe. Der sterbende Mensch ist häufig ganz mit sich und seinem Leben beschäftigt.

Essen und Trinken

Durchs Essen führen wir unserem Körper Energie zu. Wir essen, um zu leben. Wenn der Körper zu sterben beginnt, dann ist es ganz natürlich, daß er nichts mehr essen möchte. Die Eßgewohnheiten verändern sich langsam. Nichts schmeckt mehr. Der Appetit kommt und geht. Flüssiges wird fester Nahrung vorgezogen. Fleisch wird zuerst weggelassen, dann auch Gemüse und andere schwer verdauliche Speisen, bis auch weichere Nahrungsmittel nicht mehr gegessen werden. Der Sterbende möchte einfach nichts mehr essen. Für Sie als Angehörige ist es schwer, diesen Wunsch zu respektieren. Der Gedanke: „Ich kann doch meine Mutter, meinen Mann ... nicht verhungern lassen", belastet viele. Es konfrontiert Sie mit ihrer Hilflosigkeit und dem bevorstehenden Tod: „Er stirbt doch, wenn er nichts mehr ißt", oder: „Dann geht es ja noch schneller, sie soll doch kämpfen".

Aber in dieser Lebenszeit ist es völlig natürlich, nichts mehr zu essen. Körperliche Energie, wie wir sie durch Nahrung bekommen, wird nicht mehr gebraucht, sondern eine andere Art von Energie. Wir als Angehörige müssen versuchen, den Sterbenden loszulassen, denn sonst bereiten wir ihm durch unser Festhalten unnötiges Leid.

Zu bestimmten Zeiten mag der Sterbende nicht mehr essen, hat großes Verlangen zu trinken. Wenn er nicht mehr mit Hilfe einer Schnabeltasse trinken kann, können Sie ihm mit einem Teelöffel kleine Mengen von Flüssigkeit in den Mund geben. Achten Sie darauf, daß das Getränk nicht zu kalt oder zu heiß ist.

Kann der Sterbende keine Flüssigkeit mehr hinunterschlucken, ist es für ihn hilfreich und angenehm, wenn wir ihm den Mund immer wieder befeuchten, z.B. durch Eiswürfel aus Tee oder durch einen feuchten Waschlappen, an dem er saugen kann.

Fehlende Orientierung

Der sterbende Mensch schläft immer mehr. Er kann nur mühsam aus dem Schlaf geweckt werden. Er hat bildlich gesprochen schon einen Fuß in der anderen Welt, am anderen Lebensufer. Er verliert jedes Zeitgefühl, erkennt anwesende Personen möglicherweise nicht mehr, was für diese sehr schmerzlich ist. Es ist wichtig, daß wir uns bewußt machen, daß dies kein Zeichen von Ablehnung ist, sondern der andere den Bezug zu unserer Realität verliert. Es kann auch sein, daß er zu Gott oder über Ereignisse und Menschen spricht, die für Sie unbekannt sind. Er sieht und spricht vielleicht auch zu Menschen, die schon verstorben sind, fühlt sich von diesen abgeholt.

Es ist wichtig, daß wir nicht versuchen, ihm *seine* Realität auszureden oder als Halluzination abtun, sondern versuchen, an seiner Welt Anteil zu nehmen, indem wir ihm zuhören und so versuchen, etwas von seiner Welt zu erfahren. Dies kann unsere eigene Realität erweitern.

Unruhe

Der sterbende Mensch ist zu manchen Zeiten unruhig. Es kann sein, daß er an den Leinentüchern zupft, ziellose Arm- oder Beinbewegungen macht oder die Finger ohne einen ersichtlichen Grund schüttelt. Zeichen, daß er den Bezug zu dieser Erdenwelt verliert. Wenn wir ruhig an seinem Bett sitzen und ihm vermitteln, daß er nicht alleingelassen ist, kann er oft ruhiger werden.

Einen oder mehrere Tage vor dem Tod gibt es manchmal ein *letztes Aufblühen* aller Kraft im sterbenden Menschen. Er ist ganz wach und klar, nimmt Anteil am Leben, äußert vielleicht den Wunsch nach bestimmten Speisen oder hat das Bedürfnis, sich noch einmal aufzusetzen oder sich hinzustellen.

Körperliche Veränderungen

Es ist heute möglich geworden, nahezu allen Menschen für die letzte Phase ihres Lebens Schmerzfreiheit zuzusichern. Die orale Schmerzbehandlung mit Morphin ermöglicht in einer Vielzahl gerade für den an Krebs erkrankten Menschen Schmerzfreiheit, bei gleichzeitig erhaltenem Bewußtsein.

Sowohl vom medizinischen Gesichtspunkt wie auch zur Erhaltung von Wohlbefinden und Würde des Kranken ist es wichtig, daß die Haut gut gepflegt wird, als auch eine gute Lagerung, die alle paar Stunden verändert wird. Fragen Sie die MitarbeiterInnen der Diakonie- und Sozialstationen.

Folgende körperliche Veränderungen zeigen, daß der Körper seine Fähigkeit, sich zu erhalten, verliert:

- Der Blutdruck sinkt.
- Der Puls verändert sich.
- Die Körpertemperatur verändert sich: Arme und Beine können durch die geringere Durchblutung kälter werden. Versuchen Sie, durch Socken und Bettflasche den Körper warm zu halten. Zu anderen Zeiten schwitzt der Sterbende übermäßig, dann sind dünne Decken oder nur ein Leinentuch angenehmer.
- Der sterbende Mensch braucht häufig in den letzten Tagen weniger Schmerzmittel.
- Häufig verändert sich der Atem: Er kann schneller werden (bis zu 40 Atemzüge in der Minute) oder viel langsamer, mit langen Pausen zwischen den Atemzügen, in denen wir immer wieder denken, daß dies der letzte Atemzug ist. Beim Ausatmen kann ein Pusten entstehen. Der Atem kann ganz unregelmäßig werden. Oder im Rachen kann ein Rasseln oder ein Gurgeln durch Schleimabsonderungen, die der sterbende Mensch nicht mehr abhusten kann, entstehen. Für Sie kann es ein sehr beunruhigendes Geräusch sein, weil Sie den Eindruck bekommen, der Sterbende drohe jeden Moment zu ersticken.

  All diese Veränderungen des Atems kommen und gehen. Ein Mensch kann tagelang so atmen, daß Sie meinen, jeder Atemzug wäre der letzte. Häufig kann es für den Sterbenden eine Erleichterung sein, wenn wir seinen Kopf und Oberkörper höher lagern.

  Für uns als Begleiter kann es schmerzlich und beunruhigend sein, den unregelmäßigen Atem mitanzuhören. Wichtig ist, daß wir selbst tief und regelmäßig durchatmen und hin und wieder das Zimmer verlassen, um wieder Kraft zu sammeln. Vielleicht kann uns der Vergleich mit den Schmerzen der Wehen, die Frauen bei der Geburt erleben, helfen. Wehen zu einer anderen Geburt.
- Von dem Sterbenden kann ein besonderer Geruch ausgehen. Bei Krebspatienten kann dies manchmal schon lange vor dem Tod sein. Räucherstäbchen oder Duftlampen helfen, daß der Geruch nicht mehr so aufdringlich ist.

Koma

Manche Menschen fallen in den letzten Tagen in ein Koma. Aus vielen Befragungen von Menschen, die klinisch tot waren und wiederbelebt wurden, wissen wir, daß der Mensch, auch wenn er von uns aus gesehen nicht bei Bewußtsein ist, alles hört. Der Hörsinn ist der letzte Sinn, der schwindet. Reden Sie also in seiner Gegenwart, wie Sie mit ihm reden würden, wenn er bei Bewußtsein wäre. Auch wenn der andere sich im tiefen Koma befindet, hört er alles, was Sie sagen. Wenn Sie dem anderen noch etwas Wichtiges mitteilen möchten, sagen Sie es ihm ruhig. Es ist keinesfalls zu spät, z.B. zu sagen: „Es tut mir leid", oder: „Ich liebe dich", oder was immer Sie ihm sagen möchten.

Wir können ihn auch durch den Atem im Koma begleiten, indem wir unseren Atem dem seinen anpassen. Dadurch kann eine tiefe Verbundenheit entstehen. Wichtig ist, daß wir selbst innerlich ganz ruhig sind und bei dem anderen nicht eine bestimmte Veränderung bewirken wollen, von der wir meinen, daß sie gut und richtig für ihn wäre, sondern ihn einfach nur durch das gemeinsame Atmen begleiten.

Mögliche Anzeichen des nahen Todes

- Die Augen sind offen oder halboffen, aber sehen nicht wirklich. Es ist vielmehr so, als ob sie in die Ferne schauen.
- Der Mund ist offen.
- Die Körperunterseite, die Füße, Knie und Hände verfärben sich dunkler.
- Der Puls wird noch schwächer.
- Die Pupillen reagieren immer weniger auf Lichteinwirkung.
- Der Sterbende wird teilnahmsloser und gibt keine Reaktionen mehr auf seine Umwelt.

Der Tod tritt ein, wenn der Herzschlag und der Atem aufhören. Was manchmal wie der allerletzte Atem zu sein scheint, wird noch von ein oder zwei langen Atemzügen vollendet.

Ob ein Mensch sein Sterben akzeptiert hat oder nicht: Oft gibt es vor dem Tod einen Zeitpunkt, in dem er Frieden findet. Bei manchen ist diese stille Zufriedenheit schon lange vorher zu spüren. Bei anderen tritt diese Wandlung erst in den letzten Augenblicken, ganz kurz vor dem Verlassen des Körpers ein. Eine Wandlung, die wir nicht erklären oder verstehen, sondern nur erahnen und auf dem Gesicht des Verstorbenen wahrnehmen können. Eine Wandlung, die den Betroffenen über alle Ängste und Verzweiflung, die bis zu diesem Zeitpunkt bestanden, hinüberhebt. Da hatte er gerade noch schwere Kämpfe zu durchstehen, das Loslassen wurde unsagbar schwer, und nun liegt ein zufriedener Ausdruck auf dem Gesicht. Manchmal ist er schon mit dem Eintritt des Todes zu sehen, manchmal breitet sich dieser Ausdruck von Gelöstheit erst nachträglich über die Züge des Toten.

Manche Angehörige haben quälende Schuldgefühle, wenn Sie im Augenblick des Todes nicht bei dem Sterbenden waren, weil sie vielleicht telefonieren waren, sich etwas zum Essen holten oder vorher abreisen mußten. Sie haben dann das Gefühl: „Jetzt habe ich den anderen im Stich gelassen, gerade im wichtigsten Moment habe ich ihn alleingelassen! Warum bin ich nicht doch noch geblieben? Warum habe ich es denn nicht gespürt?“ Die Erfahrung zeigt, daß der Sterbende häufig geht, wenn er allein ist. Vielleicht ist es so für den Sterbenden leichter, sich von dieser Welt und den geliebten Menschen zu lösen? Und: „Der Moment des Sterbens gehört dem Sterbenden, es ist *sein* Moment des Überganges.“ Manchmal wird es uns geschenkt, dabei zu sein und dadurch etwas von dieser *anderen Welt* zu erahnen.

Unmittelbar nach dem Tod

Werden Sie nicht gleich aktiv. Lassen Sie die Stille und Besonderheit dieses Augenblicks auf sich wirken. Vielleicht mögen Sie beten, vielleicht das Vaterunser oder einen Psalm, z.B. den Psalm 23, oder einige Stellen aus dem Johannesevangelium lesen. Beten Sie aus dem Herzen. Danken Sie Gott für die Begegnung mit diesem Menschen und daß dieser Mensch, den Sie lieben, nun frei ist, erlöst von seinem Leiden. Vergeben Sie, oder bitten Sie um Vergebung. Lassen Sie Ihre Gefühle zu.

Lassen Sie sich Zeit.

Vielleicht ist es Ihnen auch unheimlich, allein mit dem verstorbenen Körper zu sein. Haben Sie keine Scheu, jemanden um Hilfe anzurufen – einen Ihrer Freunde oder jemanden, der schon Erfahrung mit dem Sterben und dem Tod hat.

Verständigen Sie dann den Arzt, damit er einen Totenschein ausstellen kann. Wenn es mitten in der Nacht ist, können Sie ruhig bis zum nächsten Morgen warten.

Manche Menschen haben Angst, den toten Körper zu berühren. Sie haben Angst vor dem sogenannten Leichengift. Dies gibt es jedoch nicht. Einige Stunden nach dem Tod entstehen basische Stoffe im toten Körper. Der Kontakt mit diesen Stoffen oder die eventuelle Aufnahme in den eigenen Körper, z.B. bei eigenen Verletzungen, ist ungefährlich.

In der ersten Stunde vor dem Einsetzen der Leichenstarre ist es leichter, den Leichnam zurechtzumachen. Behandeln Sie den Leichnam mit Achtung und Respekt.

- Legen Sie den Leichnam flach.
- Schließen Sie die Augenlider mit feuchten Wattebäuschchen und lassen Sie diese noch ca. eine Stunde auf den Augenlidern liegen.
- Tun Sie Zahnprothesen wieder in den Mund und binden Sie den Unterkiefer mit einem Schal oder einem Tuch, das Sie um den Kopf wickeln, hoch und lassen Sie es einige Stunden so, bis die Leichenstarre eingetreten ist.

Manchmal entleert der Leichnam noch einmal willenlos die Blase oder den Darm. Es ist eine reine Körperfunktion und hat mit dem Menschen nichts mehr zu tun.

Vielleicht haben Sie den Wunsch, den Körper des geliebten Menschen zu waschen und sich so zum letzten Mal von ihm zu verabschieden.

Es ist nicht notwendig, den Leichnam für die Beerdigung extra anzuziehen, aber vielleicht ist es Ihnen ein Bedürfnis. Denken Sie bei der Wahl des Kleidungsstücks an eines, das der Verstorbene gerne getragen hat und das zu ihm paßt, oder wie er sich gerne sehen würde.

Richten Sie das Zimmer, indem Sie die Arzneien und Pflegehilfsmittel entfernen.

Zünden Sie Kerzen an. Legen Sie, wenn Sie mögen, frische Blumen auf den Leichnam. Ihr Blühen und Verwelken sind ein Symbol für die Vergänglichkeit der äußeren Erscheinungen.

Lassen Sie sich Zeit, Abschied zu nehmen. Setzen Sie sich an das Bett und versuchen Sie, innerlich zur Ruhe zu kommen. Wenn Sie das Gesicht des Verstorbenen betrachten, können Sie vielleicht sehen, wie alle Anspannung gewichen ist und Frieden ausstrahlt. Wenn Sie das Bedürfnis haben, sprechen Sie mit dem Verstorbenen, begleiten Sie ihn mit Ihren Gedanken auf seinem für uns unsichtbaren Weg. Lassen Sie Erinnerungen an gemeinsame Begegnungen auftauchen. Wachen Sie bei dem verlassenen Körper.

Sie können ohne Schwierigkeiten den Leichnam für 24 Stunden in der Wohnung behalten, um Zeit zu haben, Abschied zu nehmen oder auch damit entferntere Freunde sich auch noch verabschieden können. Manchmal ist es für Freunde, die weit weg wohnen und nicht kommen können, sich also nicht vom Körper verabschieden können, viel schwieriger zu begreifen, daß der geliebte Mensch tot ist. Es bleibt unwirklich. Für sie kann es hilfreich sein, wenn wir den Leichnam fotografieren. Sie können dann etwas von dem Frieden erahnen und verstehen, daß der andere wirklich tot ist.

Mit Hilfe des städtischen Friedhofamtes ist es auch möglich, den Leichnam länger in der Wohnung zu behalten, um mehr Zeit für das Abschiednehmen zu haben.

Verständigen Sie ein Bestattungsinstitut, z.B. das städtische Bestattungsamt, wenn es dies in Ihrer Stadt gibt. Alle Institute helfen Ihnen bei der Organisation der Bestattung, der Anzeigen und der weiteren Formalitäten.

Die Brücke zu den Verstorbenen

Wolfgang Weirauch

Irgendwann im Leben wird der Moment kommen, in dem einen die Nachricht vom Tod eines guten Freundes oder Verwandten ereilt, und man wird plötzlich vor die Situation gestellt sein, daß ein Ansprechpartner, Arbeitskollege, Lebenspartner oder Ratgeber von heute auf morgen nicht mehr da ist. Die Nachricht vom plötzlichen Tod eines Menschen konfrontiert einen abrupt mit der Endgültigkeit, nichts mehr mit ihm besprechen, Verabredetes nicht mehr durchführen und das, was man ihm eigentlich noch hätte mitteilen wollen, nicht mehr sagen zu können.

Der Schock über den Tod eines Menschen überfällt einen natürlich nicht so vehement und schlagartig, wenn man einen Menschen durch eine lange Krankheit bis zu seinem Lebensende begleitet. Aber auch dann kommt irgendwann der Moment, in dem der Tod eintritt, und das Gefühl der Verlassenheit, der Leere bleibt. Schmerz und Trauer füllen einen aus. – Jetzt ist es von entscheidender Bedeutung, ob man sich im Laufe des Lebens vorbereitende Gedanken über den Tod, über ein Leben nach dem Tod gemacht hat und darüber, wie man einem Verstorbenen helfen kann, oder ob man hilflos vor einem Abgrund steht, über den keine Brücke führt, aus dem einen nur gähnende Leere und Düsternis entgegenstarrt.

Das Todeserlebnis

So schmerzlich der Verlust eines Menschen ist, für den Verstorbenen selbst hat der Moment des Todes – nicht der Sterbeprozeß vorher – eine völlig andere Bedeutung. Rudolf Steiner teilt uns aus seiner Geistesforschung mit, daß der Moment des Todes der schönste Augenblick im Leben eines Menschen ist, auf den man nachtodlich fortwährend zurückblickt. – Etwa in den ersten drei Tagen nach dem Tod löst sich der Ätherleib des Menschen, und alle in ihm gespeicherten Ereignisse des Lebens treten in Bilderform ins Bewußtsein des Gestorbenen. Das ist der aus den Nah-Todeserfahrungen anfänglich bekannte Lebensrückblick. Dieses persönliche Lebenspanorama wird in den Weltenäther eingezeichnet und bleibt dort als objektive übersinnliche Gravur enthalten. Der Verstorbene vermag fortwährend auf sein Lebenspanorama zurückzuschauen und erhält dadurch Erinnerung und Ich-Bewußtsein. Damit sieht er auch gleichzeitig das Ereignis seines Todes:

„Und so wahr als sich die Geburt auslöscht für das Erdenbewußtsein, so wahr steht im rückschauenden Bewußtsein vor dem Seelenleben zwischen dem Tod und einer neuen Geburt immer das Ereignis des Todes, aber jetzt angesehen von der anderen Seite. Hier auf dem physischen Plan sieht ja der Mensch das Erlebnis des Todes nur von der einen Seite. Da hat es manche schauerliche Seite. Aber man darf nicht daraus schließen, es wäre nun schrecklich, daß der, welcher weiterlebt, immerdar zurückschauen müsse nach dem Todeserlebnis. Denn dieses ist von dort aus gesehen das schönste, größte, bedeutsamste Erlebnis, das überhaupt eine Menschenseele haben kann, weil es immerdar in strahlender Weise zeigt, wie der Geist siegt über das materielle Dasein. Ein alles Bewußtsein Belebendes, Erhebendes und Erhöhendes hat diese fortdauernde Rückschau auf das Todeserlebnis. Vorzugsweise dieses Todeserlebnis ist es, durch das die Seele sich sagt: Ich lebe hier in der geistigen Welt, mit der geistigen Welt. – Dadurch, daß die Seele die Kraft hat, sich dieses zu sagen, hat dieses Todeserlebnis für das nach dem Tode beginnende Leben eine ungeheure Bedeutung." (GA 174a/1971/29.11.1915/S.89)

Wenn ein Mensch stirbt, dann ist er nicht verschwunden, bloß weil er seinen physischen Leib abgelegt hat. Seine Seele ist weiterhin um uns, wir nehmen sie nur nicht wahr, weil uns im Normalfall dafür die Bewußtseinsorgane fehlen. Es gibt aber Möglichkeiten, mit den Verstorbenen Kontakt aufzunehmen. Und sie warten darauf, denn auch ihnen ist es nicht ohne weiteres möglich, die Lebenden wahrzunehmen. Das hängt davon ab, in welcher Beziehung die Verstorbenen zu den Lebenden gestanden haben, inwieweit sie sich um eine spirituelle Lebenseinstellung bemüht haben und ob es ihnen gleich nach dem Tod bewußt wird, in welchen Welten sie sich dann befinden. Aber auch für die, die sich einigermaßen zurechtfinden, werden die Tage nach dem Tod zu einer unmittelbaren Offenbarung all dessen, was man während des Lebens verdrängt hat, was man falsch oder richtig gemacht hat, was einem zeitlebens ein Rätsel war. Vieles von dem, was während des Lebens verborgen oder rätselhaft war, wird während des Lebenspanoramas und in der Zeit danach entschlüsselt, z.B. treten alle Versäumnisse zutage:

„Stark tritt vor die Seele des Menschen nach dem Tode vieles, wovon er während des Lebens keine Ahnung gehabt hat; stark tritt vor die Seele: Da warst du in Lebensgefahr, da hast du dir ein Glück verscherzt, da warst du bequem, und wenn du nicht bequem gewesen wärest, so hättest du dieses oder jenes erreicht, dies oder jenes Gute bewirken können. Eine ganze Welt von Nichterlebtem tritt nach dem Tode einem entgegen." (GA 140/1980/ 28.11.1912/S.118)

Einsam in der Finsternis

Wenige Tage nach dem Tod beginnt der Tote, sein Leben rückwärts zu durchleben. Er ist dabei zuerst an die Erlebnisse gebunden, die er in seinen letzten Lebenstagen durchgemacht hat. Das kann sehr peinigend sein, wenn es sich dabei um Dinge handelt, bei denen er sich etwas hat zuschulden kommen lassen. Gleichzeitig vermißt er seinen physischen Leib und die Befriedigung sämtlicher Triebe, Süchte und Gelüste, die mittels des physischen Leibes möglich war. Dieser Zustand erwächst zu einer brennenden Entbehrung in der Seele des Verstorbenen. Hinzu kommt, daß er sich zwar an seine Freunde und Angehörigen erinnern, sie aber nicht unbedingt wahrnehmen kann. Das ist nur dann möglich, wenn er sich während des Lebens mit religiösen oder geistigen Gedanken durchdrungen hat. Aber auch dann nimmt er in der ersten Zeit nach dem Tod nur diejenigen Menschen wahr, die karmisch mit ihm verbunden sind. Neue Kontakte kann man nach dem Tod nicht ohne weiteres knüpfen.

Wer das ganze Leben das nachtodliche Sein und jeden Gedanken an eine geistige Welt abgelehnt hat, wird in Konsequenz dessen nachtodlich vorerst fast vollständig im Finstern leben. Es ist nicht alles so schön, wie wir es durch viele Nah-Todeserfahrungen geschildert bekommen. Ein Materialist lebt im Nachtodlichen erst einmal völlig im Dunkeln. Natürlich wird er irgendwann bemerken, daß er gestorben ist, er wird sich auch an seine Mitmenschen, sein vergangenes Leben und die Erde erinnern können. Aber sein Erleben ist wie das eines Menschen, für den sich plötzlich die Umwelt total verfinstert und der nicht mehr wahrnehmen – tasten, hören, schmecken, sehen, riechen – kann, aber noch ganz genau weiß, daß alles in seiner Umgebung genauso vorhanden ist wie vorher. Nur er ist nicht mehr in der Lage, Kontakt zu seiner Umgebung aufnehmen zu können. Dieser Zustand ist außerordentlich schmerzlich. – Steiner schildert das reale Erlebnis eines verstorbenen Mannes, der sich genau wie seine Frau nicht um Geistiges gekümmert hat und der jetzt keinen Kontakt mehr zu seiner Familie aufnehmen kann, obwohl er das dringende Verlangen danach hat:

„Ein Mann war gestorben, war durchgegangen durch die Pforte des Todes und hatte zurückgelassen seine Frau und Kinder. Einige Zeit war vergangen, seitdem der betreffende Mensch durch die Pforte des Todes gegangen war, da war es einem Menschen möglich, der in die geistigen Welten hineinschauen kann, diese betreffende Seele zu finden. Es war sozusagen ein recht qualvolles Dasein, das diese Seele darbot. Es bejammerte diese Seele die Zurückgelassenen, Gattin und Kinder. Dies drückte sich etwa in folgenden Worten aus: [...] Da habe ich gelebt mit den Zurückgelassenen, und wenn ich früher des Abends, während ich im Leibe lebte, ihnen gegenübertrat, nachdem ich tagsüber meine Geschäfte besorgt hatte, dann war das, was von ihren Seelen an mich herankam, mir eine Art von Sonnenschein. Alles, was ich an ihrer Seite erlebt hatte, verschönte mir damals das mühevolle physische Leben. Ich hätte mir damals nicht vorstellen können, daß ich dieses physische Leben leben könnte ohne Gattin und Kinder. An alles dasjenige, was ich erlebte während des Daseins mit ihnen, kann ich mich erinnern, das weiß ich auch heute noch. Aber als ich wiederum nach dem Tode aufwachte in der geistigen Welt, da konnte ich meine Gattin und die Kinder nicht wiederfinden. Sie sind nicht da für mich, nur die Erinnerung an damals ist da, jetzt sind sie für mich nicht mehr da. Ich weiß, daß sie auf der Erde unten sind, aber ihr wirkliches Seelenleben, das, was sie vom Morgen bis zum Abend denken, fühlen und wollen, ist wie ausgelöscht. Ich finde die nicht mehr, die mir teuer sind, wenn ich auch noch so sehr suche!“ (GA 140/1980/26.01.1913/S.159 f.)

Dieser Verstorbene lebt in tragischer Weise in bezug auf seine Familie einsam im Dunkeln, und es quält ihn die konkrete Erinnerung und das Wissen um ihre Existenz, die er nun nicht mehr erleben kann. Würde nun seine Frau geistigen Kontakt zu ihrem Mann aufnehmen – auf welche Weise das möglich ist, lesen Sie bitte weiter unten –, so wäre das wie ein Licht, das in seiner finsteren Welt aufflammte und einen Teil seiner Umgebung und die Frau selbst beleuchtete. Eine Brücke zwischen Lebenden und Verstorbenen wäre damit geschaffen.

Die drei Reiche der Toten

Die im physischen Leib inkarnierten Menschen sind besonders in ihrem Denken wach, während sie im Gefühl nur ein träumendes und in ihrem

Willensleben ein schlafendes Bewußtsein haben. Bei den Toten ist es umgekehrt. Ihre Wahrnehmungskräfte sind getrübt, während sie in ihrem Gefühls- und Willensleben stärker als die Lebenden wachen. Wegen dieser unterschiedlichen Seelenlage können sich Lebende und Verstorbene nicht wahrnehmen und verständigen. Sie leben in denselben Welten, aber wo die einen nur ein schlafendes Bewußtsein haben, leben die anderen in einer bewußten Wachheit. Die Gefühlswelt von uns Lebenden ist dieselbe Welt, in der auch die Toten mit ihren Gefühlskräften leben, aber wir sind in diesem Bereich nicht wach genug, um sie wahrzunehmen. (vgl. GA 174a/1971/14.02.1918/S.203)

Wenn ein Mensch stirbt, lebt er zuerst vorwiegend in einer ihn umgebenden Gefühlswelt, in der alles, was er veranlaßt, Sympathie, Antipathie und andere Gefühle hervorruft. Diese Welt ist das erste Totenreich, auch *tierisches Reich* genannt. Damit ist nicht die irdische Tierwelt gemeint, sondern es ist die Welt der Empfindungen und Gefühle, die auf der niedrigsten Stufe auch den Tieren – im Unterschied zu Mineralien und Pflanzen – eigen sind.

Der Verstorbene lebt noch in einem zweiten Reich, einem Willensreich, auch *Menschenreich* genannt. Das ist dieselbe Region, in der die Lebenden mit ihren Willensimpulsen – wenn auch unbewußt, mit einem schlafenden Bewußtsein – wirken. Der Verstorbene lebt allerdings mit höherem Bewußtsein in diesem Reich und erlebt seinen eigenen Willen auf- und abflutend, stärker und schwächer werdend.

Lebende und Verstorbene sind nicht nur durch die Gefühle, sondern auch durch ihr Willensleben miteinander verbunden, auch wenn die Lebenden davon nichts wissen. Durch den Willen sind alle Menschen mit karmischen Beziehungen untereinander verbunden, auch Lebende und Verstorbene. Deshalb nimmt ein Verstorbener vorerst nur die mit ihm karmisch Verbundenen wahr, und zwar zuerst die, die ihm am nächsten stehen. Später weiten sich die Kreise dieser Menschen aus: Er nimmt auch die entfernter karmisch mit ihm Verbundenen wahr und noch später sogar die Menschen, die nicht mit ihm karmisch verbunden sind, wohl aber mit denjenigen Menschen, mit denen auch er karmisch verbunden ist.

„Zunächst ist dasjenige, was in diesem Reiche auf den Toten so wirkt, daß es seine Willenskräfte verstärkt oder sie ablähmt, das ist zunächst auf einen Kreis beschränkt, der im wesentlichen durch das letzte Erdenleben oder sogar vielleicht zunächst nur durch Teile des letzten Erdenlebens gebildet wird. Diejenigen, die ihm besonders nahegestanden haben, diejenigen, mit denen der durch die Pforte des Todes Gegangene besonders eng verbunden war, die sind diejenigen, mit denen er besonders intensiv lebt. Und erst allmählich dehnt sich dieser Kreis aus über diejenigen, mit denen er im weiteren karmische Verbindungen eingegangen ist.

Und das alles dauert keineswegs für jeden dieselbe Zeit, für manchen kürzer, für manchen länger. Man kann kaum aus dem irdischen Verlauf des Lebens ersehen, wie sich das nach dem Tode macht. Manche Persönlichkeiten, manche Seelen treten auf, ohne daß man es erwartet, im Bereiche des Toten, weil man aus dem physischen Leben sehr leicht falsche Schlüsse ziehen kann. Aber das ist ein Grundgesetz: daß sich der Kreis allmählich erweitert." (GA 182/1976/29.11.1917/S.16 f.)

Das *Reich der Hierarchien* ist das dritte Reich, in dem der Verstorbene lebt. Man darf sich diese drei Reiche nicht getrennt voneinander vorstellen. Genauso wie für uns Lebende ein Willensimpuls im Normalfall auch von Gefühlen und Gedanken begleitet ist, durchdringen sich auch die drei Reiche, in denen der Verstorbene lebt. Im Reich der Hierarchien bekommt der Tote einen größeren Überblick über die Zusammenhänge des Weltgeschehens und zugleich ein mehr oder weniger starkes Ich-Bewußtsein, ein Erleben seines eigenen Ich.

Was wir bei unserer Beschäftigung mit den Verstorbenen vor allem begreifen müssen, ist, daß sie kaum von uns getrennt sind, nur ihr physischer Leib und ihre Gedanken erreichen uns nicht mehr, aber im Gefühls- und Willensleben klingen wir zusammen:

„Es wird ein Riesenfortschritt in der Entwickelung des Menschengeschlechtes auf der Erde bedeuten, für den Teil des Erdenlebenslaufes, den dieses Menschengeschlecht noch zu durchleben hat, wenn die Menschen das Bewußtsein hier in sich aufnehmen werden: In ihren Gefühlsimpulsen, in ihren Willensimpulsen sind sie mit den Toten eines! – Der Tod kann uns überhaupt nur den physischen Anblick und die Gedanken an die Toten rauben. Aber wir können nichts fühlen, ohne daß in der Sphäre, in der wir fühlen, die Toten anwesend sind, nichts wollen, ohne daß in der Sphäre, in der wir wollen, die Toten ebenfalls anwesend sind." (ebd./S.19 f.)

Wenn man für diese Zusammenhänge ein Gespür bekommt, dann begreift man auch, daß die Toten nicht fort sind, sondern daß sie mit uns Kontakt aufnehmen wollen, daß sie helfend in unser Leben und in den Gang der Weltgeschichte eingreifen wollen:

Die Menschheit „muß sich klar sein darüber, daß die Toten nicht verstorben sind, sondern im geschichtlichen Werdeprozeß der Menschheit weiterleben, weiterwirken, daß die Kräfte, die geistig um uns herum sind, auf der einen Seite die Kräfte der höheren Hierarchien sind, aber eben auch die Kräfte der Toten sind. Die größte Illusion, der sich die Menschheit der Zukunft hingeben könnte, wäre die, wenn man glauben wollte, daß dasjenige, was die Menschen als soziales Leben unter sich, als Zusammenleben hier auf der Erde mit ihrem Fühlen, mit ihrem Willen entwickeln, daß das mit Ausschluß der Toten geschähe, bloß mit irdischen Einrichtungen. Es kann gar nicht durch die bloßen irdischen Einrichtungen geschehen, weil eben schon in dem Gefühl und im Willen die Toten mitwirken." (ebd./ S.21 f.)

Die Diener Ahrimans

Das individuelle nachtodliche Sein ist entscheidend von dem Verhalten des Menschen während des Lebens abhängig. Durch die Beschäftigung mit spirituellen und religiösen Lebensfragen während des Erdenlebens erhält der Verstorbene einen tieferen Einblick in die übersinnlichen Sphären, die er zwischen Tod und neuer Geburt durchlebt. Wer während des Lebens wirklich Liebe entwickeln kann, wird nach dem Tod nicht einsam sein. Dementsprechend wirken sich auch eher negative Verhaltensweisen auf das Nachtodliche aus. Steiner schildert z.B., daß Menschenseelen aufgrund ihres Verhaltens nach dem Tod zu Dienern Ahrimans werden müssen, und beschreibt diese Seelen dann wie folgt:

„Man kommt zurück in das Leben, das sie geführt haben zwischen der Geburt und dem Tode, man forscht nach den hervorragendsten Eigenschaften dieser Seelen, und man findet, daß sie an einem Übel gelitten haben und diesem Übel unterworfen waren, und dieses Übel ist – die Bequemlichkeit. Die Bequemlichkeit gehört zu den allerverbreitetsten Eigenschaften unserer gegenwärtigen Menschheit. Fragen wir: Woher kommt es, daß die meisten Menschen dies oder jenes unterlassen? Bequemlichkeit ist es! Wir mögen zu den wichtigsten Dingen des menschlichen Lebens oder zu den unwichtigsten gehen: Bequemlichkeit ist dasjenige, was das ganze Menschenleben durchdringt." (GA 140/1980/26.01.1913/S.167 f.)

Die Seelen, die nach dem Tod Diener Ahrimans werden, müssen zusammen mit ahrimanischen Wesen Unglück und Hindernisse in die Welt tragen, durch die auf der Erde lebende Menschen zu Schaden kommen.

Es gibt noch andere Geister, deren Diener die Menschen nach dem Tod werden können. Steiner nennt sie die „sehr bösen Geister von Krankheit und Tod". Diejenigen Menschen, die während ihres Lebens egoistisch und gewissenlos daherleben, werden zu Dienern dieser Geister und müssen nach ihrem Tod Krankheiten in die Welt tragen, durch die Menschen frühzeitig sterben:

Der Seher „hat ein Feld von Krankheit und Tod vor sich, das ganz beherrscht ist von gewissen bösen Geistern, die Krankheit und Tod auf die Erde hereintragen. Und wenn man versucht, den Lebenslauf dieser Seelen, die gewissenlose Menschen auf Erden waren, zu verfolgen, so findet man, daß sie nun die Diener dieser bösen Geister von Krankheit, Tod und Ungemach werden mußten, um solche frühzeitigen Tode und schweren Schicksale herbeizuführen. Das ist der Zusammenhang! Das Leben wird erst verständlich, wenn man es in seiner Gesamtheit betrachtet, nicht nur einen kurzen Zeitabschnitt herausschneidet, der zwischen Geburt und Tod verläuft." (ebd./S.170)

Es ist nicht so, daß durch ein verpfuschtes Erdenleben die Seele des Menschen verloren wäre. Aber jedes Verhalten des Menschen trägt Folgen, und die können unangenehm werden. Trotzdem ist es möglich, daß ein Mensch so weit in seinem eigenen Fehlverhalten, seiner Ungeistigkeit, seiner Schlechtigkeit versinkt, daß er sich allein nicht mehr zu retten weiß. Wie wird ihm geholfen?

Wer eine der genannten Eigenschaften, von der Bequemlichkeit bis hin zum krassen Materialismus, während seines Lebens auslebt, wird im Nachtodlichen in irgendeiner Weise Diener der Widersachermächte und muß eine gewisse Zeit Hindernisse, Unglück, Krankheit oder frühzeitigen Tod unter die Menschen tragen. Menschen, die z.B. bei einem Zugunglück oder bei einer Schiffskatastrophe sterben, können Opfer solcher Zusammenhänge sein. Zwar wird der frühzeitige Tod der verunglückten Menschen Karma, so daß es in der nächsten Inkarnation zu einem Ausgleich kommen kann, aber ihr jetziges Leben wird abgebrochen. Sie hätten länger leben können und bringen demzufolge unverbrauchte Kräfte mit in die geistige Welt, die sie auf Erden nicht mehr ausleben konnten. Und mit diesen unverbrauchten Kräften können höhere Hierarchien diejenigen Menschenseelen retten, die sich allein nicht mehr zu helfen wissen. Das mag auf den ersten Blick schockieren und ungerecht erscheinen, aber wer länger darüber nachsinnt, erkennt einen weisen Zusammenhang der Menschheit als Ganzes:

„Merkwürdige Zusammenhänge, nicht wahr, in den komplizierten Wegen der Weltenweisheit! Da wird von der Weltenweisheit zugelassen auf der einen Seite, daß Menschenseelen durch Gewissenlosigkeit verurteilt werden, mitzuarbeiten, daß Krankheit, frühzeitiger Tod in die Welt hereinkomme – die Seelen, die davon betroffen werden, werden von guten Wesenheiten der höheren Hierarchien verwendet, um anderen Menschen zu helfen. So wird also, was äußerlich in der Maja als Böses erscheint, oftmals ins Gute geleitet, aber auf komplizierten Wegen. Die Weisheitswege sind sehr kompliziert, die da eingeschlagen werden in der Welt. Man lernt nur allmählich, sich hindurchzufinden durch diese Weisheitswege. Man möchte sagen: Da halten Rat oben die Geister der höheren Hierarchien. Weil die Menschen frei sein müssen, lassen sie ihnen die Möglichkeit, in den Materialismus, in das Böse zu versinken. Sie geben ihnen so viel Freiheit, daß sie ihnen gleichsam entschlüpfen, diese Menschenseelen, die sich so durch ihre eigene Kraft nicht bis zu einem gewissen Zeitpunkt hinbringen könnten. Sie brauchen Seelen, die auf Erden Kräfte entwickeln, die dann durch den frühzeitigen Abfall vom Leib in Spannung bleiben, wenn sie in die geistige Welt zurückgehen müssen durch frühzeitigen Tod und Unglück. Daß diese eintreten können, dazu müssen wiederum die Dienste geleistet werden von den Menschenseelen, die infolge ihrer Freiheit in Gewissenlosigkeit versunken sind. Ein wunderbarer zyklischer Weg eröffnet sich da; man darf sagen, auch ein zyklischer Weg der Weltenweisheit. Man darf durchaus nicht glauben, daß das sogenannte Einfache das Universelle ist. Die Welt ist kompliziert geworden." (GA 140/1980/20.02.1913/S.219 f.)

Es gibt noch weitere solcher Zusammenhänge, die ich aber hier nicht aufführen möchte. Mit den bisherigen Darstellungen wollte ich eigentlich schwerpunktmäßig nur darauf hinweisen, wie notwendig es ist, daß wir uns bereits während des Lebens um unseren Tod und die Zeit danach kümmern sollten, und vor allem darauf, daß wir uns der Verstorbenen annehmen müssen, gleichgültig in welcher Lage sie sich im nachtodlichen Sein befinden. Wir können ihnen helfen, aber auch sie können uns helfen. Auf welche Weise kann man ganz praktisch Brücken zwischen Lebenden und Verstorbenen bauen?

Eine lebendige Verbindung zu Verstorbenen schaffen

Wenn ein Mensch in Not ist und um einen konkreten Rat bittet, wird man für gewöhnlich diesen Rat erteilen. Wenn es nicht nur ein praktischer Tip sein soll, sondern eine Beratung, die längere Zeit in Anspruch nimmt, wird man sich zusammensetzen und mit dem Ratsuchenden das besprechen, was ihm helfen kann. Diese Geste praktischer Hilfe von Mensch zu

Mensch bringt zwar nicht jeder fertig, trotz allem ist es eigentlich etwas Normales, Alltägliches und Selbstverständliches.

Stellen wir uns vor, wir hätten einen guten Bekannten, der uns im Leben oft geholfen hat und der plötzlich erblindet. Jetzt bittet er uns, ihm einmal in der Woche etwas vorzulesen. Werden wir ihm diese Bitte abschlagen? Ist es in irgendeiner Weise etwas Ungewöhnliches, einem Menschen etwas vorzulesen?

Eine merkwürdige, überflüssige, vielleicht sogar unsinnige Frage, mögen Sie jetzt vielleicht denken. Aber nun stellen Sie sich einen Verstorbenen vor: Er hat keinen physischen Leib mehr, er verliert weitere Wesensgliederhüllen, er hat ein verändertes Bewußtsein – aber sein eigentliches Wesen ist doch ganz dasselbe wie zu Lebzeiten. Seine Individualität hat sich durch seinen Tod nicht verändert. Er kann sich auch noch an sein Leben, an sein Schicksal und seine Mitmenschen erinnern. Er hat sogar einen größeren Überblick über die verschiedensten Zusammenhänge seines Lebens. Er ist also geistig ganz auf der Höhe, wie man so schön sagt. Warum sollte man also einem verstorbenen Menschen nicht auch etwas vorlesen, vorausgesetzt, er könnte einen verstehen?

Einem Verstorbenen etwas vorlesen ist *die* entscheidende Hilfe, die man ihm angedeihen lassen kann. Er versteht in der ersten Zeit nach dem Tod auch die Sprache, die er zu Lebzeiten gesprochen hat, vor allem natürlich die Gedanken desjenigen, der vorliest und den Text dabei gedanklich durchdringt.

Warum ist das Vorlesen so wichtig, und was soll man vorlesen? Stellen Sie sich vor, Sie wären aufgrund vieler Reisen Kenner der Wüste Gobi, und nun wollte sich einer Ihrer Bekannten aufmachen, dieses Gebiet zu durchqueren. Wenn Sie ihm wohlgesonnen sind, werden Sie ihm entscheidende Ratschläge erteilen, die er für seine anstrengende Reise benötigt. Wenn er Sie dann aus China nochmals anruft und einen besonderen Tip benötigt, so werden Sie ihm auch diesen geben. Je mehr Kenntnisse er von Ihnen erhält, desto sicherer wird er die Wüstenwanderung bewältigen.

In einer ähnlichen Situation ist ein Mensch, der stirbt. Er tritt in eine ihm unbekannte Welt ein. Sein Bewußtsein war über Jahrzehnte auf die irdischen Zusammenhänge konzentriert. Hat er sich während des Lebens auf die nachtodliche Welt vorbereitet, dann kennt er sich jetzt mehr oder weniger aus, hat er sich nicht vorbereitet, so tritt er eine Reise ins völlig Ungewisse an. Aber in jedem Fall kann er nicht mehr aus dem Nachtodlichen anrufen, um sich entscheidende Tips zu holen. Er weiß nach dem Tod nur das, was er sich während des Lebens erarbeitet hat, nichts weiter! Und eine Fortbildung ist nach dem Tod auch nicht ohne weiteres möglich. Dort herrscht eherne Konsequenz dessen, was man während des Lebens vollbracht bzw. nicht vollbracht hat.

Die einzige Weiterbildung des Verstorbenen ist durch die freie Tat der Lebenden möglich, indem sie dem Verstorbenen vorlesen. Wenn man ihm helfen will, sich in der neuen Umgebung zurechtzufinden, sollten das natürlich Texte sein, die genaue Beschreibungen der nachtodlichen Welten beinhalten, und dafür bieten sich vorwiegend die Schriften und Vorträge Rudolf Steiners an.

Wie liest man einem Toten vor?

Setzen Sie sich in ein Zimmer, in dem Sie für längere Zeit ungestört sind. Wählen Sie den vorzulesenden Text aus und versuchen Sie, sich die verstorbene Individualität möglichst konkret ins Bewußtsein zu rufen. Nennen Sie innerlich den Namen dieses Menschen, versuchen Sie, sich sein Gesicht vorzustellen, versetzen Sie sich in eine Situation, in der Sie eine besonders schöne, liebevolle Begegnung mit ihm hatten, oder rufen Sie sich spezielle Charaktereigenschaften – den Klang seiner Stimme, die Art seines Schrittes, bestimmte Gesten – ins Bewußtsein. Malen Sie sich innerlich ein möglichst lebendiges Bild des Verstorbenen anhand seiner Erscheinung während des Lebens:

„Wenn wir also abstrakte, verblaßte Gedanken an einen Toten richten, kann er mit uns nicht Gemeinschaft haben; wohl aber, wenn wir uns recht innerlich konkret vorstellen, wie wir mit ihm da oder dort zusammengestanden haben, wie wir mit ihm gesprochen haben, wie er das oder jenes durch sein eigenes Sprechen von uns gewollt hat. Der Gedankeninhalt, der blasse Gedankeninhalt wird nicht viel fruchten, wohl aber wenn wir eine feine Empfindung entwickeln für den Klang seiner Sprache, für die besondere Art von Emotion oder Temperament, mit dem er sich mit uns unterhalten hat, wenn wir das lebendigwarme Zusammensein mit seinen Wünschen fühlen, kurz, wenn wir uns dieses Konkrete vorstellen, aber so, daß unsere Vorstellungen Bilder sind: wenn wir uns selber sehen, wie wir mit ihm zusammengestanden oder zusammengesessen haben, wie wir die Welt mit ihm erlebt haben. Leicht könnte man glauben, daß über den Tod hinüber gerade die blassen Gedanken spielen. Das ist nicht der Fall. Die anschaulichen Bilder spielen über den Tod hinüber. Und in Bildern des

Sinnenscheins, in Bildern, die wir nur dadurch haben, daß wir Augen und Ohren, eine Tastempfindung und so weiter haben, in solchen Bildern bewegt sich das, was der Tote wahrnehmen kann. Denn er hat mit dem Tode alles abgelegt, was nur abstraktes, blasses, intellektualistisches Denken ist. Unsere bildhaften Vorstellungen, insofern wir sie uns angeeignet haben, die nehmen wir durch den Tod mit." (GA 207/1972/15.10.1921/S.159)

Dann nehmen Sie den Text und lesen ihn vor, so als säße der Verstorbene Ihnen gegenüber. Die lebendigen Gedanken, die konkreten geistigen Inhalt haben, bilden eine Brücke zu den Verstorbenen:

„Vorstellungen, die bloß auf die materielle Welt sich beziehen, auf dasjenige, was draußen in der Natur ist, die leben in unserer Seele so, daß die Toten sie nicht sehen können, die haben keine Bedeutung für die Toten. Wir können noch so gelehrt, noch so weise über die Dinge der äußeren Natur nachdenken, unsere Gedanken sind ein Nichts für die Toten. In dem Augenblick, wo wir Gedanken hegen, die sich auf die geistige Welt beziehen, sind die Gedanken unmittelbar da für die Toten, nicht nur für die Lebendigen, sondern auch für die Toten. [...]

Der Tote soll nicht nur die geistige Welt wahrnehmen, die allerdings um ihn herum ist. Er braucht die Gedanken derjenigen, die auf Erden leben. Diese Gedanken sind für ihn etwas wie eine Wahrnehmung. Das Schönste, Bedeutsamste, was wir den Toten schenken können, ist, ihnen vorzulesen in dieser geschilderten Weise. Immer wiederum, wenn gefragt wird, womit wir den Toten etwas geben können, so muß geantwortet werden: Mit dem Vorlesen irgendeines geistigen Inhaltes." (GA 154/1973/05.05.1914/S.51 f.)

Es ist sogar etwas möglich, was unter Lebenden nicht möglich ist. Wenn ein Mensch auf der Erde nichts von Anthroposophie wissen will, so ist das seine freie Entscheidung und insofern vollkommen in Ordnung. Es wäre völlig falsch, ihm in irgendeiner Weise anthroposophische oder andere Inhalte über die geistige Welt aufzudrängen. Nach dem Tod ist die Situation aber völlig anders. Vielleicht hatte derjenige, der die Anthroposophie zu Lebzeiten ablehnte, doch tief unbewußt eine Sehnsucht danach. Auf jeden Fall wird ein Verstorbener im nachtodlichen Sein nicht das Mittel ignorieren, das ihm Aufschluß über die Bereiche und Zusammenhänge gibt, in denen er sich gerade befindet. Insofern *kann* man – mit einer gewissen Zurückhaltung – auch jemandem anthroposophische bzw. geistige Inhalte vorlesen, der diese während des Lebens abgelehnt hat:

„Wenn der Mensch durch die Pforte des Todes getreten ist, wirken auch alle geheimen Seelenkräfte und Sehnsuchten nach, das, was er im physischen Leben unterdrückt hat, tritt auf als der Inhalt der Läuterungszeit. Wir sehen Menschen durch die Pforte des Todes gehen, die hier Feinde der Geisteswissenschaft waren; nach dem Tode entwickeln sie die intensivste Sehnsucht darnach. Solche Hasser streben dann nach der Geisteswissenschaft. Dann stellt sich folgendes ein: Wären wir ihnen im Leben mit einem geisteswissenschaftlichen Buch gekommen, da hätten sie uns angefahren; nach dem Tode können wir ihnen keinen besseren Dienst tun, als wenn wir ihnen vorlesen. Man liest in Gedanken dem Toten vor; das kann die fördernste Wirkung für den Toten haben." (GA 140/1980/21.01.1913/ S.149)

Mit Toten sprechen

Wenn man Kontakt zu Verstorbenen aufnehmen möchte, wird man gewöhnlich gedanklich in Worten bzw. Begriffen zu ihnen sprechen, es sei denn, man ist meditativ so geschult, daß man sich in von irdischen Begriffen gelösten reinen Gedanken bewegen kann. Etwa die gesamte Kamaloka-Zeit, die annähernd ein Drittel der vergangenen Lebenszeit ausmacht, versteht der Verstorbene noch die Erdensprache. Wenn er anschließend ins Devachan, in die geistige Welt, übergeht, hört dieses Verständnis allmählich auf. Das Lösen von allem, was die Erde betrifft, also auch von den irdischen Begriffen, ist ein langsamer Prozeß. Zuerst verliert der Verstorbene das Verständnis der Substantive, weil diese am abstraktesten von allen Wörtern sind. So wird der Verstorbene sicher schon bald das Verständnis dafür verlieren, was Dividende, Humankapital oder Opposition bedeutet. Er wird aber eher die Verben schwimmen, rufen oder umgraben verstehen, weil ein Mensch dabei bildhaftere Vorstellungen schafft als bei einem gängigen Substantiv:

„Wenn einer sagt ‚der Keim', so werden Sie in den meisten Fällen, insbesondere wenn er in abstrakten Reden redet, nicht finden, daß er sich konkret irgendeinen Pflanzenkeim, etwa eine keimende Bohne, irgendwie noch im Bilde vorstellt; er stellt sich etwas ganz Nebuloses im Bilde vor, so irgend etwas im Prinzip. Wenn Sie sagen ‚was keimt' oder ‚dasjenige, welches keimt', so sind Sie wenigstens gezwungen, dadurch daß Sie die Verbalform haben, an das Herauskommen zu denken, also doch an irgend etwas, das sich bewegt. Das heißt: Sie gehen aus dem Abstrakten ins Konkrete hinein. Dadurch, daß Sie selbst aus dem Abstrakten ins Konkrete hineingehen, beginnt der Tote Sie zu verstehen." (GA 190/1980/28.03. 1919/S.63)

Fragen an einen Verstorbenen richten

Man kann einem Verstorbenen auch eine ganz konkrete Frage stellen und eine Antwort von ihm erhalten. So ein Gespräch darf man sich allerdings nicht wie eines unter verkörperten Menschen vorstellen. Zwar sind die Verstorbenen beständig um uns herum, leben mit unseren Gefühlen und Willensimpulsen, aber wir nehmen sie gewöhnlich nicht wahr. Zwar greifen die Verstorbenen auch manchmal in unser Leben ein, aber auch das bemerken wir meist nicht.

Spricht man mit Verstorbenen, so sind die Worte nicht an irdische Zeichen und Laute gebunden, denn das Gespräch findet in unserer Seele bzw. in der Welt der Verstorbenen, also im Übersinnlichen statt. Und dort herrschen gegenüber der sinnlichen Welt oft umgekehrte Verhältnisse. Wenn man selbst spricht, nimmt man nicht sich selbst als Sprechenden wahr, sondern hört den Verstorbenen, an den man sich richtet, mit seinen eigenen Worten sprechen. Antwortet der Verstorbene, so hört man nicht ihn selbst sprechen, sondern seine Worte klingen in einem selbst nach, und man glaubt, es wären die eigenen Gedanken. Träumt man also von einem Verstorbenen, so träumt man meist gar nicht wirklich von ihm, sondern es ist der in Bildern umgesetzte Nachklang der eigenen Gedanken über einen Verstorbenen. Hat man dagegen plötzlich einen guten Einfall, so kann es sein, daß er gar nicht der eigene ist, sondern eine Inspiration eines Verstorbenen.

Konkret kann man folgendermaßen eine Frage an einen Verstorbenen richten: Irgendwann am Tag – es muß nicht direkt vor dem Einschlafen sein, obwohl das ein günstiger Zeitpunkt ist – setzt man sich zur Ruhe und wendet sich an die Individualität des Verstorbenen. Genau wie vor dem Vorlesen sollte man sich ein möglichst lebendiges Bild von ihm machen, sich eine Situation aus seinem Leben vorstellen, eine Gefühlssituation zum Verstorbenen aufbauen. Dann kann man eine Frage stellen. Natürlich sollte das keine nichtige, egoistische oder rein auf Irdisches bezogene Frage sein, sondern vielleicht ein Lebensproblem, das einen bewegt, oder eine Frage an geistige Zusammenhänge. Eine solche Frage darf nicht rein im Gedanklichen bleiben, sondern muß in die eigenen Gefühle übergehen, denn die nimmt man mit in die Nacht, die Gedanken nicht. So kann man einem Verstorbenen etwas mitteilen:

„Nehmen Sie an, irgend jemand ist durch die Pforte des Todes gegangen. Sie wollen, daß Ihr Unterbewußtes am Abend dem Toten etwas mitteilt. Sie brauchen es nicht im Bewußtsein mitzuteilen. Sie können das am ganzen Tage vorbereiten. Wenn Sie um die zwölfte Stunde mittags es vorbereiten und am Abend um zehn Uhr schlafen gehen, es geht zum Toten hinüber beim Einschlafen. Aber die Frage muß in einer bestimmten Weise gestellt sein; nicht bloß gedankenmäßig, vorstellungsgemäß, sondern im Gefühl und im Willen müssen Sie die Fragen richten an den Toten. So müssen Sie sie richten, daß Sie ein herzliches, ein seelisches Interesseverhältnis zum Toten entwickeln. Sie müssen sich erinnern, wo Sie sich besonders zu dem Toten hier in Liebe gewendet haben, und in einer solch lieben Stimmung an den Toten sich wenden. Nicht also abstrakt, sondern mit Anteil, mit Wärme müssen Sie sich an den Toten wenden. Dann kann sich das so in der Seele fortsetzen, daß es am Abend bis zum Einschlafen, ohne daß Sie es wissen, zur Frage an den Toten wird. Oder Sie versuchen, rege zu machen in Ihrer Seele, was das besondere Interesse für den Toten war. Oder namentlich gut ist das Folgende: Sie denken darüber nach, wie Sie mit dem Toten hier gelebt haben. Sie vergegenwärtigen sich konkrete Momente, wo Sie mit ihm zusammen gelebt haben, und fragen sich dann: Was hat mich von dem Toten besonders interessiert? Was hat mich gefangengenommen? Wo habe ich wirklich einen Eindruck gehabt, wo habe ich damals gesagt: Es ist mir lieb, daß er es sagt, er hat mich gefördert, es war mir wert; ich habe tiefes Interesse genommen an dem, was er gesagt hat. – Wenn Sie sich solche Momente vergegenwärtigen, wo Sie stark verbunden waren mit dem Toten, wo Sie namentlich starkes Interesse genommen haben, und wenn Sie das so wenden, als ob Sie mit dem Toten reden wollten, als ob Sie ihm etwas sagen wollten – wenn Sie das Gefühl rein entwickeln, und aus dem Interesse, das Sie genommen haben, diese Frage entwickeln, so bleibt diese Frage in der Seele, und abends beim Einschlafen wandert die Frage oder die Mitteilung hinüber an den Toten." (GA 182/1976/10.02.1918/S.49 f.)

Die Antwort kann im Moment des Aufwachens kommen. Aber dieser Moment geht rasch vorüber, und die Umstände der heutigen Zeit bringen es mit sich, daß man meist sofort auf die Außenwelt abgelenkt wird. Insofern sollte man sich schulen, kurz vor dem Weckerrasseln aufzuwachen und mit seinen Aufmerksamkeitskräften den Moment vom Schlaf zum Aufwachen auszuleuchten. Vielleicht taucht dann ein Gedanke auf, der eine Antwort auf die Frage an einen Verstorbenen ist:

„Also der Moment des Aufwachens ist so, daß der Tote besonders gut an uns herankommt. Es kommt sehr viel an jeden Menschen von Toten heran im Moment des Aufwachens. Nicht wahr, es ist überhaupt vieles von dem, was wir im Leben unternehmen, eigentlich von den Toten oder auch von Wesenheiten der höheren Hierarchien inspiriert; wir schreiben es nur uns zu als aus unserer eigenen Seele herauskommend. Was die Toten sagen, kommt aus unserer Seele heraus. Das Tagesleben kommt heran, der Moment des Aufwachens geht vorüber, und wir sind selten geneigt, die intimen Dinge, die aus unserer Seele aufsteigen, zu beobachten. Und wenn wir sie beobachten, sind wir eitel genug dazu, alles, was aus unserer Seele herauskommt, uns selbst zuzuschreiben. Aber in alledem lebt – viel mehr, als was aus unserer Seele kommt – dasjenige, was unsere hingegangenen Toten zu sagen haben. Denn das, was die Toten zu uns sagen, steigt scheinbar aus unserer eigenen Seele herauf. Würden die Menschen überhaupt wissen, wie das Leben wirklich ist, dann würde sich aus diesem Wissen ein ganz besonders pietätvolles Empfinden entwickeln gegenüber der geistigen Welt, in der wir fortwährend sind und in der unsere Toten sind. Und wir würden wissen bei vielem, was wir tun, daß eigentlich die Toten in uns wirken." (ebd./S.51)

Man sollte sich allerdings sorgsam prüfen, wenn man konkrete Fragen an Verstorbene richtet, ob dabei nicht eine egoistische Komponente enthalten ist oder bloße Neugier befriedigt werden soll. Denn das wäre verwerflich. Insofern sollte man vielleicht erst einmal eine Zeitlang an den Verstorbenen allein denken, für ihn beten oder ihm vorlesen.

Man kann auch irdische Dinge verrichten, die dem Verstorbenen helfen, indem man das ausführt, was er nicht mehr geschafft hat oder was ihm nachtodliche Sorgen bereitet: sich seiner Kinder annehmen, eine Arbeit von ihm zu Ende führen oder seinen Nachlaß ordnen.

Hilfe von Verstorbenen

Mitte November 1997 richteten Mitglieder der Gamaa Islamija ein Massaker vor dem Tempel der Hatschepsut in Luxor an. Ein Nilkreuzfahrtschiff, das an diesem Tag mit Touristen zur Anlegestelle in Luxor wollte, hatte Motorschaden, so daß es später ankam als ursprünglich eingeplant. Die Touristen dieses Schiffes wären ohne den Motorschaden exakt zu dem Zeitpunkt beim Hatschepsut-Tempel angekommen, als die Fundamentalisten das Feuer eröffneten.

Viele Menschen werden nun sagen: Das ist Zufall. Genauso kann es aber sein, daß hier geistige Wesen ihre schützende Hand über das Schicksal dieser Menschen gelegt haben. Das können Engel bewirken, Christus, aber auch Verstorbene. Immer wieder weist Steiner darauf hin, daß man aufmerksam auf sein eigenes Leben achten sollte. Denn dann wird man bemerken, daß viel mehr scheinbare Zufälle das Leben durchziehen, als man gewöhnlich wahrnimmt. Das können tragische oder freudige Ereignisse sein. Man kann vor einem Unfall bewahrt werden, ihn aber auch erleiden, je nach dem Karma des Menschen. Bei dem unbeschreiblich komplizierten Geflecht der menschlichen Schicksale wirken die Verstorbenen und die Engel mit, sie leiten den Menschen während bestimmter Augenblicke andere Wege:

„Die wenigsten Menschen werden sich Gedanken darüber machen, wenn sie da oder dort um drei oder vier Minuten früher oder später weggehen; aber das kann etwas ausmachen. [...] Wäre er um acht Uhr pünktlich weggegangen, so wäre er, sagen wir, wirklich an etwas gekommen, was ihn überfahren, getötet hätte. Er ist nicht getötet worden, weil er sich um drei Minuten verspätet hat. In dieser grotesken Weise wird es seltener vorkommen, aber solches in mehr oder weniger wirklich realer Art kommt immer und immer wieder im Leben vor, nur wissen es die Menschen nicht. Sein Karma hat ihn beschützt vor dem Tode, indem er drei Minuten später weggegangen ist. Nun könnte das unbedeutend, gleichgültig erscheinen, aber es ist nicht gleichgültig; denn denken Sie sich einmal, daß der Mensch nur dadurch gleichgültig ist für eine solche Sache, daß er sie nicht weiß: in dem Augenblick, wo er sie wüßte, wäre er gar nicht gleichgültig. Wenn Sie wüßten: Ich bin drei Minuten später weggegangen, als ich wollte; wäre ich zur rechten Zeit weggegangen, dann wäre ich tot – dann wäre es nicht gleichgültig für Sie, dann würde es einen mächtigen Eindruck auf Ihre Seele machen, dann würde eine tiefe Wirkung ausgehen von diesem Wissen auf Ihre Seele.“ (GA 140/1980/28.11.1912/S.117)

Wäre man in den Augenblicken, in denen einen das Unglück ereilt hätte, wacher, bewußtseinskräftiger, so wäre man für die Verstorbenen empfänglich. Früher war es für die Lebenden ohnehin selbstverständlich, mit den Verstorbenen im alltäglichen Geschehen zu rechnen. Aber weil die Menschen sich immer mehr auf das rein Irdische richten, auch in ihren Gedanken, kommen die Verstorbenen immer weniger an die Menschen heran, können immer weniger auf die Geschicke der Menschen einwirken. Bei Menschen, die ein religiöses Leben führen oder sich intensiv mit geistigen Inhalten auseinandersetzen, ist das allerdings anders. Deswegen ist ein spirituelles Leben die erste Voraussetzung, um wieder in eine lebendige, mehr oder weniger bewußte Kommunikation zwischen Lebenden und Verstorbenen einzutreten.

Nahrung für die Verstorbenen

Was geistig um einen Verstorbenen herum vor sich geht, kann er nur verstehen, wenn er sich auf Erden vorher darüber Gedanken gemacht hat. Man braucht sich nur seine Mitmenschen etwas näher zu betrachten, und man wird bemerken, mit welchen Ausflüchten und Ablenkungsmanövern sie sich vor Auseinandersetzungen mit geistigen Tatsachen scheuen. Daraus erwächst eine doppelte Tragik. Zum einen, wenn sie selbst sterben und sich in der nachtodlichen Welt nicht zurechtfinden. Zum anderen, weil solche auf der Erde verkörperte Menschen keine Hilfe für die bereits Verstorbenen sind.

Alles, was der Mensch am Tag vollbringt und denkt, nimmt er mit in die Nacht. Und die Verstorbenen lesen in den schlafenden Seelen wie in einem Buch, und da ist es von entscheidendem Unterschied, ob man sich den Tag über mit spirituellen Gedanken auseinandersetzt oder z.B. stumpfsinnig vor dem Fernseher sitzt und Alkoholika in sich hineinkippt:

„Dasjenige, wovon zunächst eine Zeitlang nach dem Tode die Toten ihre Nahrung ziehen, das sind die Vorstellungen, die Empfindungen, die unbewußten Empfindungen und Gefühle, die die Menschen hier auf Erden in den Schlaf hinübertragen. Für die Toten ist es ein gewaltiger Unterschied, ob irgendwo, sagen wir, eine Schar von Menschen schläft, die sich nur anfüllen während ihres Wachlebens mit lauter materialistischen Empfindungen und Vorstellungen und diese in den Schlaf hinübertragen und im Einschlafen durchdrungen sind von den Nachwirkungen dieser Materialismen, oder ob irgendwo schläft eine Schar von Menschen, die während des Wachens sich ganz und gar durchdrang mit geistigen Vorstellungen und die auch während des Schlafes noch von solchen durchdrungen ist. Wie eine öde Oberfläche, die nichts von Nahrungsmitteln enthält und auf welcher die Menschen verhungern müßten, sich verhält zu einer fruchtbaren Gegend, die den Menschen Nahrung bietet, so verhält sich für diejenigen, welche durch den Tod gegangen sind, eine Schar von Menschen, die mit materialistischer Gesinnung schläft, zu einer Schar von Menschen, die mit geistigen Vorstellungen schläft. Denn aus dem Erfülltsein der Seelen, die hier auf Erden schlafen, mit geistigen Vorstellungen, ziehen die Toten zunächst viele Jahre nach dem Tode Lebenskraft, die ähnlich ist, nur geistig, nur ins Geistige versetzt, dem, was wir als physische Menschen aus den uns Nahrung gebenden Wesenheiten der unter uns stehenden Naturreiche ziehen. Im buchstäblichen Sinne machen wir uns zum fruchtbaren Acker für die Toten, wenn wir uns erfüllen mit den Vorstellungen, die uns von der Geisteswissenschaft kommen. Und wir machen uns zum öden Felde, durch das wir die Toten aushungern, wenn wir uns zu Schläfern mit materialistischen Vorstellungen und Gesinnungen machen." (GA 154/ 1973/05.05.1914/S.49 f.)

Allein aus einem solchen Zusammenhang sieht man, welche Verantwortung man tagtäglich für die Verstorbenen hat und wie man sich wahrscheinlich tagtäglich aus Bequemlichkeit daran versündigt. Deswegen sollte man es sich zur Aufgabe machen – wenn schon nicht für sich selbst, dann doch für die Verstorbenen –, wenigstens eine kleine geistdurchdrungene Übung täglich zu machen: sei es eine Meditation, eine sogenannte Nebenübung, das Lesen eines anthroposophischen oder anderen geistigen bzw. religiösen Textes, z.B. eine Evangelienstelle, sei es eine geistige Arbeit mit anderen Menschen oder ein wirklich geistdurchdrungenes Gespräch. Was aber wirklich jeder Mensch für eine oder mehrere konkrete Verstorbene tun kann, ist, für ihn zu beten. Dabei eignet sich am besten das von Rudolf Steiner gegebene Gebet, das sich an den Engel des Verstorbenen richtet (siehe FLENSBURGER HEFTE 43, „Gebet heute", und FLENSBURGER HEFTE 23, „Engel", S.48 ff.):

„Geist deiner Seele, wirkender Wächter,
Deine Schwingen mögen bringen
Meiner Seele bittende Liebe
Deiner Hut vertrautem Sphärenmenschen,
Daß mit deiner Macht geeint,
Meine Bitte helfend strahle
Der Seele, die sie liebend sucht."

(Rudolf Steiner)